Dr. med. Viola Andresen, Dr. med. Jörn Klasen,
Dr. med. Matthias Riedl, Dr. med. Silja Schäfer

Die Ernährungs Docs

Unsere 100 besten PROTEIN-POWER Rezepte

Mit Texten von Franziska Pfeiffer
und Rezepten von Martina Kittler

INHALTSVERZEICHNIS

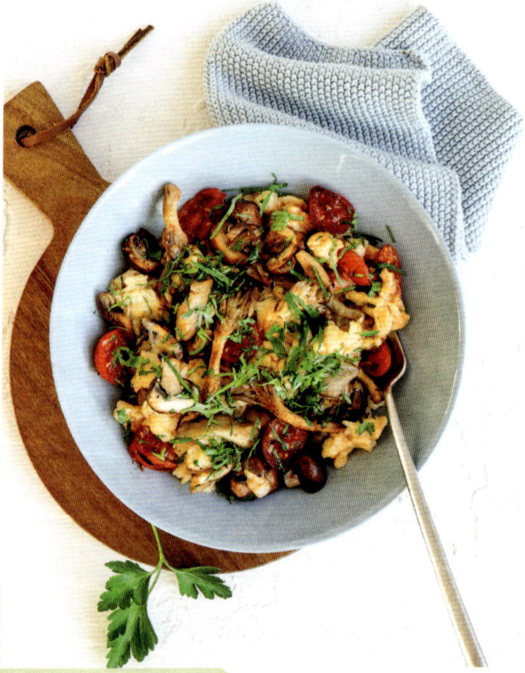

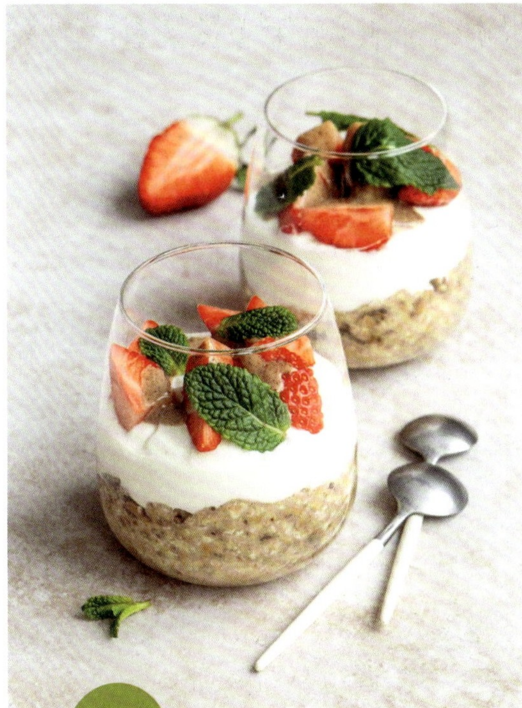

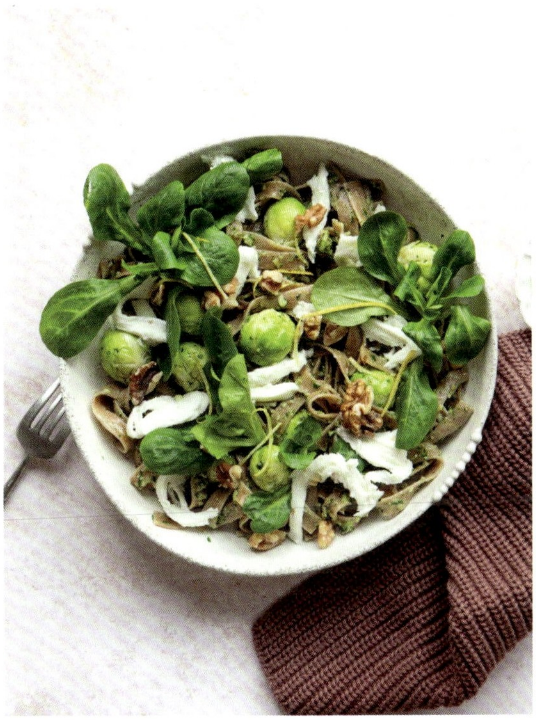

DIE ICONS BEI DEN REZEPTEN

Vegan

Vegetarisch

Low Carb

Reich an Pflanzeneiweiß

GESUND UND SCHLANK MIT DEM ALLESKÖNNER EIWEISS

Eiweiß ist ein Nährstoff mit unglaublichen Fähigkeiten. Es hält uns rundum fit und gut gelaunt, unterstützt den Muskelaufbau und kann gegen verschiedene Erkrankungen vorbeugen. Grund genug, den „Kraftprotz" unter den Nährstoffen näher unter die Lupe zu nehmen und regelmäßig auf den Teller zu bringen.

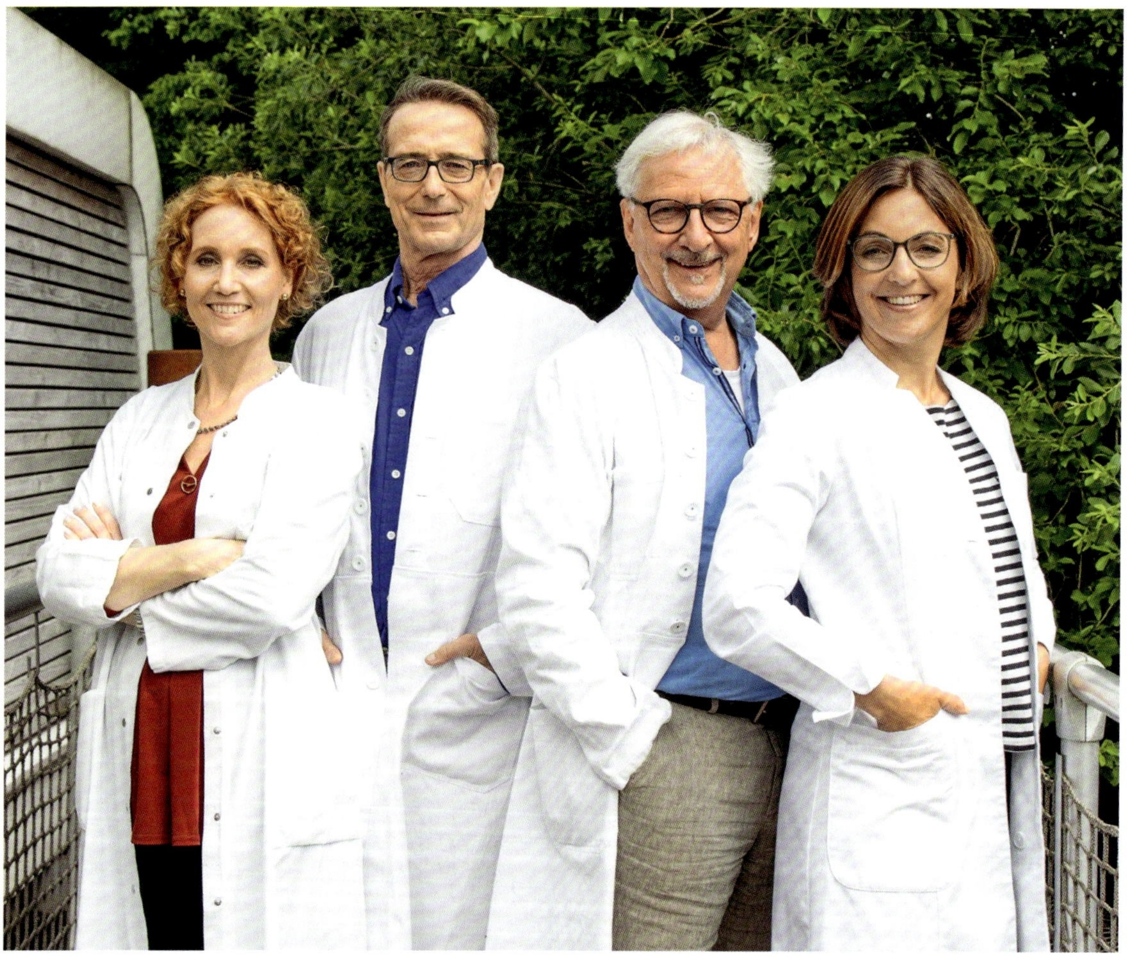

Beim Stichwort Eiweiß denken viele vermutlich zuerst an Bodybuilding und Proteinpulver für den Muskelaufbau. Das mag naheliegend sein, wird dem Supernährstoff aber nicht annähernd gerecht. Wenn Sie sich etwas intensiver mit diesem Thema beschäftigen, werden Sie schnell feststellen: Protein kann viel mehr, als nur für starke Muckis zu sorgen. Eine ausreichende Eiweißversorgung hilft, das Leben nachhaltig zum Besseren zu verändern. Wer den Nährstoff richtig einsetzt, der gewinnt Lebensjahre, verhindert vielleicht so manche Zivilisationskrankheit, profitiert von mehr Kraft und Gesundheit und verliert – falls erwünscht – überflüssige Pfunde, ohne dafür hungern zu müssen.

VORSICHT VOR FALSCHEN VERSPRECHUNGEN

Wir stellen Ihnen in diesem Buch den besonderen Nährstoff umfassend vor – und räumen auch mit so manchen Halbwahrheiten auf. Dabei gehen wir den wichtigsten Fragen nach: Was genau bewirkt Eiweiß im Körper? Worin ist es enthalten? Wie viel brauchen wir davon – für den Alltag, für den Sport, für die Gesundheit und in besonderen Lebenssituationen? Welche Beschwerden können mit ihm verschwinden oder zumindest gelindert werden? Welche Erkrankungen lassen sich dank Eiweiß verhindern beziehungsweise aufhalten? Mit unserem Selbsttest können Sie herausfinden, ob Sie Ihren Proteinbedarf gut decken. Gleichzeitig möchten wir vor falschen Versprechungen warnen. Da Protein mit seinen vielfältigen Wirkungen inzwischen ein lukratives Geschäft geworden ist, wollen immer mehr Menschen daran verdienen. Die Werbung für Protein-Shakes und -Pulver sowie andere Nahrungsergänzungsmittel verspricht einfache Lösungen. Und weil es so simpel klingt, mal eben einen leckeren Eiweiß-Schoko-Riegel zusätzlich zu den normalen Mahlzeiten zu verputzen, glauben viele nur zu gerne, dass man damit der eigenen Gesundheit etwas Gutes tut. Das ist aber leider nicht immer der Fall.

STRATEGIEN, TIPPS UND TRICKS

Vielmehr geht es darum, ausreichend Eiweiß – vor allem den perfekten Mix aus pflanzlichen und tierischen Quellen – in seinen Essensplan einzubauen und über den Tag zu verteilen. Denn nur dann wird aus dem Plus an Protein eine rundum gesunde Ernährungsform. Dafür stellen wir Ihnen die besten Eiweißlieferanten, zielgerichtete Strategien und clevere Tipps und Tricks für mehr Eiweiß vor. Damit wissen Sie, an welchen Stellschrauben Sie drehen können – egal, ob Sie mit Eiweiß abnehmen, Ihre sportliche Leistung verbessern oder sich einfach gesünder ernähren wollen. Und wenn Sie sich fragen, wie Sie das im Alltag umsetzen sollen? Kein Problem! Dafür haben wir in diesem Buch unsere 100 besten Rezepte zusammengestellt. Das heißt für Sie: Protein-Power vom Frühstück bis zum Abendessen. Da ist garantiert für jeden Geschmack etwas dabei – so wird Ihnen die Ernährungsumstellung auf mehr Eiweiß einfach und genussvoll gelingen.

Wir wünschen Ihnen einen guten Appetit!

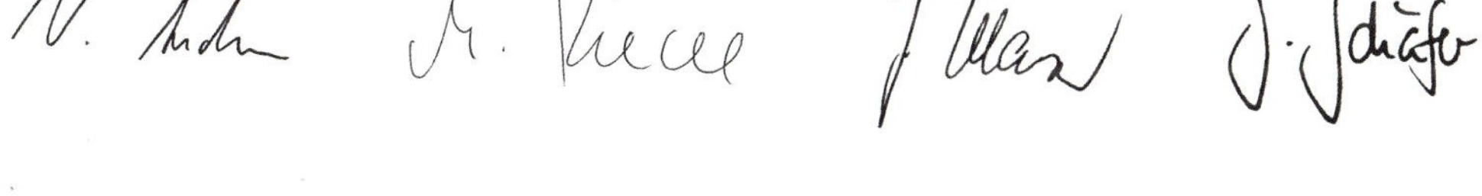

PROTEINE – VITALSTOFFWUNDER MIT HEILENDER KRAFT

Proteine sind fundamental für unsere Gesundheit und an fast allen Prozessen in unserem Stoffwechsel beteiligt. Als fleißige Allrounder unterstützen sie uns auch beim Abnehmen und wirken als Anti-Aging-Booster. Von all diesen Vorteilen können wir aber nur profitieren, wenn wir die Proteinquellen richtig dosieren und zusammenstellen.

Der Name ist Programm, denn die Herkunft des Begriffs Protein weist bereits auf seine Bedeutung hin: Das griechische Wort „proton" heißt übersetzt „das Erste" oder „das Wichtigste". Und das trifft auf den Supernährstoff auch zu. Er ist unentbehrlich für unsere Gesundheit. Als „Arbeiter des Körpers" liefern Proteine – anders als Fette und Kohlenhydrate – nicht nur überwiegend Energie, sondern sind auch an vielen biologischen Prozessen beteiligt. Eiweiße bilden Bausteine für alle Zellen des Körpers und unterstützen damit den Aufbau von Organen, Nägeln, Bindegewebe, Knochen und Muskeln. Sie steuern den Stoffwechsel und machen uns in Form von Neurotransmittern gute Laune. Ihre einzelnen Bestandteile, sogenannte Aminosäuren, halten unter anderem das Immunsystem fit, da Antikörper zur Abwehr von Krankheitserregern aus Proteinen bestehen.

EIWEISS SORGT FÜR EFFIZIENZ

Wirksame Supporter sind Proteine auch beim Abnehmen, denn sie stabilisieren den Blutzucker, verstärken die Sättigung und helfen dadurch, Heißhungerattacken zu vermeiden (siehe Seite 80). Viele Proteine wirken außerdem als Enzyme. Das heißt, dass sie bestimmte Reaktionen (etwa bei Verdauung, Stoffwechsel und Energiegewinnung) beschleunigen und so für mehr Effizienz sorgen. Beim Transport spielen sie ebenfalls eine Rolle: Sie befördern beispielsweise Sauerstoff und Nährstoffe durch den Körper und sind in der Lage, bestimmte Substanzen wie Eisen zu speichern. Auch viele Hormone (wie Insulin) sind Proteine und dienen als Botenstoffe, die wichtige Körperfunktionen regulieren. Kurzum: Ohne Eiweiß würde in unserem Körper gar nichts laufen.

DIE RICHTIGE MENGE BESTIMMEN

Anders als für Fett und Kohlenhydrate hat der Körper allerdings so gut wie keine Speicher für Proteine. Wir müssen sie ihm also regelmäßig über die Nahrung zuführen. Nun werden Sie sich bestimmt fragen: Und wie viel Eiweiß brauche ich? Dafür gibt es zunächst eine einfache Formel, an der Sie sich grob orientieren können: Gesunde Erwachsene benötigen demnach 0,8 bis 1 Gramm Protein pro Kilogramm Körpergewicht. Das heißt zum Beispiel: Wer 75 Kilo wiegt, der hat einen Eiweißbedarf von 60 bis 75 Gramm täglich. Doch man sollte genauer hinsehen, denn die optimale Menge hängt von vielen verschiedenen Faktoren ab. Hier kommt es unter anderem auf die Quelle, die individuelle Lebenssituation und auch auf die Verteilung über den Tag an. Und die Formel hat noch andere Tücken. Denn sie geht davon aus, dass jeder sein Normalgewicht hat – das ist grob gerechnet: Körpergröße in Zentimetern minus 100. Ist jemand übergewichtig, sollte er deshalb nicht mehr Proteine zu sich nehmen, denn zu viel Eiweiß macht dick. Hier gilt stattdessen: Berechnen Sie, wenn Sie mehr auf die Waage bringen, Ihr Normalgewicht und orientieren Sie sich daran, wenn Sie Ihren täglichen Eiweißbedarf ermitteln möchten.

Abweichungen in bestimmten Lebenssituationen

Zusätzlich spielen noch andere Kriterien eine Rolle. Dazu zählen neben dem Gewicht das Alter, die Lebenssituation und die Frage, wie viel man sich bewegt. Dafür gibt es entsprechende Abweichungen:

+ **Alter:** Mit den Jahren steigt der Bedarf, weil der Körper das zugeführte Eiweiß schlechter verwerten kann. Wer über 65 ist, sollte seine tägliche Proteinzufuhr auf 1,2 bis 1,5 Gramm pro Kilo Körpergewicht erhöhen, um mobil zu bleiben und seine schwindende Muskulatur zu erhalten. Das gilt häufig auch für kranke Menschen (vor allem nach einer Operation) bzw. in der Erholungsphase nach einer überstandenen Krankheit. Denn vor allem pflanzliche Proteine fördern die Wundheilung und den Gewebeaufbau.

+ **Aktivität:** Wer intensiv Sport treibt oder kräftige Muskeln erhalten oder aufbauen will, darf die Zufuhr auf 1,2 bis 2 Gramm erhöhen. Vor allem Kraft- und Leistungssportlerinnen und -sportler können die Dosis auf bis zu 2,2 Gramm Eiweiß pro Kilo Körpergewicht steigern. Hobbysportler, die nicht mehr als 5 Stunden wöchentlich trainieren, kommen mit einer normalen Proteinzufuhr aus.

+ **Diäten:** Wer Diät hält, um abzunehmen, sollte das Mindestmaß von 0,8 Gramm auf jeden Fall einhalten, damit der Körper in dieser Zeit keine Muskeln abbaut. Sieht ein Diätprogramm weniger vor (beispielsweise bei einer Eiweißmangeldiät), sollte man es nicht über einen längeren Zeitraum anwenden. Ansonsten besteht die Gefahr, dass man schnell wieder zunimmt, da die geschwächte Muskulatur weniger Energie verbraucht.

+ **Schwangerschaft:** Zu Beginn einer Schwangerschaft unterscheidet sich die empfohlene Eiweißmenge nicht von der eines gesunden Erwachsenen. Das ändert sich ab dem sechsten Monat. Dann sollten werdende Mütter, die normal körperlich aktiv sind, die Zufuhr auf 1,5 Gramm Protein pro Kilo Körpergewicht erhöhen.

+ **Stillzeit:** Die Deutsche Gesellschaft für Ernährung (DGE) und andere Fachgesellschaften raten stillenden Frauen, täglich etwa 1,3 Gramm Eiweiß pro Kilogramm Körpergewicht aufzunehmen, unter anderem um die Milchproduktion aufrechtzuerhalten. Allerdings sollten Mütter es nicht übertreiben, denn Eiweiß über die empfohlenen Mengen hinaus führt keineswegs zu mehr Eiweiß in der Muttermilch. Deren Zusammensetzung wird vor allem hormonell geregelt.

+ **Reduzierte Nierenfunktion:** Wenn die Niere nicht mehr richtig arbeitet, sollte man die Eiweißmenge anpassen. Abhängig vom Krankheitsstadium gelten 0,6 bis 0,8 Gramm pro Kilo Körpergewicht am Tag als empfehlenswert. Das liegt daran, dass geschädigte oder geschwächte Nieren Abfallprodukte aus dem Proteinstoffwechsel nicht mehr ausreichend filtern können und diese sich dann ansammeln (vor allem Harnstoffe). Lassen Sie sich medizinisch beraten und stimmen Sie die richtige Menge unbedingt mit Ihrem Nephrologen oder Ihrer Hausärztin ab.

WELCHES EIWEISS IST DAS BESTE?

Die sogenannte biologische Wertigkeit verrät, wie gut wir Proteine aus der Nahrung aufnehmen und in körpereigenes Eiweiß umbauen können. Damit lässt sich die Qualität von Proteinlieferanten bestimmen. Doch solche Kennzahlen sind nicht alles. Manchmal können sie sogar in die Irre führen …

Das Konzept der biologischen Wertigkeit (BW) stammt aus dem Jahr 1909 und wurde als Maßeinheit entwickelt, um die Qualität von Proteinen zu beurteilen. Die BW gibt an, wie viel Gramm Eiweiß unser Körper von 100 Gramm Eiweiß eines Nahrungsmittels in eigene Proteine umwandeln kann. Dabei gilt: Je höher die Zahl für die BW, desto besser sind die in einem Lebensmittel enthaltenen Proteine verwertbar.

HÖHERE WERTE BEI TIERISCHEN QUELLEN

Da Lebensmittel tierischen Ursprungs ein ähnliches Aminosäurenprofil haben wie der menschliche Körper, sind es in der Regel Produkte aus tierischen Quellen, die in Sachen BW das Rennen machen. Die hohe BW von Rind- und Schweinefleisch, Thunfisch, Edamer-Käse, Geflügel oder Magerquark (80 und mehr) ergibt sich dadurch, dass die Aminosäuren hier in ähnlicher Zusammensetzung enthalten sind, wie der Körper sie für die Proteinsynthese benötigt. Das Hühnerei liegt mit 100 an der Spitze und dient damit auch als Referenz für die Berechnung. Übertroffen wird das Ei nur von Molkeneiweiß mit einem Wert von 104.

BESTE ERGEBNISSE MIT KOMBINATIONEN

Pflanzliche Lebensmittel enthalten in der Regel weniger unentbehrliche Aminosäuren und schneiden nach den BW-Kriterien etwas schlechter ab: So kommt der Spitzenreiter Soja auf 81, Kartoffeln, Bohnen, Mais, Nüsse und Samen bewegen sich zwischen 66 und 76. Indem man verschiedene Lebensmittel kombiniert, lässt sich die BW eines Gerichts insgesamt erhöhen. Dafür muss man Produkte zusammenbringen, die sich in ihrem Aminosäureprofil ergänzen, sodass wir daraus körpereigenes Protein bilden können. Beispielsweise ergibt ein Mix aus Ei und Kartoffeln eine BW von 136. Auch Milch und Weizen, Milch und Ei oder Ei und Mais erreichen Werte über 100.

DAS MAXIMUM AUS PFLANZENPROTEIN

Für Vegetarier bietet sich die Kombination Hülsenfrüchte (etwa Linsen, Bohnen, Kichererbsen; viel Lysin, wenig Methionin) mit Getreide (etwa Nudeln oder Couscous; viel Methionin, wenig Lysin) an – sie ergänzen sich ideal (siehe Seite 11). Zudem können Vegetarier die biologische Wertigkeit der pflanzlichen Lebensmittel durch bestimmte Küchentechniken verbessern. So werden die enthaltenen Aminosäuren besser verfügbar, wenn man Getreide keimen lässt oder erhitzt, weil sich dabei die Proteinstruktur verändert. Wichtig ist auch, Inhaltsstoffe, die die Aufnahme von freigesetzten Aminosäuren hemmen (wie etwa Tannine in Getreide und Hülsenfrüchten), zu meiden.

Das hört sich kompliziert an, sollte Sie aber nicht verunsichern: Niemand muss die biologische Wertigkeit einzelner Lebensmittel auswendig lernen oder gar als Kriterium nutzen, um das eigene Essen eiweißreich aufzupeppen. Das könnte manchen irrtümlich dazu bringen, vorwiegend Fleisch und Wurstwaren zu essen – was mit erheblichen Gesundheitsrisiken verbunden wäre. Wichtiger als die BW ist eine rundum gesunde Ernährung mit ausreichend Eiweiß aus überwiegend pflanzlichen Quellen (siehe Seite 10).

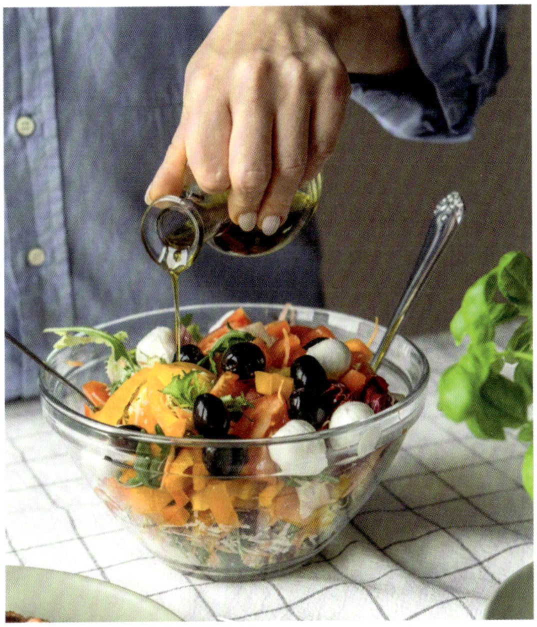

PFLANZLICH UND TIERISCH: DIE BESTEN QUELLEN

Neben der optimalen Zufuhr spielt auch die Herkunft eine wichtige Rolle, wenn es darum geht, Proteine möglichst gewinnbringend für die eigene Gesundheit aufzunehmen. Dabei wird zwischen zwei Gruppen unterschieden: Uns stehen pflanzliche und tierische Proteinquellen zur Verfügung, beide haben Vor- und Nachteile für unseren Körper. Wägt man pflanzliches und tierisches Eiweiß unter gesundheitlichen Gesichtspunkten gegeneinander ab, machen eindeutig die Pflanzen das Rennen – also Gemüse, Getreide, Pseudogetreide, Hülsenfrüchte, Nüsse, Samen, Kerne oder Algen. Tierische Proteine enthalten in der Regel zwar etwas mehr unentbehrliche Aminosäuren (siehe Seite 11), aber Pflanzen liefern neben Eiweiß noch andere Bestandteile, die uns vor zahlreichen Krankheiten schützen. Denn „grünes" Protein kommt immer mit wertvollen Begleitern daher. Dazu zählen Ballast- und Mineralstoffe, gesunde ungesättigte Fettsäuren, Spurenelemente, sekundäre Pflanzenstoffe und oft auch mehr Vitamine.

Überwiegend pflanzlich essen

Eine pflanzenbetonte Ernährungsweise stärkt das Mikrobiom und fördert auf diese Weise die Darmgesundheit. Außerdem kann sie das Risiko für Diabetes Typ 2 senken und verringert die Gefahr von Bluthochdruck, Herz-Kreislauf-Erkrankungen und erhöhten Cholesterinwerten. Auch zwischen pflanzlicher Kost und einem geringeren Sterberisiko lässt sich ein Zusammenhang beobachten. Was den Muskelaufbau betrifft, steht „grünes" Eiweiß dem tierischen übrigens in nichts nach, das haben Studien ergeben. Um von der ganzen Vielfalt der Proteine zu profitieren und das Aminosäureprofil zu vervollständigen, schneiden Pflanzen ebenfalls nicht schlechter ab. Wer „grüne" Lebensmittel clever kombiniert, kann den Mangel an einzelnen unentbehrlichen Aminosäuren leicht ausgleichen (siehe linke Seite). Nicht zu vergessen: die Ökobilanz. Pflanzliche Lebensmittel brauchen weniger Landfläche und Wasser. Sie verursachen 40 Prozent weniger CO_2-Emissionen im Vergleich zu tierischen Lebensmitteln.

Kein Grund für viel Fleisch

Auch wenn der menschliche Körper tierisches Eiweiß effizienter verwerten kann, ist das kein Grund, auf viel Fleisch, Wurst und Co. zu setzen, um den Eiweißbedarf zu decken. Denn tierische Lebensmittel haben Nachteile: Sie liefern neben Proteinen noch andere Stoffe, die für die Gesundheit höchstens in Maßen erwünscht sind. Dazu gehören zum Beispiel Cholesterin, Salz, gesättigte Fettsäuren und sogenannte Purine. Dabei handelt es sich um lebenswichtige Verbindungen, die in jeder Körperzelle vorkommen, bei deren Abbau aber Harnsäure entsteht, die im Übermaß wiederum verschiedene Gesundheitsrisiken (etwa für Gicht) mit sich bringt. Diese Substanzen befeuern Entzündungen im Körper und erhöhen das Risiko für Übergewicht, Fettstoffwechsel- und Herz-Kreislauf-Erkrankungen.

Insbesondere rotes Fleisch (Rind, Kalb, Schwein, Lamm, Schaf, Ziege, Wild) in großen Mengen gilt nach Angaben der Weltgesundheitsorganisation (WHO) als wahrscheinlich, verarbeitetes Fleisch und Wurst sogar als sicher krebserregend.

Der vegetarische Mittelweg

Gut zu wissen: Sie können tierische Eiweißquellen auch nutzen, ohne Fleisch oder Fisch zu essen. Wer regelmäßig Milch, Milchprodukte und Eier isst – sich also (ovolakto-)vegetarisch ernährt –, muss keinen Eiweißmangel befürchten. Selbst mit einer veganen Ernährung lässt sich der Proteinbedarf gut decken. Inzwischen setzen sogar viele Leistungssportlerinnen und -sportler auf eine rein pflanzliche Ernährung. Dafür sollte man sich allerdings gut auskennen und im Zweifelsfall professionell beraten lassen. Unsere Empfehlung lautet: Mindestens zwei Drittel des täglichen Bedarfs sollten aus pflanzlichen und ein Drittel aus tierischen Quellen gedeckt werden. Noch besser ist ein Verhältnis von drei Viertel (pflanzlich) zu einem Viertel (tierisch).

BLEIBEN SIE GESUND: HIER HILFT PROTEIN

Ob vorbeugend oder lindernd – bei vielen weitverbreiteten Erkrankungen kann Eiweiß wie Medizin wirken. Das reicht von Übergewicht über Muskelschwund und Osteoporose bis zu Diabetes Typ 2. Hier einige Beispiele:

+ **Muskelschwund:** Schon früh im Leben verlieren wir Muskelmasse, wenn wir nichts dagegen tun. Bereits ab 30 kommt uns jedes Jahr ein Prozent abhanden, mit zunehmendem Alter beschleunigt sich der Verlust von Muskelmasse und -kraft (medizinisch: Sarkopenie). Ein Grund dafür ist die Abnahme von Geschlechts- und Wachstumshormonen, aber auch Bewegungs- und Eiweißmangel spielen eine Rolle. Um dem gefürchteten Muskelschwund entgegenzuwirken, sind regelmäßiges Krafttraining und eine proteinreiche Ernährung (siehe Seite 7) im Alter unerlässlich.

+ **Osteoporose:** Auch die Knochen geraten mit zunehmendem Lebensalter in Gefahr. Sie bauen sich zwar ständig neu auf, doch der Knochenstoffwechsel kann aus der Balance geraten, sodass die Substanz sich schneller ab- als aufbaut und die Knochen porös werden. Eiweiß unterstützt die Knochengesundheit vor allem in Kombination mit Kalzium und Vitamin D. Zudem stimuliert es das Hormon IGF-1, das die Knochen festigt. Wer bereits unter Osteoporose leidet, sollte seine Proteinzufuhr unbedingt im Blick haben.

+ **Herzerkrankungen:** Mit Blick auf die Herzgesundheit sollten Sie vor allem auf pflanzliche Proteinquellen (etwa Hülsenfrüchte, Nüsse, Vollkorn) setzen, denn die können unter anderem den Blutdruck senken, die Elastizität der Gefäße verbessern und Entzündungen reduzieren. Da Pflanzen reich an Ballaststoffen sind und wenig gesättigte Fettsäuren enthalten, führt das Eiweiß daraus zu besseren Cholesterinwerten und weniger Ablagerungen in den Blutbahnen. Tierische Eiweißlieferanten wie Fleisch und Milchprodukte sollten Sie nur in Maßen und jeweils in den fettarmen Varianten nutzen. Nicht zu vergessen: Auch das Herz ist ein Muskel, dem ausreichend Eiweiß hilft, seine Masse aufzubauen und zu erhalten.

+ **Diabetes Typ 2:** Für Menschen mit Diabetes spielt Eiweiß eine wichtige Rolle, denn anders als Kohlenhydrate lässt es den Blutzuckerspiegel nur geringfügig und verzögert ansteigen. Das hat einen entscheidenden Vorteil: Der Körper muss weniger Insulin ausschütten und legt weniger Fettdepots an. Da proteinreiche Mahlzeiten lang anhaltend sättigen, kommt es nicht so schnell zu Heißhunger, der oftmals dazu führt, dass man mehr Süßigkeiten und Co. isst.

WAS AMINOSÄUREN KÖNNEN

Sie sind die Grundbausteine von Eiweißen und erledigen im menschlichen Körper vielfältige Aufgaben. Von 20 Aminosäuren gelten acht als unentbehrlich (früher: essenziell), das heißt, unser Organismus kann sie nicht selbst herstellen. Lernen Sie sie hier genauer kennen …

Isoleucin hilft bei der Energiegewinnung und stärkt das Immunsystem. Es wirkt auch auf den Muskelstoffwechsel und fördert die Wundheilung. Isoleucin steckt vor allem in Fleisch, Geflügel, Fisch, Käse, Nüssen und Hülsenfrüchten.

Leucin reguliert den Blutzuckerspiegel und spielt bei der Herstellung von Wachstumshormonen eine wichtige Rolle. Zudem ist es am Proteinaufbau in der Muskulatur beteiligt. Leucin findet sich in größeren Mengen in Haferflocken, Weizenkeimen, Hülsenfrüchten, Nüssen, Eiern, Käse, Fisch, Geflügel, Schweine- und Rindfleisch.

Lysin kann beim Abnehmen helfen, indem es die Fettverbrennung fördert. Außerdem kann es den Einbau von Kalzium in Knochen und Zähne verbessern. Zuverlässige Lieferanten sind Fleisch, Fisch, Milch, Käse, Eier, Hülsenfrüchte, Nüsse, Zitrusfrüchte, Weizenkeime und Spirulina-Algen.

Methionin wirkt antibakteriell und kann die Gesundheit der Harnwege unterstützen. Zudem hilft es, die Muskulatur zu erhalten, und ist an zahlreichen Stoffwechselvorgängen beteiligt. Methionin findet sich vor allem in grünem Gemüse, Fisch, Rindfleisch, Geflügel, Eiern, Hartkäse, Sesamsamen, Nüssen und Sojabohnen.

Phenylalanin spielt als Vorstufe von Dopamin eine große Rolle für unseren Gemütszustand und kann auch gegen Depressionen wirken. Darüber hinaus unterstützt Phenylalanin Proteine, die das Wachstum fördern und bedeutsam für die körperliche Leistungsfähigkeit sind. Top-Lieferanten sind neben Käse (Edamer, Camembert) Geflügel, Fisch (Forelle, Lachs), Kürbiskerne, Sojabohnen, Reis, Nüsse und Mandeln.

Threonin unterstützt den Körper bei der Bildung von Antikörpern. Auch für das Nervensystem, die Leber, das Zahngewebe und die Kollagenproduktion ist Threonin ein wichtiger Supporter. Es steckt vor allem in Weizenkeimen, Nüssen (Erdnüsse, Cashewkerne), Möhren, Spinat, Sojabohnen, Fisch, Wild, Rind- und Schweinefleisch.

Tryptophan gilt als natürliches Antidepressivum, weil es wichtig für die Produktion des „Glückshormons" Serotonin ist (siehe Seite 13). Auch für das Schlafhormon Melatonin und für Vitamin B_3 (Niacin) ist Tryptophan ein wichtiger Baustein. Außerdem unterstützt es den Körper bei der Blutgerinnung und Wundheilung. Reich an Tryptophan sind unter anderem Nüsse, Hülsenfrüchte (Sojabohnen), dunkle Schokolade, ungesüßtes Kakaopulver, Bananen, Hartkäse, Hühnerfleisch, Fisch, Eier, Milchprodukte und Haferflocken.

Valin gilt als indirekter Abnehmhelfer, denn es hilft bei der Energiegewinnung, ist am Muskelaufbau beteiligt und unterstützt die Geweberegeneration. Außerdem dient Valin als Baumaterial für Botenstoffe im Gehirn, es stärkt die Nerven und unterstützt die Aufnahme aller Aminosäuren in Muskeln und Leber. Gute Lieferanten sind Haferflocken, Dinkel, Reis, Nüsse, Hülsenfrüchte, Eier, Rind- und Geflügelfleisch sowie Lachs.

+ Sodbrennen: Viele leiden unter Sodbrennen und kennen das brennende Gefühl im Hals, wenn Magensäure hinter dem Brustbein in die Speiseröhre wandert. Das ist nicht nur äußerst unangenehm, sondern bringt auf Dauer ernsthafte gesundheitliche Gefahren mit sich. Dem können Proteine entgegenwirken, weil sie nach der Verdauung Magensäure puffern. Das gilt allerdings nur für fettarme Eiweißlieferanten wie Milchprodukte, Hülsenfrüchte, Geflügelfleisch oder Tofu.

+ Krebs: Tumorerkrankungen verändern den Stoffwechsel, daher brauchen Krebspatientinnen und -patienten besonders viel Energie und hochwertige Nährstoffe. Auch wenn es oftmals schwerfällt, sollten sie besonders darauf achten, sich gut zu versorgen. Während der Krebstherapie kann ausreichend Eiweiß dafür sorgen, dass die geschwächte Immunabwehr gestärkt wird. Zudem hilft es dabei, Nebenwirkungen zu lindern und Zellschäden und Wunden, die durch die Therapie oder Operationen entstanden sind, zu reparieren bzw. zu heilen.

PROTEIN IST EIN PRIMA SEELENFUTTER

Ein leckeres Stück Kuchen, Pralinen, Schokolade – meist denken wir bei Seelennahrung an Süßigkeiten und Co., die trösten oder Heißhunger lindern sollen. Deren stimmungsaufhellende Wirkung auf die Psyche ist allerdings oft nur von kurzer Dauer. Anders verhält es sich mit Proteinen als „Seelenfutter". Der Nährstoff hat einen echten Wohlfühleffekt, über den sich Körper und Psyche gleichermaßen freuen. Das hat verschiedene Gründe, einer davon ist die Sättigung. Wer – anders als beim Verzehr von schnellen Kohlenhydraten – länger satt bleibt und nicht von Heißhunger geplagt wird, fühlt sich einfach besser. Deshalb machen eiweißreiche Mahlzeiten langfristig gelassener und sogar toleranter. Das gute Gefühl, das eigene Essverhalten unter Kontrolle zu haben, wird verstärkt.

Glücks- und Belohnungshormone

Zudem liefern Proteine die Grundbausteine für sogenannte Neurotransmitter, also für biochemische Botenstoffe, die zwischen einzelnen Nerven-

JUNGBRUNNEN EIWEISS

Genug Protein aufzunehmen, gilt heute zu Recht als wirksame Anti-Aging-Maßnahme. Vor allem Menschen, die auf pflanzliche Eiweißquellen setzen, können ihre Chance, damit gesund alt zu werden, enorm erhöhen – und zwar, abhängig von ihrem sonstigen Lebens- und Ernährungsstil, um 38 bis 58 Prozent. Studien haben gezeigt, dass Protein das Leben von Seniorinnen und Senioren um bis zu zehn Jahre verlängern kann. Seinen Ruf als Jungbrunnen verdankt der Nährstoff vor allem seiner Fähigkeit, Muskeln, Knochen und Gewebe zu stärken. Da Aminosäuren die Kollagenproduktion anregen, wird die Haut elastischer, bildet weniger Falten und lässt uns länger jung aussehen. Von Kollagen profitieren auch Haare und Nägel. Ein weiterer Pluspunkt: Eiweiß aus der Nahrung unterstützt die Regeneration der Zellen, indem es die sogenannte Autophagie fördert – ein körpereigenes Recyclingprogramm, das unter anderem gesundheitliche Beschwerden lindert und das Altern verlangsamt.

zellen vermitteln und positiv auf die Stimmung wirken. Bekannt ist vor allem das „Glückshormon“ Serotonin, das aus der Aminosäure Tryptophan gebildet wird, die wir mit eiweißreicher Kost aufnehmen (insbesondere aus Eiern, Milchprodukten, Nüssen, Hülsenfrüchten, Fisch und Fleisch). Serotonin wirkt umfassend: Es hat Einfluss auf unseren Schlaf, kann negative Gefühle reduzieren und das Schmerzempfinden positiv beeinflussen. Dazu kommt das „Belohnungshormon“ Dopamin, für dessen Produktion die Aminosäure Tyrosin zuständig ist, die ebenfalls in eiweißreichen Lebensmitteln steckt. Dopamin kann die Motivation steigern, die Antriebskräfte stärken und positive Gefühle auslösen. Kein Wunder, dass wir bei proteinreicher Kost gute Laune bekommen und spüren: Eiweiß macht zufrieden. Eine wichtige Voraussetzung dafür ist ein gesunder Darm, denn viele Vorstufen der Neurotransmitter werden dort aufgenommen oder gebildet und später im Gehirn in „Glücksbotenstoffe“ verwandelt. Der Darm profitiert besonders von eiweißreicher Seelennahrung, wenn man pflanzliche und tierische Proteinquellen mindestens im Verhältnis 3:1 kombiniert.

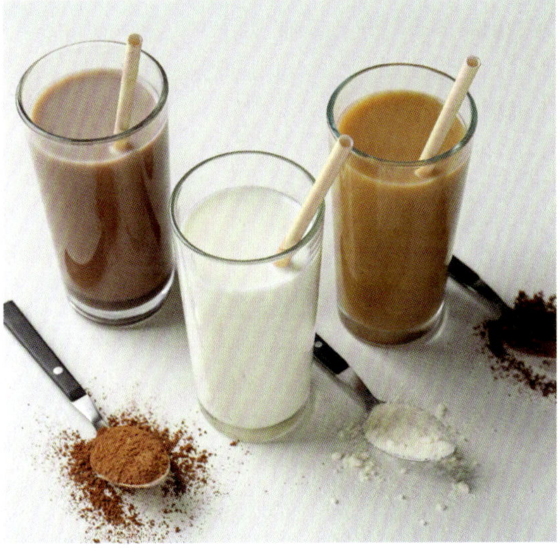

DER HYPE UM HIGH-PROTEIN-PRODUKTE

Eiweiß-Shakes, High-Protein-Pizza, Eiweißriegel, Proteinpulver: Man muss gar nicht in den Fitness-Shop gehen, denn angeblich gesunde Proteinlieferanten gibt es mittlerweile auch in jedem Supermarkt. Der Hype um High-Protein-Produkte ist ungebrochen. Da entsteht schnell der Eindruck „Wenn ich das kaufe, kann es mir an nichts fehlen.“ Außerdem ist es für viele verlockender, eine mit Eiweiß aufgepimpte Fertigpizza zu kaufen, als Kartoffeln zu kochen und mit einem Spiegelei auf den Teller zu bringen. Doch wie so oft bei scheinbar bequemen Lösungen, gilt: Sie sind gar nicht nötig, manchmal sogar schädlich und in der Regel reine Geldverschwendung. Dafür gibt es verschiedene Gründe.

Zum einen liefern diese Produkte zwar Proteine, doch isoliert (also aus anderen Quellen herausgelöst und dann der Pizza oder Pasta hinzugefügt) haben sie weniger Wert als in den Originallebensmitteln. Das heißt: Es fehlt an Ballaststoffen, sekundären Pflanzenstoffen und anderen wichtigen Nährstoffen. Außerdem sind die Produkte häufig hochverarbeitete Lebensmittel, in denen auch viel Zucker, Salz und Zusatzstoffe wie künstliche Aromen und Süßstoffe stecken. Eine Extraportion Eiweiß macht sie nicht gesünder! Und beim Preisvergleich zeigt sich schnell: Die Hersteller lassen sich High-Protein-Produkte gut bezahlen, sie kosten das Drei- bis Vierfache im Vergleich zu den Originalen. Zwar ist ein High-Protein-Pudding nicht sofort schädlich, es besteht aber immer die Gefahr, dass man deshalb auf wertvolle natürliche Lebensmittel verzichtet und so der eigenen Gesundheit keinen Gefallen tut. Eine Ausnahme sind ältere oder kranke Menschen, die zu wenig Appetit haben und sich keine natürlichen Alternativen selbst zubereiten können. Für sie gibt es spezielle verschreibungspflichtige Trinknahrung, um den erhöhten Eiweißbedarf zu decken.

ELF AUF EINEN STREICH – UNSERE TOP-PROTEINLIEFERANTEN

Ob pflanzlich oder tierisch: Eiweiß findet sich in vielen Lebensmitteln, allerdings in unterschiedlichen Mengen und Qualitäten. Hier stellen wir Ihnen einige der besten Proteinquellen vor und zeigen, welche Supernährstoffe diese Lebensmittel sonst noch zu bieten haben.

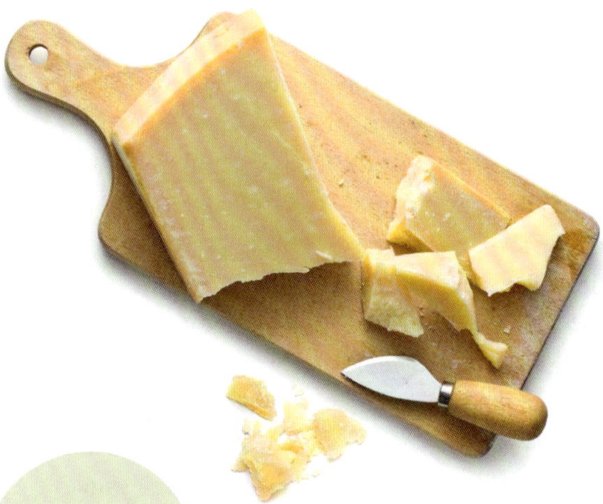

PARMESAN

Man könnte den italienischen Hartkäse fast als natürliches Nahrungsergänzungsmittel betrachten, denn er gehört zu den proteinreichsten Lebensmitteln überhaupt (siehe Tabelle Seite 207). Außerdem rangiert er unter den Top-Kalziumlieferanten und kann auch mit anderen Mineralstoffen wie Zink, Eisen und Magnesium punkten. Dabei ist der würzige Käse vergleichsweise fettarm und wegen der langen Reifezeit fast laktosefrei. Während der Reifung entstehen aus Milchsäurebakterien auch bioaktive Peptide, die eine blutdruckregulierende Wirkung haben.

MAGERQUARK

Wer Kraftsport betreibt oder abnehmen möchte, setzt diese Proteinbombe gerne auf den Speiseplan. Und das lohnt sich! Denn unter den Milchprodukten hat der fettarme Quark den höchsten Anteil an Proteinen und sichert sich damit einen festen Platz in der schlanken Fitnessküche (ähnlich eiweißreich ist nur Hüttenkäse). Neben den Muskeln stärkt Magerquark auch die Knochen und die Zähne, indem er sie mit Kalzium versorgt. Das Darmmikrobiom profitiert von seinen Milchsäurebakterien. Mit einer BW von 81 (siehe Seite 8) erreicht Magerquark einen soliden Wert, der sich durch die Kombination mit Ei, Weizen und Kartoffeln noch steigern lässt.

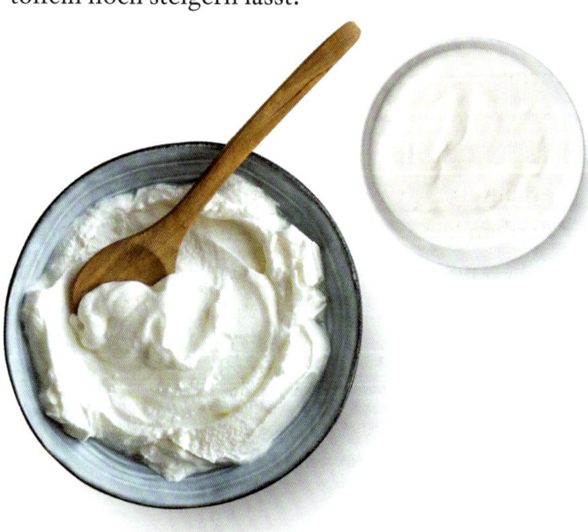

NÜSSE & KERNE

Viel Eiweiß und gesunde ungesättigte Fettsäuren: Diese Kombination macht Nüsse zu einer einzigartigen Zutat oder Nascherei. Die Kraftpakete zum Knabbern sind zudem reich an Vitaminen, Mineral- und Ballaststoffen sowie sekundären Pflanzenstoffen. Sie können nachweislich Herz und Gefäße schützen. Ob Mandeln, Walnüsse oder Pistazien, am besten genießen Sie die ganze leckere Vielfalt, um Ihre Proteinzufuhr zu erhöhen. Absolute Spitzenreiter sind übrigens Kürbiskerne (siehe Tabelle Seite 207). Gut zu wissen: Nüsse gelten zwar als kleine Kalorienbomben – aber man wird sicherlich nicht davon dick, wenn man jeden Tag 1 Handvoll gesunde Nusskerne isst.

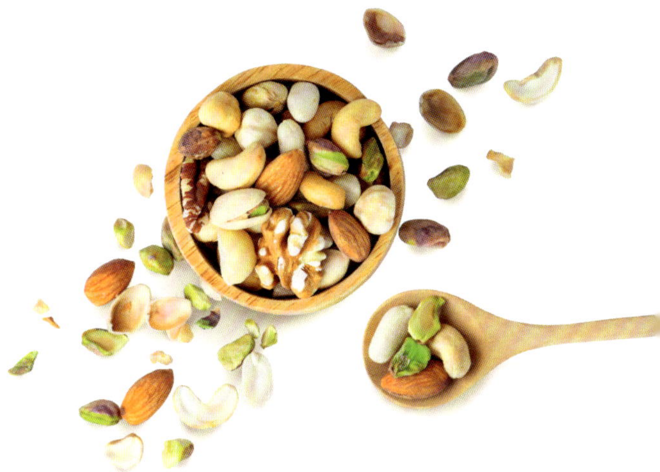

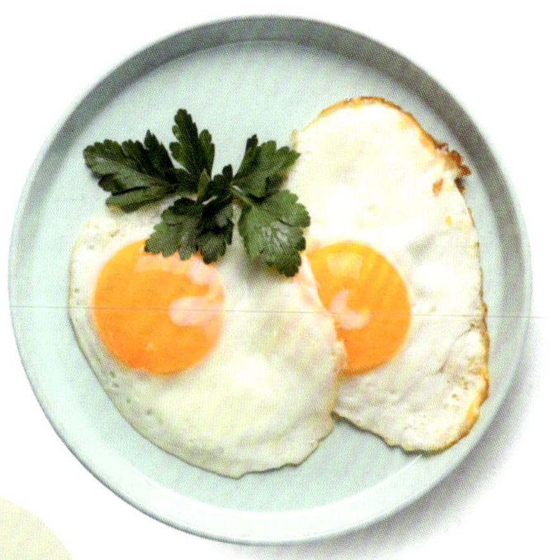

CHAMPIGNONS

Die beliebten Speisepilze bringen reichlich pflanzliches Eiweiß auf den Teller, haben dabei kaum Kalorien und wenig Fett. Sie eignen sich prima als Fleischersatz und sind für alle, die sich vegan ernähren, eine wertvolle Vitamin-B-Quelle. Außerdem können Champignons mit blutzuckerregulierenden Ballaststoffen punkten. Es gibt weiße, cremefarbene, hell- und mittelbraune Exemplare. Als Faustregel gilt: Je dunkler, desto geschmacksintensiver sind sie. Auch andere Pilze wie Austern- und Shiitakepilze können übrigens mit diesen inneren Werten auftrumpfen.

EIER

Wer gerne Eier isst, kann damit gleich zwei meist erwünschte Ziele erreichen: Denn Eier unterstützen den Muskelauf- und den Fettabbau. Sie bringen zudem den Stoffwechsel auf Trab, halten den Insulinspiegel stabil und verhindern Heißhungerattacken. Anders als viele vermuten, ist der Proteingehalt von Eigelb höher als von Eiweiß. Darüber hinaus kann Eigelb mit B-Vitaminen, Vitamin A, Eisen und Zink punkten. Eine Besonderheit ist der Inhaltsstoff Cholin, der den Fettstoffwechsel unterstützt und hilft, einer Fettleber vorzubeugen. In Sachen Cholesterin gibt es mittlerweile Entwarnung: Nach neuen Erkenntnissen der Ernährungswissenschaft erhöhen Eier den Cholesterinspiegel nicht wesentlich oder fast gar nicht.

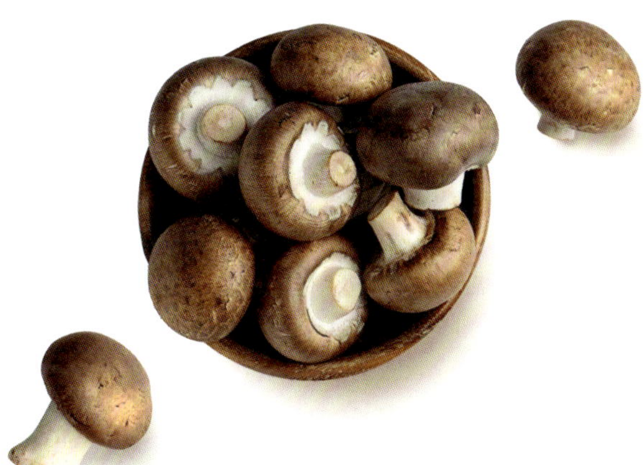

HÄHNCHENFLEISCH

Nicht nur in der Fitnessszene schwört man auf Rezepte mit Hähnchenbrustfilet. Wer nicht vegetarisch lebt, nutzt es gerne, um den Muskelaufbau zu unterstützen. Kein Wunder, denn das Fleisch vom Huhn (vor allem als mageres Filet ohne Haut) ist fettarm, dabei aber eiweißreich. Auf 100 Gramm Filet kommen gut 24 Gramm Eiweiß. Das Protein ist dabei besonders hochwertig – es punktet mit einer BW von 80, kann also vom Körper sehr gut verwertet werden. Gibt es Kartoffeln oder Reis dazu, steigert dies die biologische Wertigkeit sogar. Zudem hat Hähnchenfleisch noch andere wichtige Nährstoffe wie Eisen, Magnesium und B-Vitamine zu bieten.

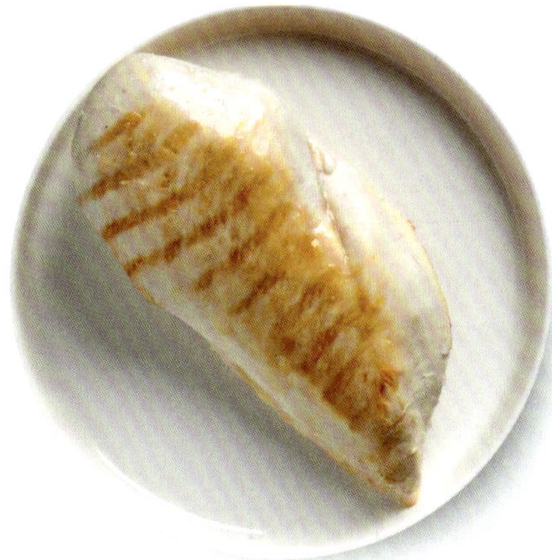

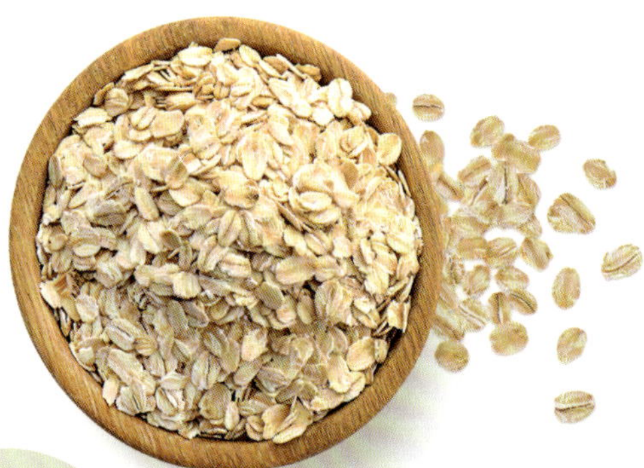

BROKKOLI

Wer den saftig grünen Kohl mag, ist klar im Vorteil, denn Brokkoli zählt im Feld der Gemüsesorten zu den absoluten Spitzenreitern in Sachen Eiweiß. Pro 100 Gramm haben die kleinen Kohlköpfe beachtliche 3,8 Gramm Protein zu bieten. Aber auch sonst kann Brokkoli (ebenso wie seine Kohl-Verwandten) als Gesundheits-Booster glänzen: Seine sekundären Pflanzenstoffe stärken die Leber bei Entgiftungsprozessen, die enthaltenen Schwefelverbindungen (Glucosinolate) wirken gegen Entzündungen und können möglicherweise das Krebsrisiko senken. Nicht zuletzt stärkt Brokkoli mit reichlich Vitamin C die Abwehrkräfte.

HAFERFLOCKEN

Haferflocken, um den Proteinanteil zu erhöhen? Das hört sich erst einmal ungewöhnlich an, denn meist denken wir bei den Getreideflocken eher an komplexe Kohlenhydrate, die lange satt machen und den Blutzuckerspiegel stabil halten. Weniger bekannt ist, dass sie auch reich an Eiweiß sind. Immerhin enthalten sie 13 Gramm Protein pro 100 Gramm – bei Haferkleieflocken sind es sogar fast 20 Gramm. Deren biologische Wertigkeit lässt sich durch Kombinationen mit anderen Proteinquellen (etwa Joghurt oder Milch) noch erhöhen. Haferflocken enthalten außerdem eine Extraportion Beta-Glucan – einen Super-Ballaststoff, der den Blutzucker in Balance hält und den nützlichen Darmbakterien als „Futter“ dient.

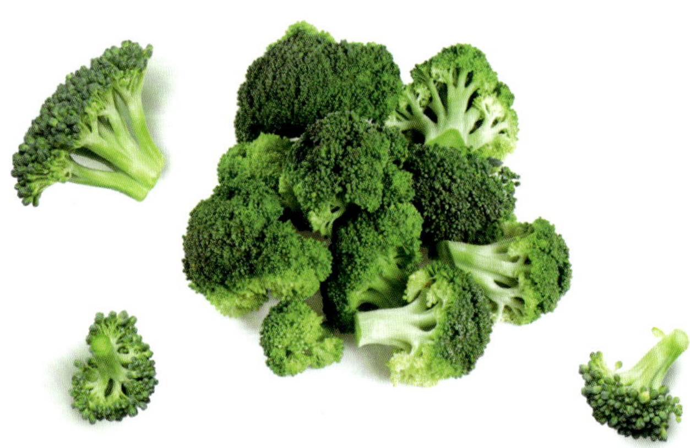

WEIZENKEIME

Sie sind der Keimling und damit der nährstoffreichste Teil des Weizenkorns – pflanzliches Eiweiß (über 26 Prozent in getrockneten Keimen) ist einer ihrer wertvollsten Vitalstoffe. Die hohe Proteinkonzentration hat einen guten Grund: Der Keimling benötigt sie, damit zukünftige Pflanzen daraus entstehen und wachsen können. Auch der Anteil an Vitaminen (E, B_1, B_2, B_6 und Folsäure), Spurenelementen sowie Mineral- und Ballaststoffen ist beachtlich. Zudem sind Weizenkeime Topquellen für den Stoff Spermidin, der den Selbstreinigungsprozess der Zellen (Autophagie) und damit die Langlebigkeit fördert.

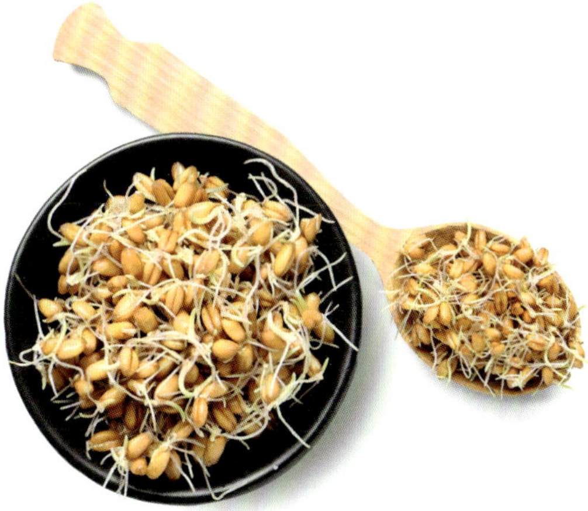

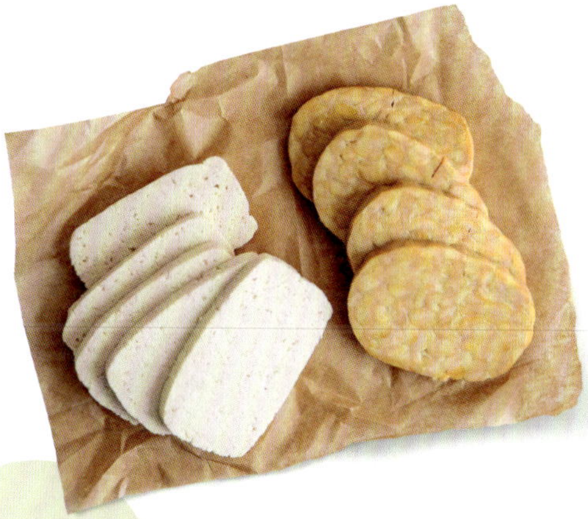

TOFU & TEMPEH

Die beiden Superfoods aus Sojabohnen werden auch außerhalb der vegetarischen Küche immer beliebter. Sie sind hochwertige pflanzliche Proteinquellen und echte Allroundtalente. Vor allem Tempeh kann mit 19 bis 21 Gramm Eiweiß pro 100 Gramm punkten. Dazu bietet Tempeh noch einen weiteren Vorteil: Da er fermentiert wird, enthält er als natürliches Probiotikum Bakterien, die das Darmmikrobiom unterstützen und das Soja-Eiweiß leichter verdaulich machen. Tofu schmeckt neutraler und liefert etwas weniger Eiweiß, ist dafür aber eine tolle Quelle für Kalzium, Magnesium und Eisen.

ROTE LINSEN

Als Quelle für pflanzliches Eiweiß sind rote Linsen ein toller Fleischersatz. Sie punkten mit einem hohen Proteinanteil, können aber nicht alle unentbehrlichen Aminosäuren abdecken. Das gelingt erst, wenn man die kleinen Kraftpakete mit Getreide oder Nüssen und Samen kombiniert. Ein weiteres Plus: Rote Linsen enthalten reichlich Ballaststoffe, die die Verdauung fördern, den Cholesterinspiegel senken und den Blutzuckerspiegel stabil halten. Ein guter Tipp für alle, die sich figurbewusst ernähren (und nicht nur für die): Auch Nudeln aus rotem Linsenmehl bieten all die oben beschriebenen Gesundheits-Benefits.

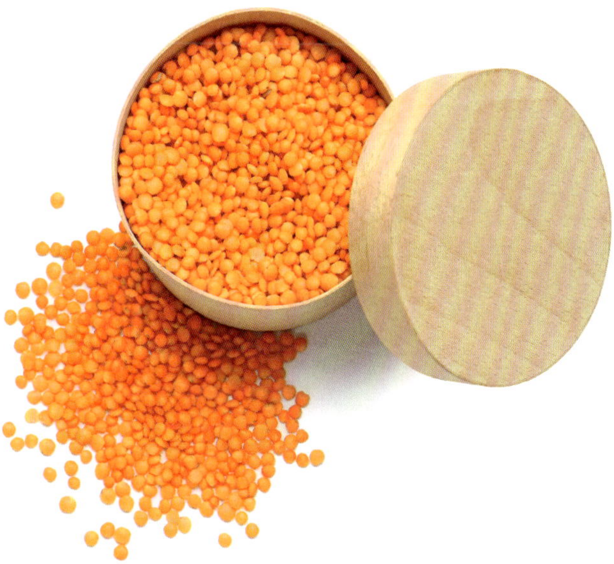

FRÜHSTÜCK

Idealerweise starten Sie schon mit einer Extraportion Proteinen in den Tag. Ob Müsli, Porridge, Omelett oder Shake – jedes der folgenden Rezepte versorgt Sie morgens mit mindestens 20 Gramm Eiweiß. So bleiben Sie bis zur nächsten Mahlzeit problemlos satt, während Ihr Stoffwechsel optimal mit Energie versorgt ist.

EINKORN-AMARANT-MÜSLI MIT ORANGEN UND BEEREN

Für 2 Personen
Zubereitung: 20 Minuten

150 g Magerquark
250 g Joghurt (1,5 % Fett)
½ TL gemahlene Vanille
4 getr. Soft-Aprikosen
80 g Einkornflocken (ersatzweise Sojaflocken)
4 EL gepuffter Amarant
2 EL Pistazienkerne (ungesalzen)
1 Orange
100 g Blaubeeren

Pro Portion: ca. 500 kcal, 26 g EW, 13 g F, 60 g KH, 16 g BST

1. Den Quark und den Joghurt mit der Vanille cremig verrühren. Die Aprikosen in kleine Würfel schneiden und mit den Einkornflocken und Amarant-Pops zum Vanille-Joghurt-Mix geben und gut untermischen. Die Müslimischung etwa 10 Minuten quellen lassen.

2. Inzwischen die Pistazien in einer kleinen Pfanne ohne Fett leicht anrösten. Vom Herd nehmen, etwas abkühlen lassen und grob hacken.

3. Die Orange so großzügig schälen, dass die weiße Haut mit entfernt wird. Die Filets zwischen den einzelnen Trennhäuten herausschneiden, den austretenden Saft auffangen und den Rest der Orange gut ausdrücken. Die Blaubeeren verlesen, waschen und trocken tupfen.

4. Den aufgefangenen Orangensaft unter das Müsli rühren und alles auf Schalen verteilen. Mit den Orangenfilets und Blaubeeren garnieren und mit den Pistazien bestreuen.

★ Für eine vegane Müsli-Variante können Sie Quark und Joghurt durch ungesüßten Sojajoghurt ersetzen – der steuert pro Portion ebenfalls rund 8 g Eiweiß bei.

Die Ernährungs-Docs

Mit seinem zart-nussigen Aroma und seiner angenehm weichen Konsistenz ist Einkorn eine echte Bereicherung fürs Frühstücksmüsli. Selbst wenn Sie empfindlich auf Weizen reagieren, können Sie Einkornflocken oder -mehl meist beschwerdefrei genießen. Dabei punktet das Urgetreide auch ernährungsphysiologisch, denn mit rund 16 g Eiweiß pro 100 g sowie reichlich Eisen und Zink unterstützt es Ihre Vitalität bei jeder Mahlzeit.

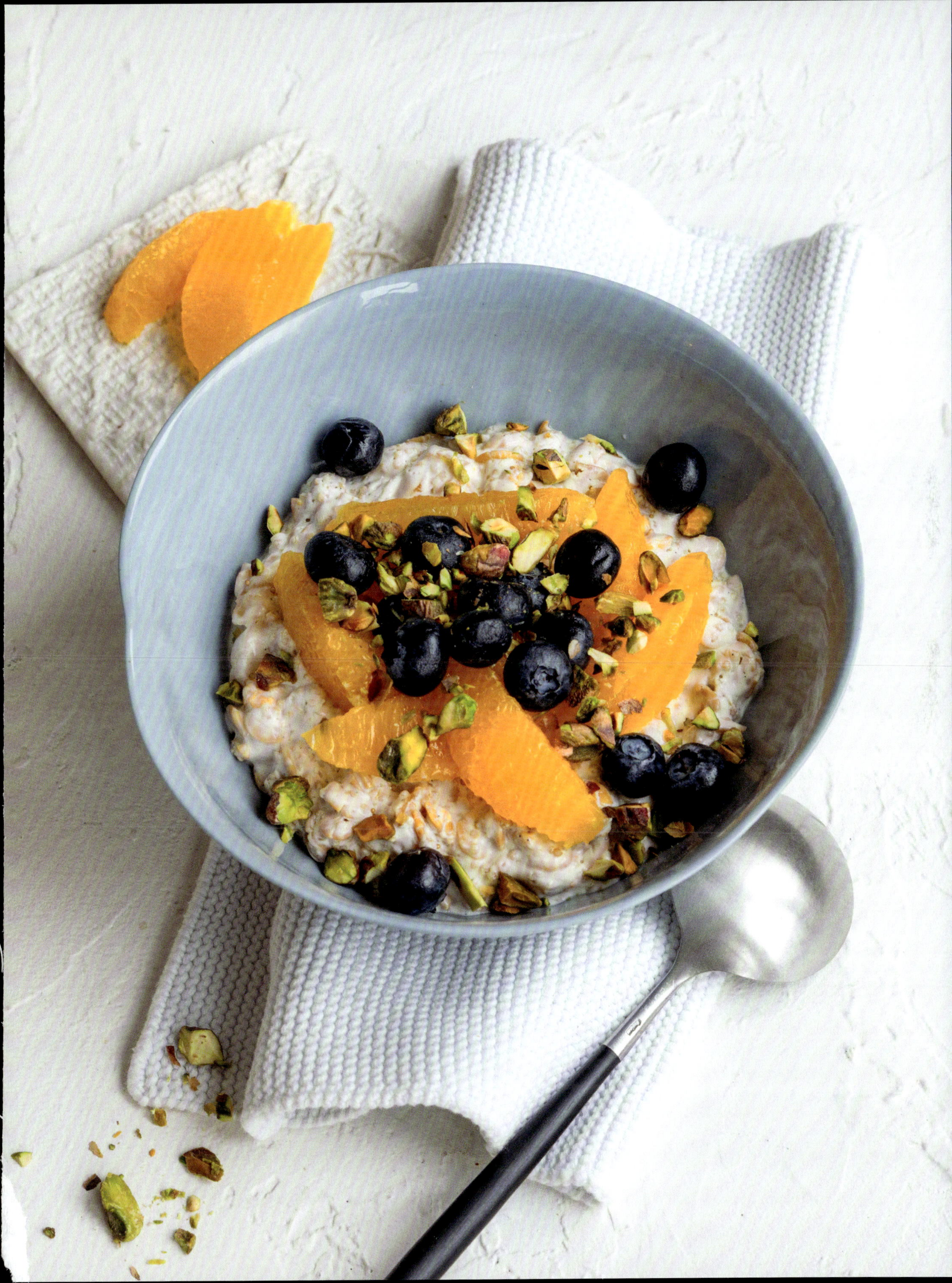

MÖHREN-ERDMANDEL-MÜSLI BIRCHER ART

1. Am Vorabend die Haferflocken und Erdmandeln in einer Schüssel mischen. Die Möhre putzen, schälen und auf der Gemüsereibe mittelfein raspeln. Den Apfel waschen, vierteln, entkernen und ebenfalls raspeln. Die Apfelraspel sofort mit dem Zitronensaft beträufeln, damit sie sich nicht bräunlich verfärben. Die Datteln längs aufschneiden, entsteinen und klein würfeln.

2. Die Möhren- und Apfelraspel mit Datteln und Vanille zur Flocken-Erdmandel-Mischung geben. Den Sojadrink dazugießen und locker unterrühren, bis sich alles gut vermischt hat. Den Müsli-Mix abgedeckt im Kühlschrank mindestens 8 Stunden, am besten über Nacht, quellen lassen.

3. Am nächsten Morgen die Walnüsse in einer Pfanne ohne Fett leicht anrösten. Herausnehmen, abkühlen lassen und grob hacken. Die Hälfte der Nüsse unter das Müsli mischen und alles auf Schalen verteilen.

4. Den Skyr mit Zimt und Kardamom cremig verrühren. Das Müsli mit dem Skyr-Mix beträufeln und mit den restlichen Walnüssen bestreuen.

★ Wer möchte, kann noch 20 g geriebenen Ingwer untermischen – das sorgt für einen fruchtig-scharfen Vitaminkick.

Für 2 Personen
Zubereitung: 20 Minuten
Quellen: 8 Stunden (über Nacht)

100 g zarte Haferflocken
2 EL gemahlene Erdmandeln
1 Möhre (ca. 75 g)
1 säuerlicher Apfel
(z. B. Elstar; ca. 125 g)
2 TL Zitronensaft
2 Medjoul-Datteln
¼ TL gemahlene Vanille
300 ml ungesüßter Sojadrink
30 g Walnusskerne
200 g Skyr (0,2 % Fett)
½ TL Zimtpulver
¼ TL gemahlener Kardamom

Pro Portion: ca. 560 kcal,
27 g EW, 18 g F, 66 g KH, 13 g BST

Die Ernährungs-Docs

Kennen Sie Erdmandeln? Dabei handelt es sich um die Knollen einer ursprünglich afrikanischen Pflanze, die ihren Namen ihrem leicht nussigen Geschmack verdanken. Die kleinen „Exoten" sind in der Küche vielseitig einsetzbar (etwa in Form von Flocken oder Mehl) und gelten zu Recht als Superfood. Sie liefern reichlich Mineralstoffe (wie Kalium, Kalzium und Magnesium), die die Leistungsfähigkeit fördern, und halten mit ihren Ballaststoffen die Verdauung in Schwung. Außerdem können sie mit einem hohen Proteingehalt (immerhin 6 g pro 100 g) glänzen.

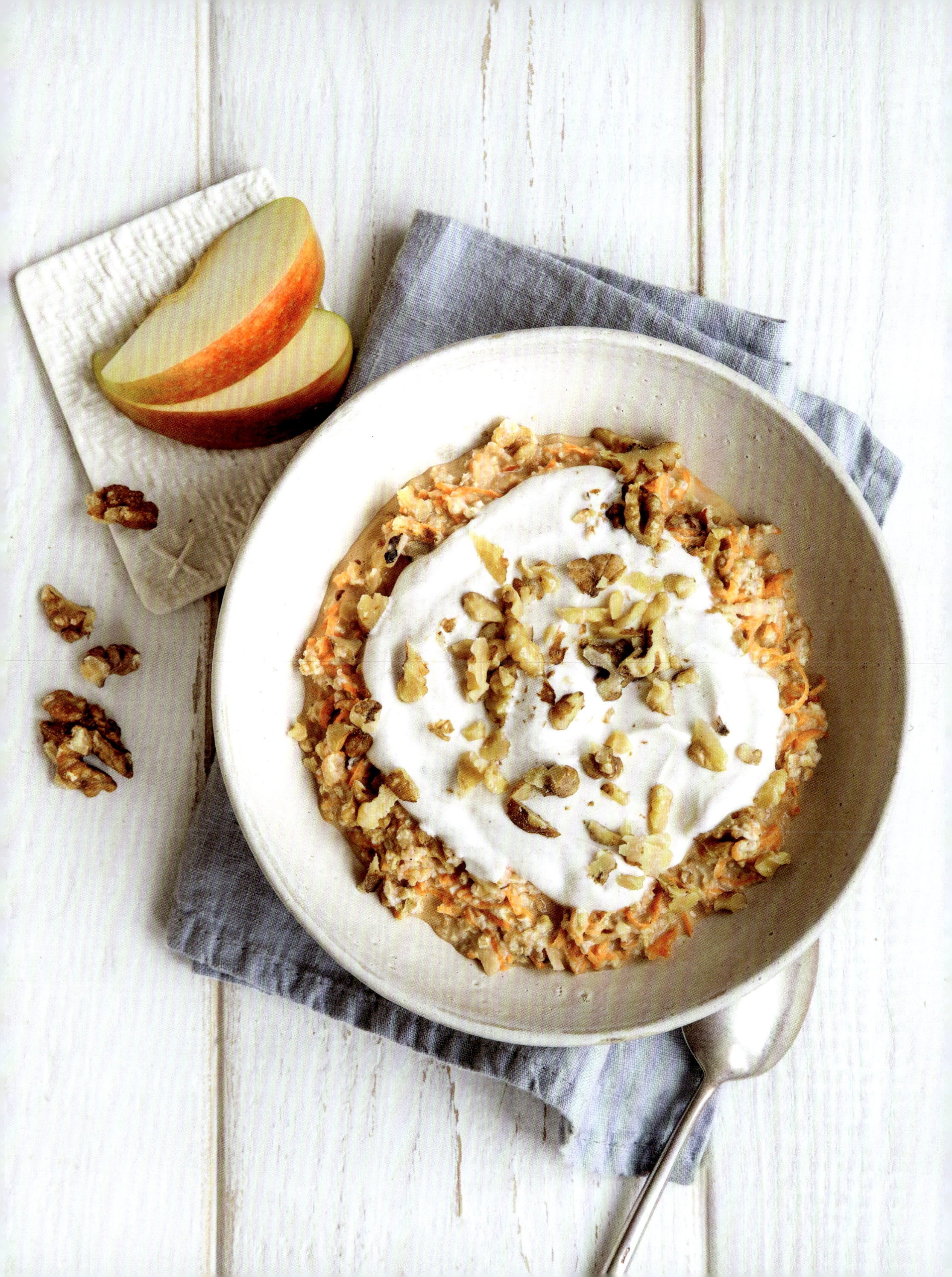

OVERNIGHT-LUPINEN-MÜSLI MIT HIMBEER-SKYR

Für 2 Personen
Zubereitung: 20 Minuten
Quellen: 8 Stunden (über Nacht)

30 g Mandeln
50 g Lupinenflocken (ersatzweise Sojaflocken)
2 EL geschrotete Leinsamen
1 EL geschälte Hanfsamen
1 EL Chiasamen
200 ml ungesüßter Sojadrink
150 g Himbeeren (frisch oder tiefgekühlt und aufgetaut)
200 g Skyr (0,2 % Fett)
1 EL Cashewmus
2 TL Zitronensaft
2 TL Kakao-Nibs

Pro Portion: ca. 530 kcal, 37 g EW, 30 g F, 18 g KH, 19 g BST

1. Am Vorabend die Mandeln in einer kleinen Pfanne ohne Fett anrösten. Herausnehmen, abkühlen lassen und grob hacken. Dann die Mandeln mit Lupinenflocken, Leinsamen, Hanf- und Chiasamen sowie dem Sojadrink in einer Schüssel verrühren.

2. Die Himbeeren verlesen, waschen und vorsichtig trocken tupfen. 50 g Himbeeren zum Garnieren beiseitestellen (von Tiefkühlware nur 100 g am Vorabend auftauen!). Die übrigen Himbeeren mit dem Skyr in einem hohen Rührbecher mit dem Stabmixer pürieren.

3. Den Himbeer-Skyr unter den Mandel-Lupinen-Mix rühren und auf Schalen verteilen. Das Müsli dann abgedeckt im Kühlschrank mindestens 8 Stunden, am besten über Nacht, quellen lassen.

4. Am nächsten Morgen das Cashewmus mit dem Zitronensaft und 4 EL warmem Wasser glatt rühren. Die Cashewcreme über das Overnight-Müsli träufeln und alles mit den beiseitegestellten Himbeeren garnieren. Zuletzt mit jeweils 1 TL Kakao-Nibs bestreuen.

★ Richten Sie das Müsli je nach Saison auch mal mit Brom- oder Blaubeeren an. Veganer können den Skyr durch eine vegane Skyr-Alternative ersetzen – die enthält allerdings etwa 50 Prozent weniger Eiweiß.

Die Ernährungs-Docs

Die kleinen hellgelben Lupinenkerne sehen ähnlich aus wie Mais und zählen wie Erbsen oder Bohnen zu den Hülsenfrüchten. In der mediterranen und südamerikanischen Küche werden sie schon seit Langem geschätzt. Bei uns sind sie vor allem bei Veganern als hervorragende Quelle für hochwertiges pflanzliches Eiweiß beliebt, das alle unentbehrlichen Aminosäuren liefert (siehe Seite 17).

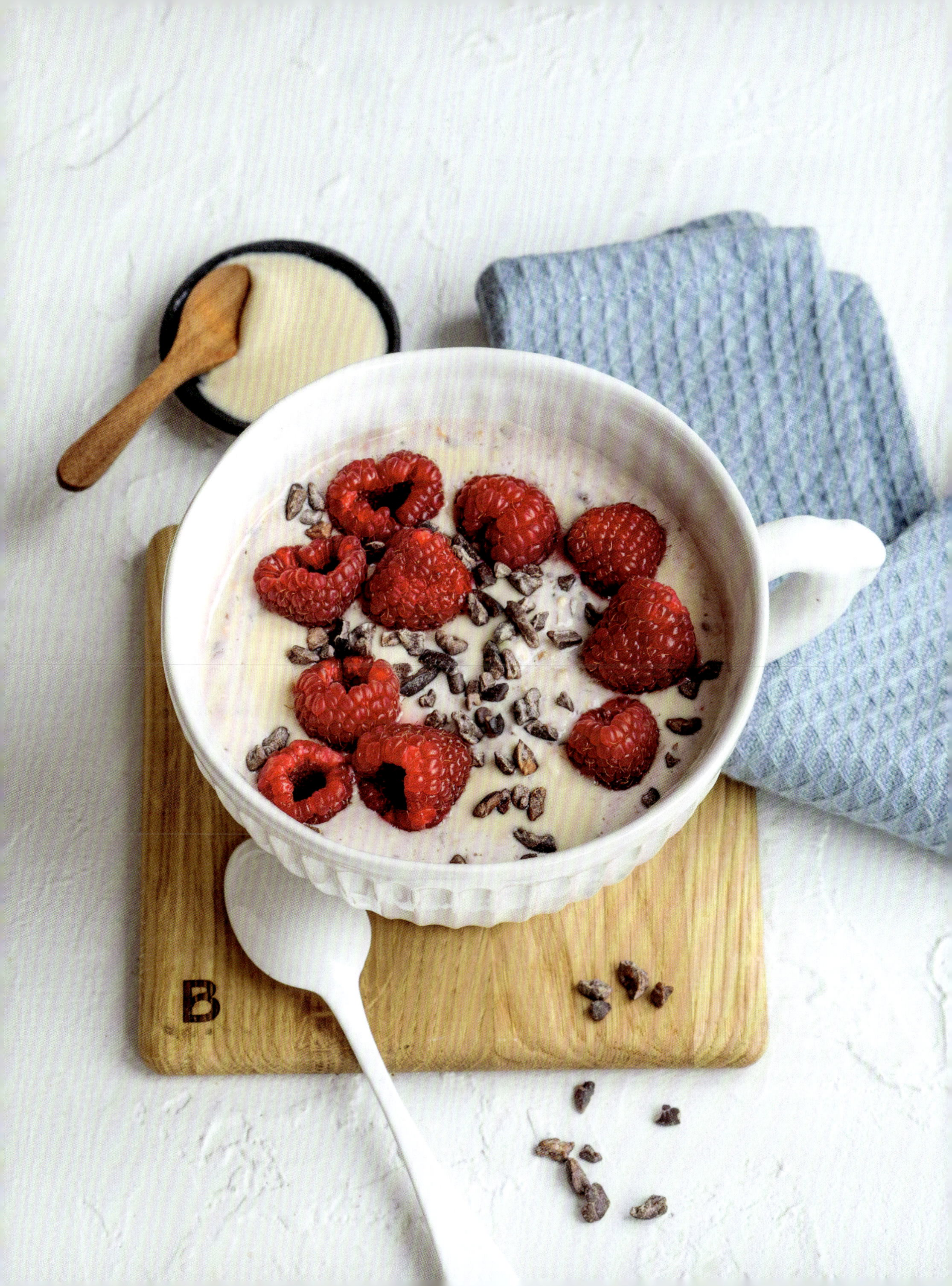

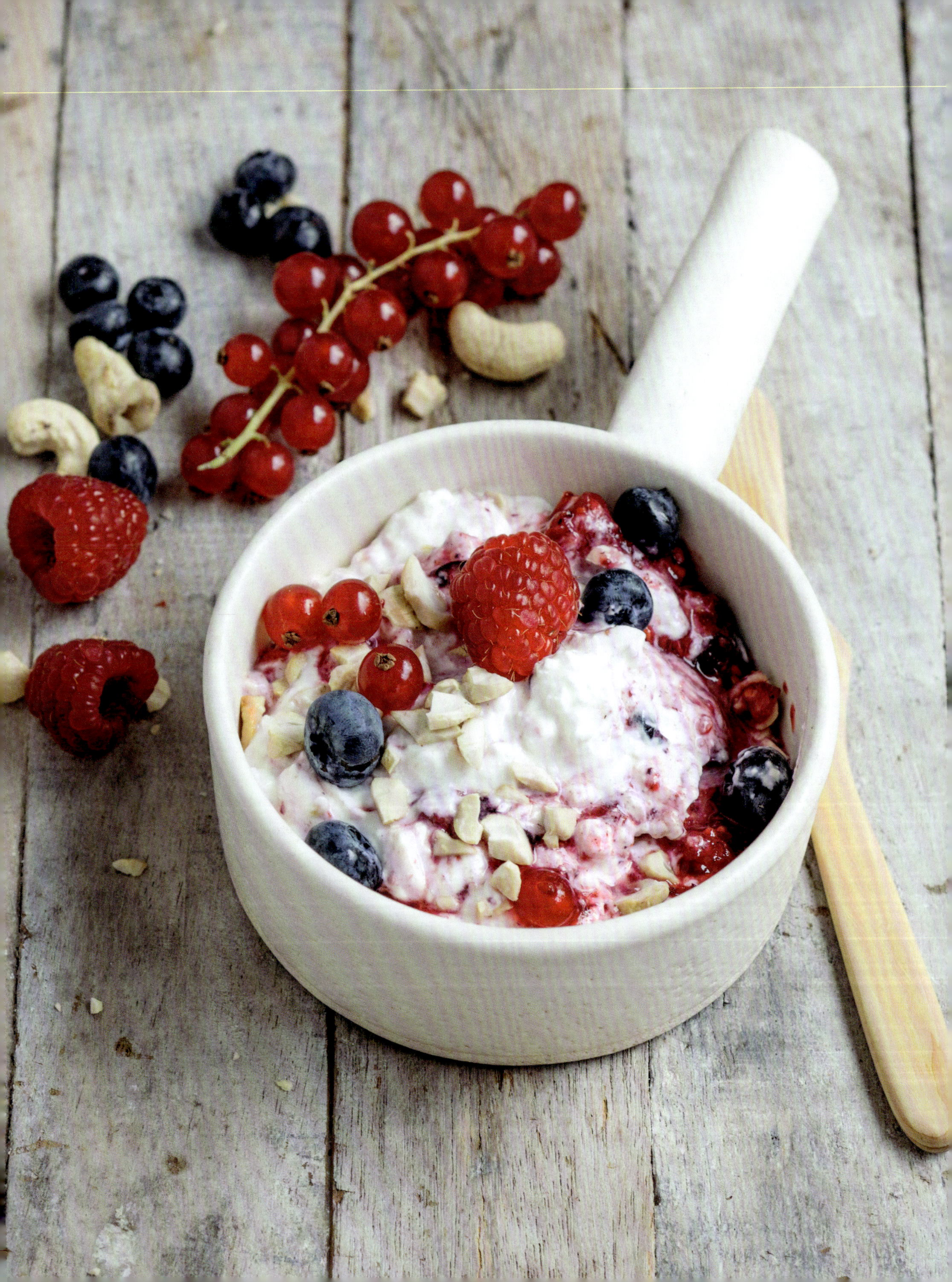

QUARK-FRISCHKÄSE-CREME MIT BEEREN UND CASHEWS

1. Die Cashewkerne grob hacken und in einer kleinen Pfanne ohne Fett leicht anrösten. Herausnehmen und abkühlen lassen.

2. Beeren verlesen, waschen und trocken tupfen, die Johannisbeeren von den Rispen streifen. Zwei Drittel der Beeren zum Garnieren beiseitestellen. Den Rest mit dem Ahornsirup mit einer Gabel fein zerdrücken.

3. Den Hüttenkäse in einer Schüssel mit dem Quark und zwei Dritteln der Cashewkerne verrühren und das Beerenpüree locker untermischen. Die Mischung auf Schalen verteilen und mit den beiseitegestellten Beeren und den restlichen Cashewkernen bestreuen.

★ Zum Mitnehmen den Frischkäse-Mix und die Beeren jeweils separat in ein Twist-off-Glas füllen und kühl stellen.

Für 2 Personen
Zubereitung: 15 Minuten

50 g Cashewkerne
250 g gemischte Beeren (z. B. Blau-, Brom-, Him- oder Rote Johannisbeeren)
2 TL Ahornsirup
300 g körniger Frischkäse (Hüttenkäse; Halbfettstufe)
300 g Magerquark

Pro Portion: ca. 480 kcal, 45 g EW, 19 g F, 27 g KH, 3 g BST

Die Ernährungs-Docs

Setzen Sie bei Obst auf zuckerarme Früchte – dazu zählen heimische Beeren wie Brombeeren, Blaubeeren, Himbeeren und Johannisbeeren. Mit ihnen spart man nicht nur Zucker und Kalorien. Die kleinen Früchtchen haben auch noch eine ganze Palette an weiteren Gesundheits-Benefits zu bieten: Vor allem mit ihren Vitaminen (insbesondere Vitamin C), Ballast- und sekundären Pflanzenstoffen stärken sie unser Immunsystem, schützen die Zellen vor oxidativem Stress, wirken gegen Entzündungen und senken das Risiko für Diabetes und Herz-Kreislauf-Erkrankungen.

PROTEIN OATS IM GLAS MIT ERDBEEREN

Für 2 Personen
Zubereitung: 20 Minuten
Quellen: 8 Stunden (über Nacht)

1 kleine etwas unreife Banane (ca. 130 g)
200 ml ungesüßter Sojadrink
½ Bio-Zitrone
40 g zarte Haferflocken
40 g Sojaflocken
¼ TL gemahlene Vanille
250 g Magerquark
2 EL Mineralwasser (mit Kohlensäure)
150 g Erdbeeren
2 EL dunkles Mandelmus
1 Stiel Minze

Pro Portion: ca. 505 kcal, 38 g EW, 21 g F, 33 g KH, 12 g BST

1. Am Vorabend die Banane schälen und in Stücke schneiden. Mit dem Sojadrink in einen hohen Rührbecher geben und alles mit dem Stabmixer fein pürieren. Das Bananenpüree in eine Schüssel füllen.

2. Die Zitrone heiß waschen, abtrocknen und die Schale fein abreiben, dann die Zitronenhälfte auspressen. Zitronenschale und -saft mit den Hafer- und Sojaflocken und der Vanille zum Bananenpüree geben und alles gut verrühren. Die Bananen-Flocken-Masse auf große Gläser (à ca. 350 ml Inhalt) verteilen.

3. Danach den Quark mit dem Mineralwasser glatt rühren und auf der Flockenmasse verteilen. Die Oats abgedeckt im Kühlschrank mindestens 8 Stunden, am besten über Nacht, quellen lassen.

4. Am nächsten Morgen die Erdbeeren waschen, putzen, nach Belieben halbieren oder vierteln und auf den Oats verteilen. Das Mandelmus mit 3 EL warmem Wasser verrühren und darüberträufeln. Die Minze waschen, trocken tupfen, die Blätter abzupfen und die Oats damit garnieren.

★ Zum Mitnehmen die Oats-Mischung auf Twist-off-Gläser (à ca. 350 ml Inhalt) verteilen und im Kühlschrank über Nacht quellen lassen. Am nächsten Tag die „Proats“ wie beschrieben mit Erdbeeren und Mandelmus toppen und gut verschlossen transportieren.

Die Ernährungs-Docs

Gerade beim Frühstück stellt sich oft die Frage, wie sich mehr Eiweiß integrieren lässt. Denn klassischerweise dominieren hier Kohlenhydrate – ob aus Brot und Brötchen, Müsli oder Obst. Der Trick: Ersetzen Sie einen Teil der Haferflocken durch eiweißreichere Sojaflocken (ca. 41 g EW pro 100 g) und nehmen Sie Sojadrink statt Kuhmilch. Mit diesen „Proats“ (Protein Oats) sammeln Sie reichlich Punkte auf dem Eiweißkonto!

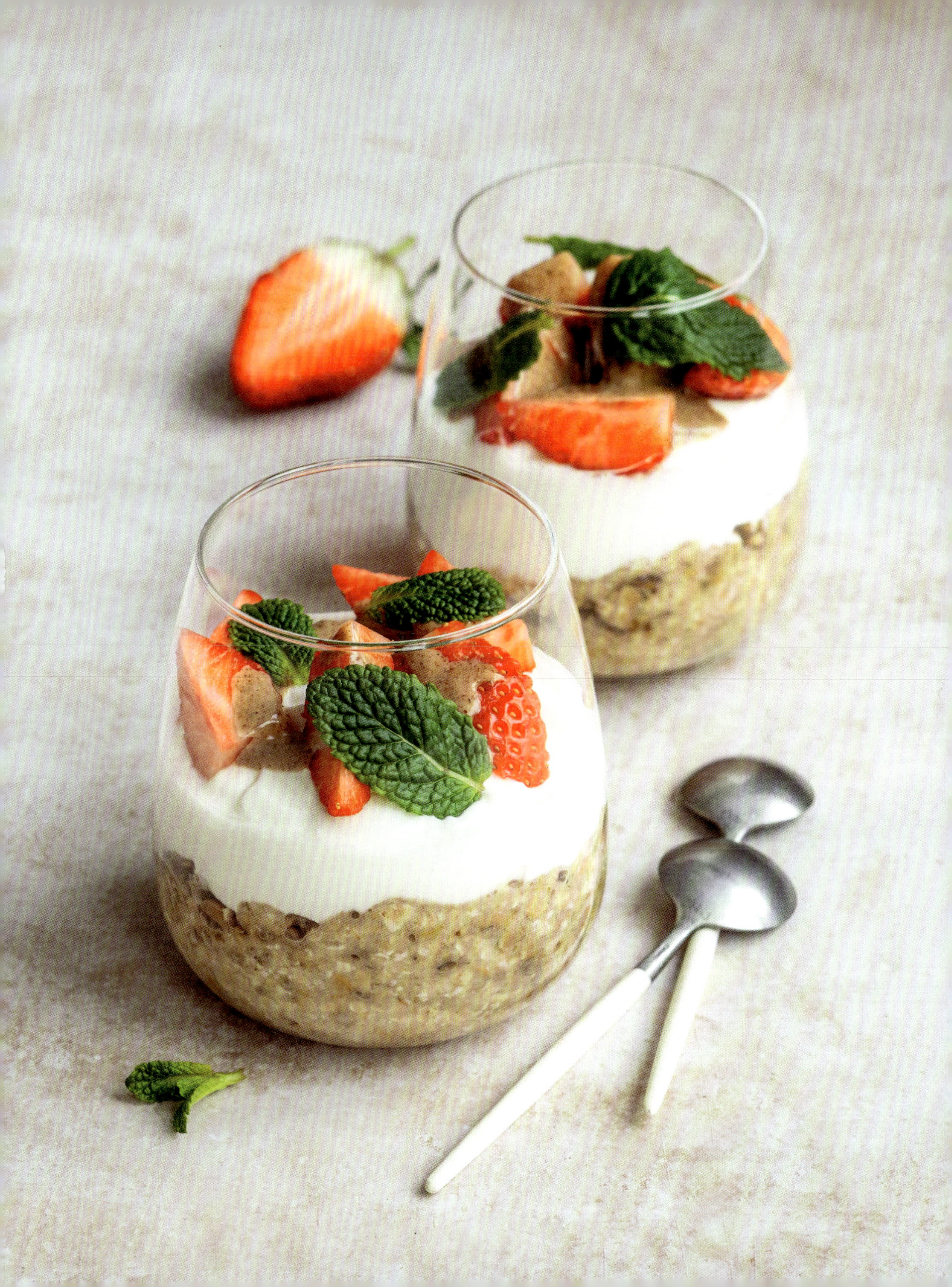

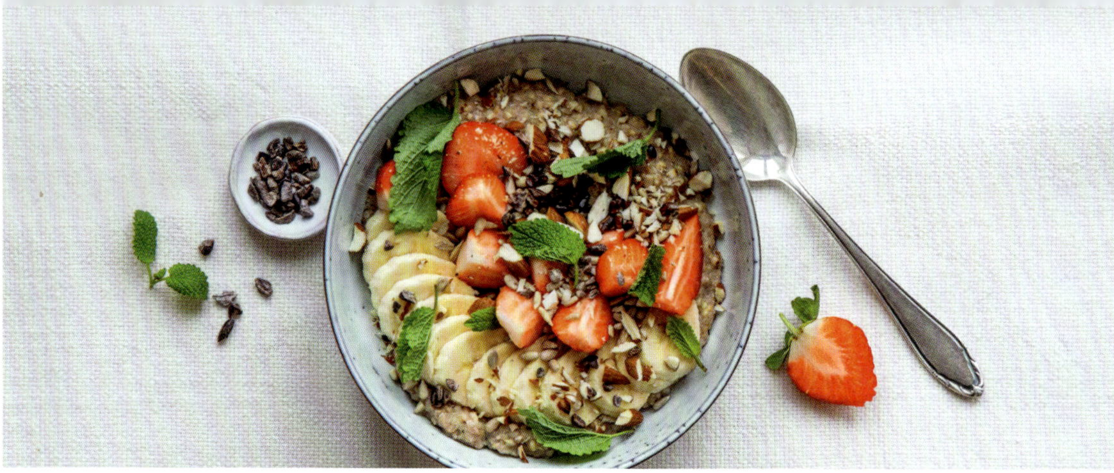

BUCHWEIZEN-PORRIDGE MIT BEEREN

1. In einem kleinen Topf 150 ml Sojadrink und 50 ml Wasser aufkochen. Die Buchweizengrütze mit einem Schneebesen einrühren und mit halb geschlossenem Deckel bei schwacher Hitze etwa 10 Minuten köcheln lassen, dabei ab und zu umrühren.

2. Den restlichen Sojadrink (¼ l), 2 EL Hanfsamen und den Zimt dazugeben und alles offen noch etwa 5 Minuten unter Rühren garen.

3. Inzwischen die Erdbeeren waschen, putzen und je nach Größe halbieren oder vierteln. Die Banane schälen und schräg in dünne Scheiben schneiden. Die Mandeln grob hacken. Die Zitronenmelisse waschen, trocken tupfen und die Blätter abzupfen.

4. Den Buchweizen-Porridge in Schalen anrichten und mit Erdbeeren und Bananen belegen. Mit Mandeln, übrigen Hanfsamen (1 EL), Kakao-Nibs, Sonnenblumenkernen und Zitronenmelisse garnieren.

Für 2 Personen
Zubereitung: 20 Minuten

400 ml ungesüßter Sojadrink
100 g Buchweizengrütze
3 EL geschälte Hanfsamen
½ TL Zimtpulver
100 g Erdbeeren
1 kleine etwas unreife Banane (ca. 130 g)
2 EL Mandeln
1 Stiel Zitronenmelisse
1 EL Kakao-Nibs
1 EL Sonnenblumenkerne

Pro Portion: ca. 550 kcal, 24 g EW, 23 g F, 55 g KH, 13 g BST

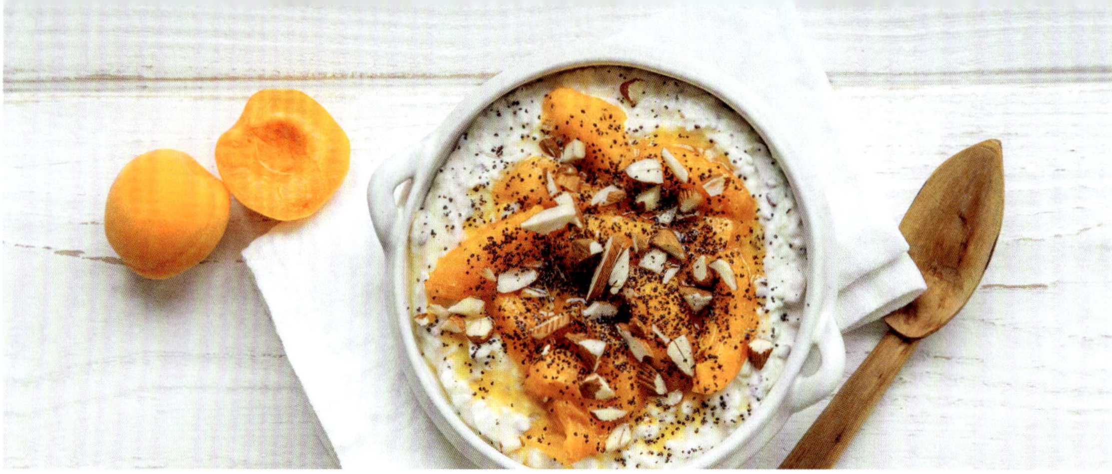

APRIKOSEN-MOHN-PORRIDGE

1. Die Mandeln grob hacken und in einer Pfanne ohne Fett leicht anrösten. Herausnehmen und abkühlen lassen. Währenddessen die Aprikosen waschen, halbieren, entsteinen und in dicke Spalten schneiden.

2. Aprikosen mit Ahornsirup, Zitronensaft und 3 EL Wasser in der Pfanne einmal kurz aufkochen, dann mit geschlossenem Deckel bei mittlerer Hitze 3 bis 4 Minuten dünsten. Vom Herd nehmen und abkühlen lassen.

3. Währenddessen die Haferflocken mit Leinsamen, Zitronenschale, Zimt, Milch und 100 ml Wasser in einem Topf einmal unter Rühren aufkochen. Dann mit geschlossenem Deckel bei schwacher Hitze etwa 10 Minuten quellen lassen, dabei ab und zu umrühren. Den Porridge vom Herd nehmen und den Quark unterrühren.

4. Den Porridge auf Schalen oder tiefe Teller verteilen und das Aprikosenkompott samt Garsud daraufsetzen. Mit den gerösteten Mandeln und dem Mohn bestreuen.

Für 2 Personen
Zubereitung: 25 Minuten

2 EL Mandeln
200 g Aprikosen (ersatzweise Nektarinen)
1 TL Ahornsirup
1 EL Zitronensaft
60 g zarte Haferflocken
1 EL geschrotete Leinsamen
1 TL abgeriebene Bio-Zitronenschale
¼ TL Zimtpulver
300 ml Milch (1,5 % Fett)
250 g Magerquark
2 TL Mohnsamen

Pro Portion: ca. 460 kcal,
32 g EW, 16 g F, 41 g KH, 8 g BST

WÜRZIGER GRIESSBREI MIT PAPAYA UND GRANATAPFEL

Für 2 Personen
Zubereitung: 25 Minuten

15 g Ingwer
½ Vanilleschote
600 ml ungesüßter Sojadrink
Salz, Pfeffer aus der Mühle
100 g Dinkelvollkorngrieß
2 EL Chiasamen
2 EL Kokosraspel
300 g Papaya
2 TL Limettensaft
2 TL Agavendicksaft
2 EL Granatapfelkerne
(frisch oder tiefgekühlt)

Pro Portion: ca. 450 kcal,
20 g EW, 14 g F, 57 g KH, 16 g BST

1. Den Ingwer schälen und fein reiben. Die Vanilleschote mit einem spitzen Messer längs aufschneiden und das Mark herausschaben. Den Sojadrink mit Ingwer, Vanilleschote und -mark sowie jeweils 1 Prise Salz und Pfeffer in einem kleinen Topf verrühren und aufkochen.

2. Danach den Grieß und die Chiasamen mit dem Schneebesen hinzufügen (Achtung, ständig rühren, damit sich keine Klümpchen bilden!). Den Brei erst einmal kurz aufkochen und dann offen bei schwacher Hitze unter gelegentlichem Rühren 3 bis 4 Minuten köcheln lassen. Anschließend mit geschlossenem Deckel auf der ausgeschalteten Herdplatte weitere 5 Minuten quellen lassen.

3. Inzwischen die Kokosraspel in einer kleinen Pfanne ohne Fett leicht anrösten. Herausnehmen und abkühlen lassen. Die Papaya schälen, entkernen, in etwa 1 cm große Würfel schneiden und sofort mit dem Limettensaft beträufeln.

4. Den Brei vom Herd nehmen, die Vanilleschote entfernen und den Agavendicksaft unterrühren. Den Grießbrei auf Schalen oder tiefe Teller verteilen. Die Papayawürfel und jeweils 1 EL Granatapfelkerne darauf anrichten und mit den Kokosraspeln bestreuen.

Die Ernährungs-Docs

Um beim Frühstück die Kohlenhydrate im Zaum zu halten, sollten Sie Obstsorten mit wenig Fruchtzucker bevorzugen. Da bieten sich neben Beeren (siehe Seite 27) auch Papayas an. Sie liefern kaum „schnelle“ Kohlenhydrate, dafür aber wertvolle Antioxidantien wie Vitamin C, Betacarotin und Lycopin. Diese Inhaltsstoffe wirken als „Radikalfänger“ und können daher helfen, Zellschäden und daraus resultierenden Erkrankungen wie etwa Krebs vorzubeugen.

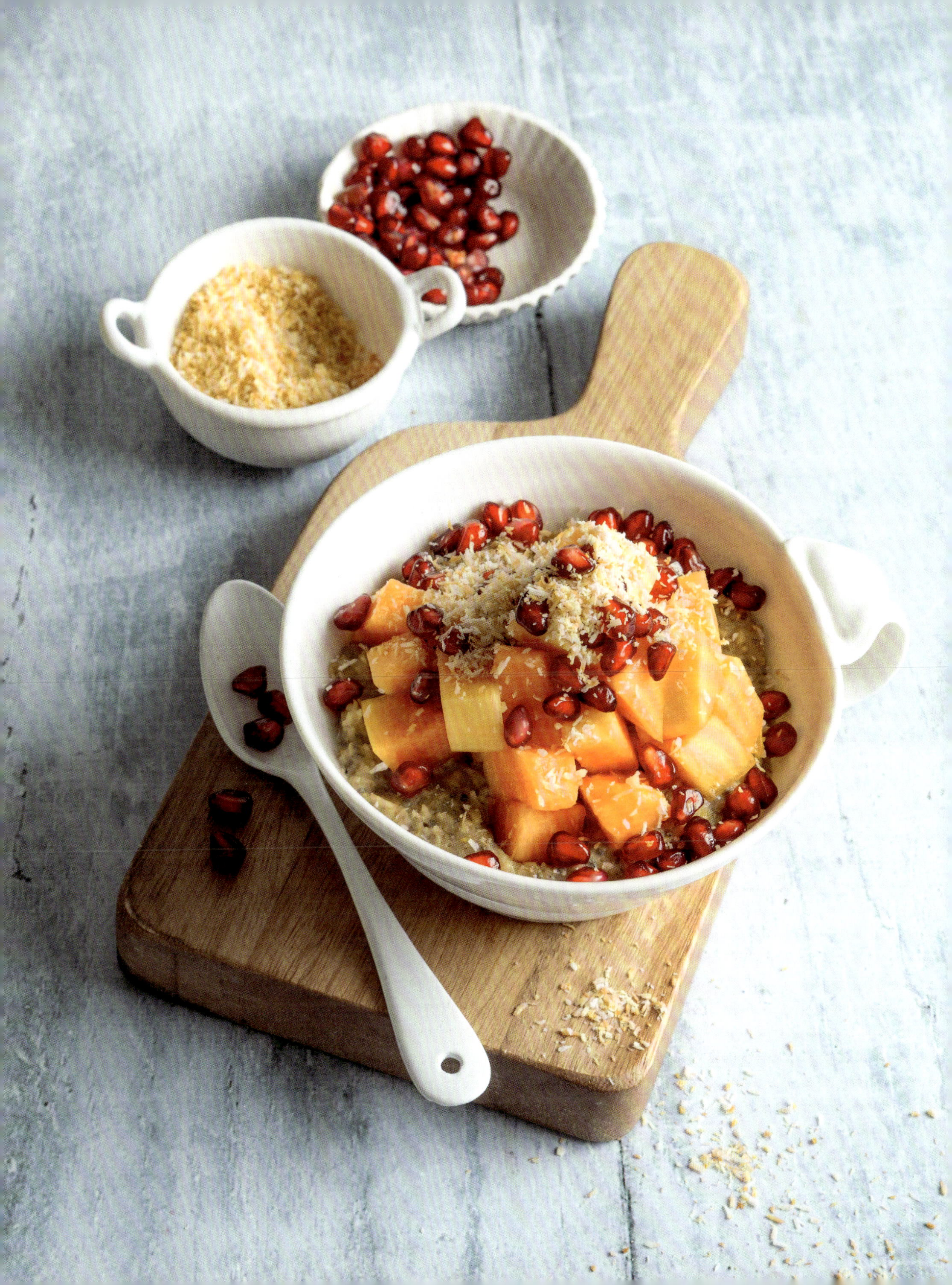

KNUSPRIGES GRANOLA MIT URKORN UND SOJA

Für 800 g (16 Portionen)
Zubereitung: 20 Minuten
Backen: 35 Minuten

200 g Einkornflocken
(ersatzweise Emmerflocken)
100 g kernige Dinkelflocken
100 g Sojaflocken
80 g Mandeln
50 g Walnusskerne
50 g Cashewkerne
50 g Kürbiskerne
40 g Leinsamen
40 g Sonnenblumenkerne
40 g Chiasamen
90 g Ahornsirup
50 ml Rapsöl
½ TL Zimtpulver

Pro Portion (ca. 50 g): ca. 260 kcal, 10 g EW, 15 g F, 18 g KH, 5 g BST

1. Den Backofen auf 160 °C vorheizen und ein Backblech mit Backpapier belegen. Einkorn-, Dinkel- und Sojaflocken in eine Rührschüssel geben. Mandeln, Walnüsse, Cashews und Kürbiskerne grob hacken und mit den Leinsamen, Sonnenblumenkernen und Chiasamen zum Flocken-Mix geben. Ahornsirup, Öl und Zimt hinzufügen und alle Zutaten mit einem Kochlöffel gut mischen.

2. Die Granola-Mischung gleichmäßig auf dem Blech verteilen und im Ofen auf der 2. Schiene von unten etwa 15 Minuten backen. Anschließend mit einem Pfannenwender wenden und das Granola nochmals 15 bis 20 Minuten hellbraun backen (Achtung, die Mischung kann schnell zu dunkel bräunen!).

3. Das Granola aus dem Ofen nehmen und auf dem Blech auf einem Kuchengitter vollständig auskühlen lassen – so wird es schön knusprig. Anschließend in ein großes Glas oder eine große Dose füllen und gut verschließen. Das Granola hält sich an einem dunklen, trockenen Ort 4 bis 5 Wochen.

★ Für ein proteinreiches Frühstück pro Person 50 g Granola mit je 150 g Joghurt (1,5 % Fett; 4 g EW), Skyr (0,2 % Fett; 17 g EW) oder Hüttenkäse (Halbfettstufe; 18 g EW) bzw. einer pflanzlichen Alternative auf Sojabasis anrichten und mit Beeren, Apfel- oder Pflaumenspalten toppen. Wer es fruchtig mag, kann nach dem Backen noch gefriergetrocknete Blau- oder Himbeeren untermischen. Schoko-Fans verfeinern das Knusper-Granola mit gehackter Zartbitterschokolade (mind. 70 % Kakaoanteil).

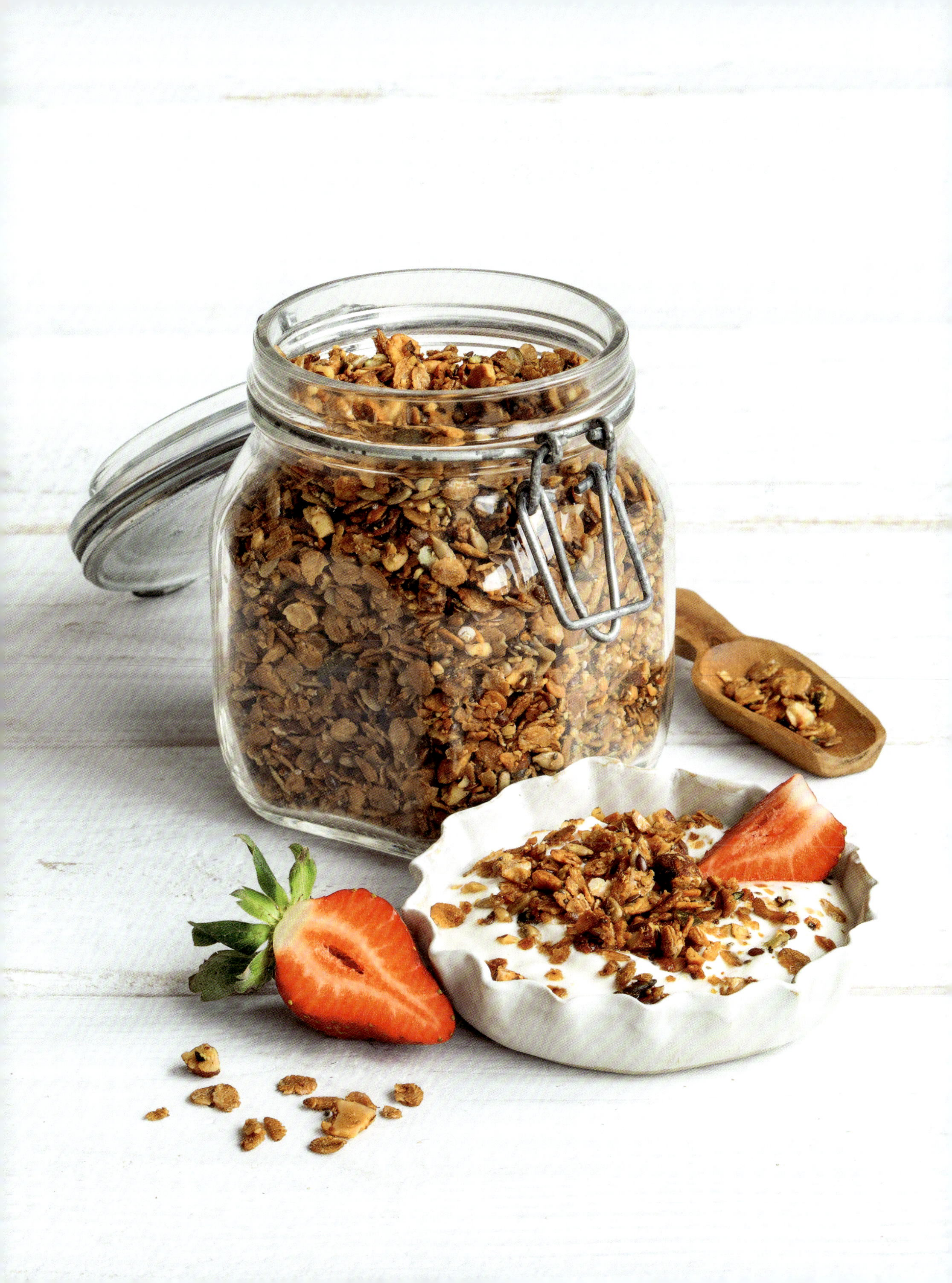

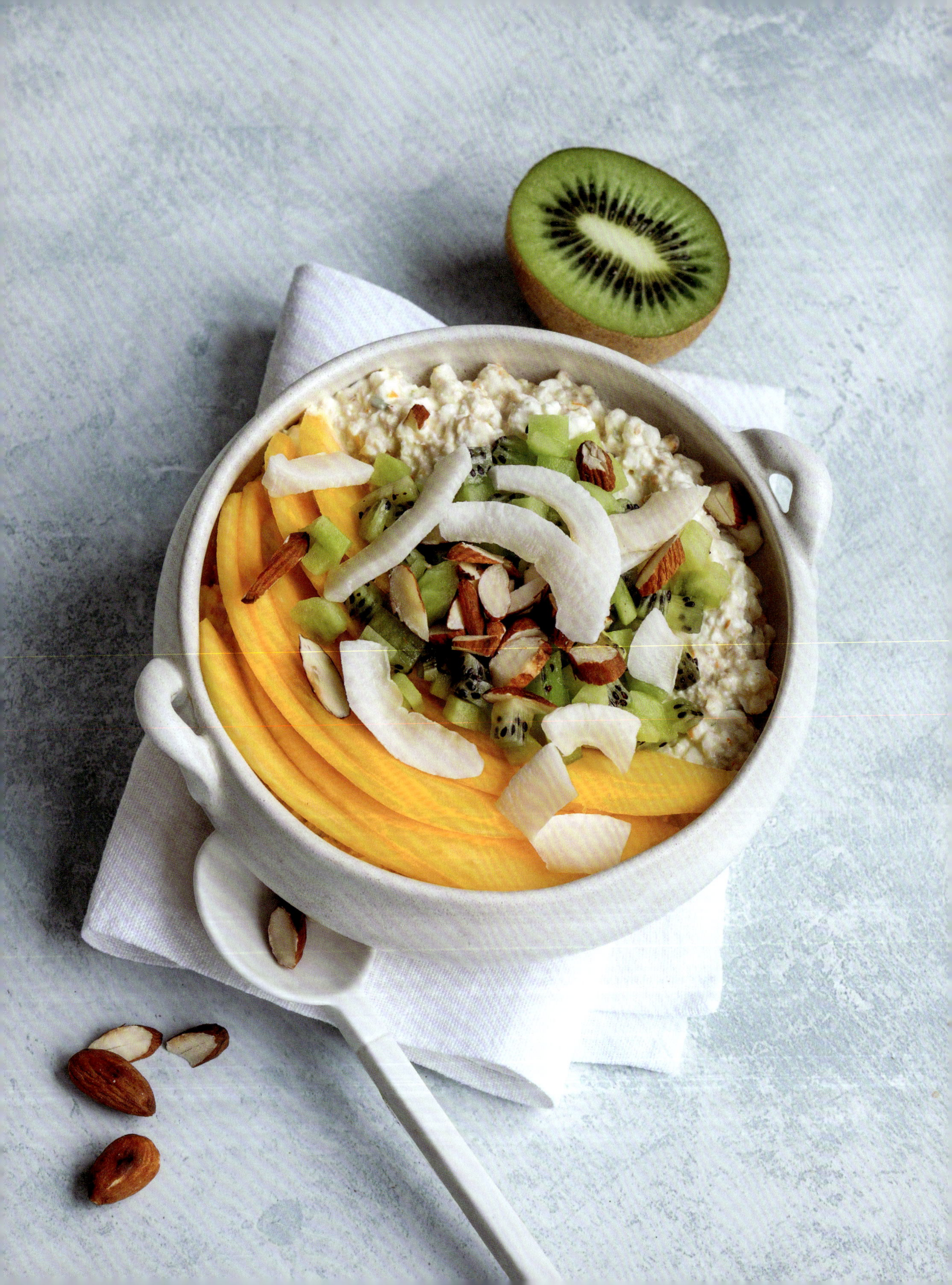

ZITRUS-HÜTTENKÄSE MIT MANGO UND KIWI

1. Die Limette heiß waschen, abtrocknen und die Schale fein abreiben, dann die Limette halbieren und auspressen. Den Orangensaft ebenfalls auspressen. Limettenschale und -saft sowie Orangensaft mit dem Frischkäse verrühren und die Haferflocken untermischen.

2. Die Mango schälen und in dünne Scheiben schneiden. Kiwis schälen und klein würfeln. Die Mandeln in einer kleinen Pfanne ohne Fett leicht anrösten. Dann herausnehmen, abkühlen lassen und grob hacken.

3. Den Hüttenkäse-Flocken-Mix auf Schalen verteilen und die Mangoscheiben sowie die Kiwiwürfel darauf anrichten. Alles mit den gehackten Mandeln und jeweils 1 EL Kokos-Chips bestreuen.

★ Achtung: Kiwis enthalten ein Enzym, das Milchprodukte nach einer Weile bitter werden lässt. Geben Sie die Kiwi daher am besten erst kurz vor dem Servieren dazu. Oder nehmen Sie Gold-Kiwis – die enthalten nur geringe Mengen an dem Bitterstoff Actinidain.

Für 2 Personen
Zubereitung: 20 Minuten

1 Bio-Limette
½ Orange
400 g körniger Frischkäse (Hüttenkäse; Halbfettstufe)
60 g zarte Haferflocken
½ Mango (ca. 200 g; ohne Stein)
2 Kiwis
30 g Mandeln
2 EL Kokos-Chips

Pro Portion: ca. 540 kcal, 34 g EW, 22 g F, 68 g KH, 10 g BST

Die Ernährungs-Docs

Hüttenkäse ist ein echter Allrounder. Er schmeckt nicht nur herzhaft als Aufstrich auf Brot und Brötchen, sondern macht auch im süßen Frühstücksmüsli eine gute Figur. Zudem lässt er sich in Broten mitbacken oder in Teigen als Alternative zu Quark verwenden. Aus der High-Protein-Küche ist Hüttenkäse kaum wegzudenken: Ähnlich wie Magerquark überzeugt er mit einem extrahohen Eiweißgehalt (ca. 13 g pro 100 g). Beide sind außerdem Top-Kalziumlieferanten und machen mit wenig Kohlenhydraten und kaum Fett lange satt.

HERZHAFTER PORRIDGE MIT EI UND GURKENSALAT

Für 2 Personen
Zubereitung: 25 Minuten

200 g Joghurt (1,5 % Fett)
2 EL Weißweinessig
Salz, Pfeffer aus der Mühle
½ Bund Dill
150 g Radieschen
½ Salatgurke (ca. 200 g)
1 Frühlingszwiebel
1 kleine rote Zwiebel
1 EL Olivenöl
120 g kernige Haferflocken
¼ l Gemüsebrühe
2 Eier (Größe M)

Pro Portion: ca. 470 kcal, 20 g EW, 20 g F, 47 g KH, 9 g BST

1. Für das Dressing den Joghurt mit dem Essig glatt rühren und mit Salz und Pfeffer würzen. Den Dill waschen, trocken tupfen und die Spitzen abzupfen. Einige Dillspitzen zum Garnieren beiseitestellen, den Rest fein hacken und unter das Dressing mischen.

2. Die Radieschen putzen, waschen und vierteln. Die Gurke putzen, waschen, längs halbieren und entkernen. Die Gurkenhälften längs halbieren und in etwa 1 cm breite Stücke schneiden. Die Frühlingszwiebel putzen, waschen und in dünne Ringe schneiden. Radieschen, Gurke und Frühlingszwiebel mit dem Dressing locker mischen.

3. Für den Porridge die Zwiebel schälen, fein würfeln und in einem Topf im Öl bei mittlerer Hitze andünsten. Die Haferflocken dazugeben, kurz mitrösten und alles mit der Brühe ablöschen. Den Porridge einmal kurz aufkochen, dann mit Salz und Pfeffer würzen und mit geschlossenem Deckel bei schwacher Hitze etwa 10 Minuten quellen lassen.

4. Inzwischen die Eier in kochendem Wasser 7 bis 8 Minuten wachsweich garen. Danach kalt abschrecken, pellen und halbieren. Den Porridge in Schalen anrichten. Den Radieschen-Gurken-Salat und die Eierhälften darauf verteilen und alles zuletzt mit den beiseitegelegten Dillspitzen garnieren.

Die Ernährungs-Docs

Porridge geht auch herzhaft – so starten Sie mit deutlich weniger Zucker in den Tag! Ergänzt man den Brei mit einem eiweißreichen Topping wie hier mit Eiern, zahlt man schon morgens ordentlich auf das Protein-Tageskonto ein. Außerdem machen Eier gut satt – ein Effekt, den die Haferflocken und die Salatgurke verstärken. Mit ihrem hohen Wasseranteil sorgen Gurken für viel Volumen im Magen und helfen so, Heißhungerattacken vorzubeugen.

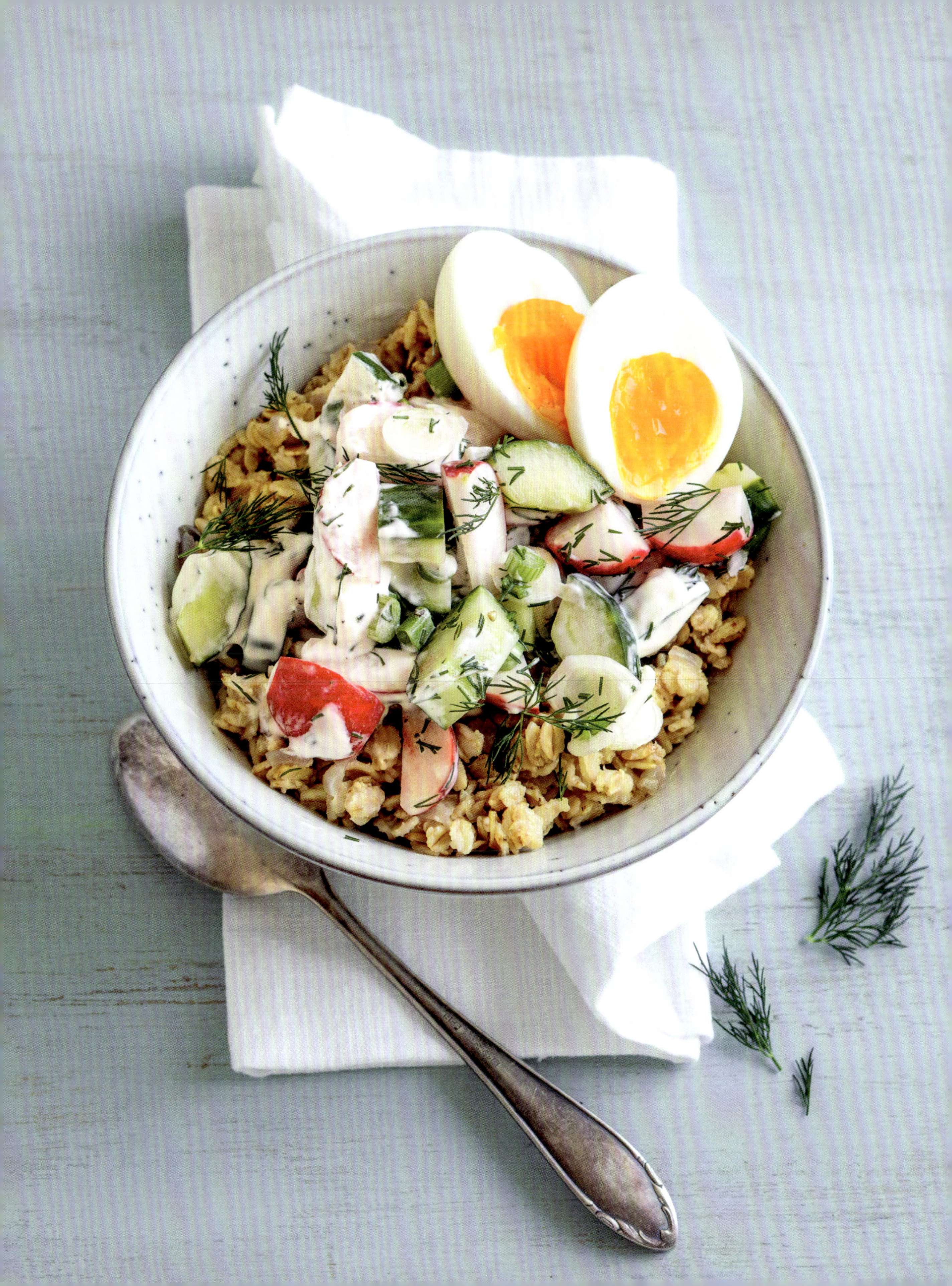

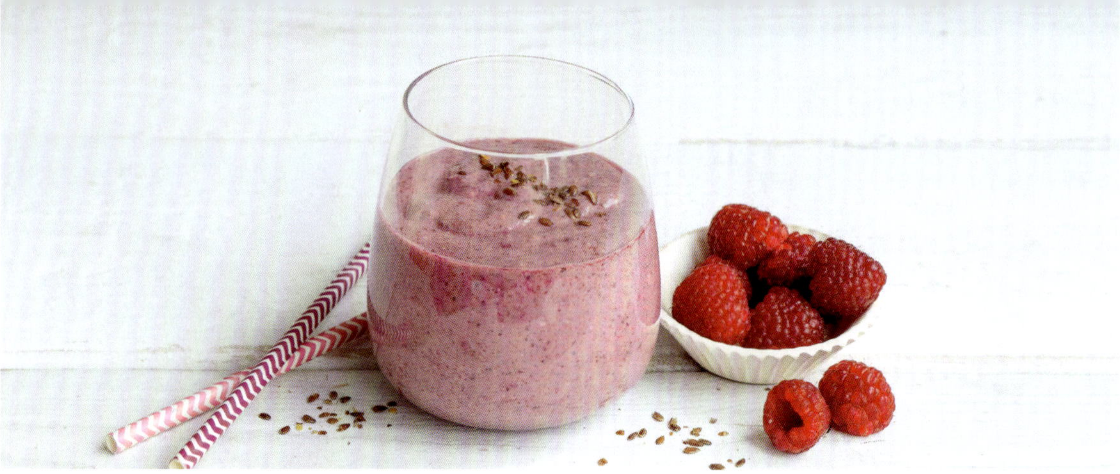

BEEREN-SEIDENTOFU-SMOOTHIE

1. Die Banane schälen und grob in Stücke schneiden. Die Himbeeren verlesen, waschen und trocken tupfen (Tiefkühlware rechtzeitig auftauen!). Die Rote Bete in kleine Stücke schneiden (Achtung, sie färbt stark ab!).

2. Banane, Himbeeren und Rote Bete mit den Haferflocken und dem Seidentofu in den Standmixer geben. 2 TL Leinsamenschrot, die Kürbiskerne und das Mandelmus hinzufügen und alles mit dem Sojadrink und dem Mineralwasser aufgießen.

3. Alle Zutaten im Mixer zuerst auf kleiner, dann auf höchster Stufe fein pürieren. Den Smoothie auf Gläser verteilen und mit den restlichen Leinsamen (1 TL) bestreuen.

★ Anstelle von Seidentofu können Sie den Smoothie auch mit Sojajoghurt zubereiten. Der Eiweißgehalt liegt bei diesem (3,5 g EW pro 100 g) allerdings etwas niedriger als bei Seidentofu (5,5 g EW pro 100 g).

Für 2 große Gläser (à ca. 500 ml)
Zubereitung: 15 Minuten

1 kleine Banane (ca. 130 g)
125 g Himbeeren (frisch oder tiefgekühlt und aufgetaut)
100 g Rote Bete (vorgegart und vakuumiert)
2 EL zarte Haferflocken
200 g Seidentofu
3 TL geschrotete Leinsamen
1 EL Kürbiskerne
1 EL dunkles Mandelmus
300 ml ungesüßter Sojadrink
100 ml Mineralwasser (ohne Kohlensäure)

Pro Portion: ca. 360 kcal, 20 g EW, 16 g F, 26 g KH, 11 g BST

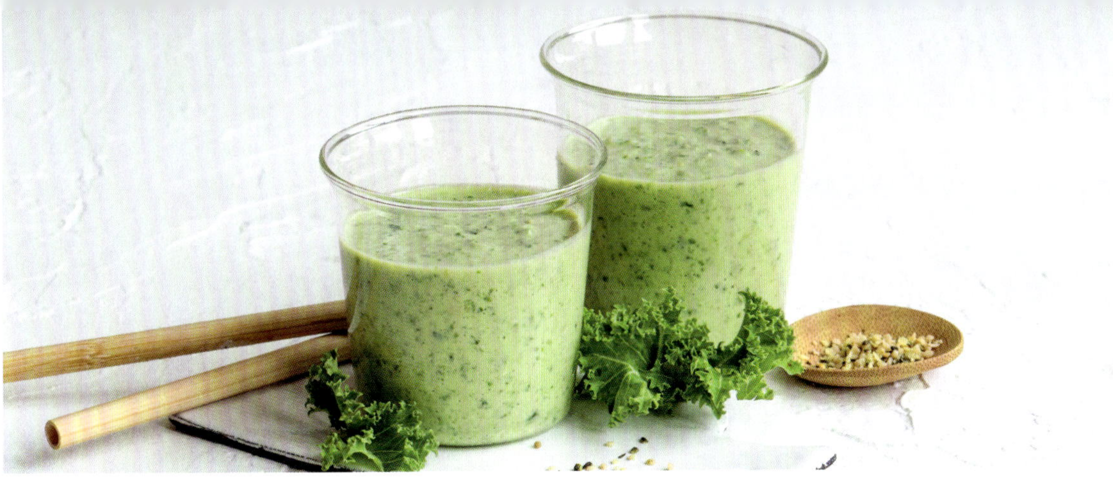

GRÜNKOHL-CASHEW-SHAKE

1. Die Mango schälen und grob in Stücke schneiden. Den Apfel waschen, vierteln, entkernen und grob würfeln. Den Grünkohl waschen, trocken schütteln, die Blätter von den Stielen zupfen und grob schneiden.

2. Mango, Apfel und Grünkohl in den Standmixer geben. Dinkelflocken, Hanfsamen, Cashewmus und Quark hinzufügen und die Buttermilch dazugießen.

3. Alle Zutaten im Mixer erst auf kleiner, dann auf höchster Stufe fein pürieren. Nach Belieben noch 1 TL Agavendicksaft dazugeben und alles nochmals kurz mixen. Den Shake auf Gläser verteilen.

★ Für einen veganen Grünkohl-Shake können Sie Quark und Buttermilch durch die gleiche Menge Sojaquark und ungesüßten Sojadrink ersetzen. Dann haben Sie zwar etwa 4 g weniger Eiweiß im Glas, der Shake ist aber trotzdem noch proteinreich.

Für 2 große Gläser (à ca. 400 ml)
Zubereitung: 20 Minuten

150 g Mango (ohne Stein)
½ säuerlicher Apfel (ca. 100 g; z. B. Elstar)
75 g zarte Grünkohlblätter (oder junger Spinat)
2 EL zarte Dinkelflocken
2 EL geschälte Hanfsamen
2 EL Cashewmus
100 g Magerquark
400 ml reine Buttermilch (max. 1 % Fett)

Pro Portion: ca. 450 kcal, 25 g EW, 19 g F, 39 g KH, 5 g BST

SELBSTTEST: ESSE ICH GENÜGEND EIWEISS?

Im Alltag ist es meist unmöglich, jedes Gramm Protein zu registrieren. Trotzdem können Sie herausfinden, ob Sie im Durchschnitt genug zu sich nehmen oder möglicherweise ein Defizit besteht. Machen Sie dafür unseren Selbsttest.

Wie alt sind Sie?

Unter 40 — 2
Zwischen 40 und 59 — 1
60 oder über 60 — 0

Haben Sie oft Heißhunger?

Ja, das kenne ich nur zu gut — 0
Das ist bei mir von Tag zu Tag unterschiedlich — 1
Nein, das kommt bei mir so gut wie nie vor — 2

Werden Sie normalerweise gut satt?

Ja, nach einer ausgewogenen Mahlzeit bin ich satt — 2
Mein Essen sättigt mich oft nicht ausreichend — 1
Ich habe fast immer das Gefühl, dass ich nicht richtig satt bin — 0

Wissen Sie, welche Lebensmittel viel Eiweiß enthalten?

Nein, das war bisher kein Thema für mich — 0
Ja, das kenne ich mich recht gut aus — 2
Ich beschäftige mich mit diesem Buch zum ersten Mal damit — 1

Haben Sie chronische Erkrankungen?

Ja, eine — 1
Ich habe mehrere — 0
Nein, ich habe keine — 2

Wie sieht Ihr Frühstück aus?

Ich esse morgens nur Brot oder Brötchen ohne Eiweißquellen — 1
Ich frühstücke gar nicht — 0
Ich achte auf Eiweiß – zum Beispiel aus Quark, Ei oder Räucherlachs — 2

Wie oft essen Sie Hülsenfrüchte, Nüsse, Eier, Tofu, Fisch oder Fleisch?

Davon esse ich mindestens zweimal täglich etwas — 2
Mehrmals pro Woche — 1
So gut wie nie — 0

Treiben Sie Sport oder sind Sie sonst regelmäßig körperlich aktiv?

Ja, ich bin mehrmals pro Woche aktiv — 2
Ich komme nur gelegentlich in Schwung — 1
Ich bewege mich kaum — 0

Achten Sie darauf, dass Sie pflanzliche und tierische Eiweißquellen nutzen?

Ja, so oft wie möglich — 2
Darauf achte ich nur selten — 1
Das tue ich nie — 0

Wie steht es um Ihre Energie?

Ich habe genug Energie 2
Mein Energielevel schwankt stark 1
Ich bin oft müde und antriebslos 0

Gehören Milchprodukte wie Joghurt, Kefir und Quark zu Ihrem Speiseplan?

Davon esse ich fast täglich etwas 2
Ich esse nur manchmal Milchprodukte 1
Die stehen nicht auf meinem Speiseplan 0

Leiden Sie unter Haarausfall und/ oder brüchigen Nägeln?

Ja, leider habe ich mit beidem zu kämpfen 0
Ja, das kenne ich, es kommt bei mir manchmal vor 1
Nein, das ist für mich kein Thema 2

Wie gut schlafen Sie?

Sehr schlecht 0
Mal so, mal so 1
Überwiegend gut 2

Wie steht es um Ihre Muskelkraft?

Im Vergleich zu anderen fühle ich mich sehr schwach 0
Ich glaube, dass ich langsam an Kraft verliere 1
Ich fühle mich stark und tue auch regelmäßig etwas dafür 2

Unabhängig vom Eiweiß – ernähren Sie sich ansonsten ausgewogen?

Ja, da achte ich darauf 2
Nur wenn ich viel Zeit habe 1
Ich esse viel Fast Food und Fertiggerichte 0

AUSWERTUNG

▶ 0 bis 14 Punkte

Wahrscheinlich nehmen Sie bisher zu wenig Eiweiß auf. Möglicherweise steckt ein Proteinmangel hinter einigen Ihrer Beschwerden oder Erkrankungen. Das lässt sich aber zum Glück leicht ändern. Überlegen Sie, wie Sie mehr hochwertige Eiweißquellen (insbesondere pflanzliche) in Ihre täglichen Mahlzeiten einbauen können. Wenn Sie unsicher sind oder Ihnen die Empfehlungen aus diesem Buch nicht reichen, lassen Sie sich in einer ernährungsmedizinischen Praxis beraten (Adressen unter www.bdem.de).

▶ 15 bis 25 Punkte

Sie bekommen wohl etwas Eiweiß, aber es könnte mehr sein. Das ist nicht schwer, wenn Sie noch bewusster auf Ihre Ernährung achten und von jetzt an regelmäßig proteinreiche Lebensmittel als festen Bestandteil Ihres täglichen Essens auf den Teller bringen. Das gilt vor allem für eiweißreiche Lebensmittel aus pflanzlichen Quellen, mit denen Sie mindestens zwei Drittel (oder besser noch drei Viertel) Ihres Proteinbedarfs abdecken sollten. Nutzen Sie die Anregungen und Rezepte aus diesem Buch.

▶ 26 bis 30 Punkte

Herzlichen Glückwunsch! Sie dürften gut mit Eiweiß versorgt sein und können ruhig erst einmal weitermachen wie bisher. Sie sollten aber bedenken, dass der Proteinbedarf mit dem Älterwerden steigt. Es ist wichtig, dass Sie nicht nur die Eiweißmengen, sondern auch die Herkunft im Blick haben. Wenn Sie Ihren Bedarf beispielsweise mit viel Fleisch decken, sollten Sie Ihren Speiseplan auf jeden Fall um Proteine aus pflanzlichen Quellen erweitern, um von einer größeren Nährstoffvielfalt zu profitieren.

HAFER-HÜTTENKÄSE-BROT MIT SAATEN

1. Die Sonnenblumen- und Kürbiskerne sowie den Sesam in einer Pfanne ohne Fett leicht anrösten, bis sie anfangen zu duften. Herausnehmen und abkühlen lassen.

2. Die Hälfte der zarten Haferflocken (250 g) im Blitzhacker zu Mehl zermahlen. Das Hafermehl in einer Rührschüssel mit Backpulver und Salz mischen – am besten mit einem Schneebesen. Die restlichen zarten Haferflocken (250 g), den Hüttenkäse, das Ei, den gerösteten Kerne-Mix sowie 125 ml Wasser dazugeben. Alles mit den Quirlen des Handrührgeräts gründlich verrühren und den Teig abgedeckt etwa 15 Minuten ruhen lassen.

3. Inzwischen den Backofen auf 210 °C vorheizen. Die Form mit Öl einfetten und mit den kernigen Haferflocken ausstreuen. Den Teig in die Form füllen, glatt streichen und fest andrücken. Das Brot im Ofen auf der mittleren Schiene etwa 15 Minuten backen. Dann die Backofentemperatur auf 180 °C reduzieren und das Brot 30 bis 35 Minuten fertig backen, bis es knusprig und gebräunt ist.

4. Das Brot aus dem Ofen nehmen und in der Form auf einem Kuchengitter etwa 10 Minuten abkühlen lassen. Anschließend aus der Form auf das Kuchengitter stürzen und vollständig abkühlen lassen. Es hält sich etwa 1 Woche. Man kann es scheibenweise einfrieren und im Toaster auftauen.

Für 1 Kastenform
(ca. 25 cm Länge; 1 kg; 20 Scheiben)
Zubereitung: 15 Minuten
Ruhen: 15 Minuten
Backen: 50 Minuten

30 g Sonnenblumenkerne
30 g Kürbiskerne
20 g ungeschälte Sesamsamen
500 g zarte Haferflocken
3 TL Weinsteinbackpulver
1½ TL Salz
400 g körniger Frischkäse (Hüttenkäse; Halbfettstufe)
1 Ei (Größe M)
Öl für die Form
1 EL kernige Haferflocken

Pro Scheibe (ca. 50 g): 150 kcal, 7 g EW, 5 g F, 17 g KH, 3 g BST

Die Ernährungs-Docs

Kürbiskerne gelten als echter Geheimtipp der High-Protein-Küche. Zwar haben auch Mandeln, Pistazien und Walnüsse Eiweißgehalte von rund 20 Prozent, doch Kürbiskerne bestehen sogar zu gut einem Drittel aus hochwertigem Protein! Legen Sie sich also am besten einen kleinen Vorrat der grünen Kerne an und streuen Sie sie über Suppen und Salate – oder knabbern Sie sie einfach als Snack. Übrigens auch ein guter Tipp für alle, die sportlich aktiv sind, denn Kürbiskerne liefern zusätzlich reichlich Magnesium.

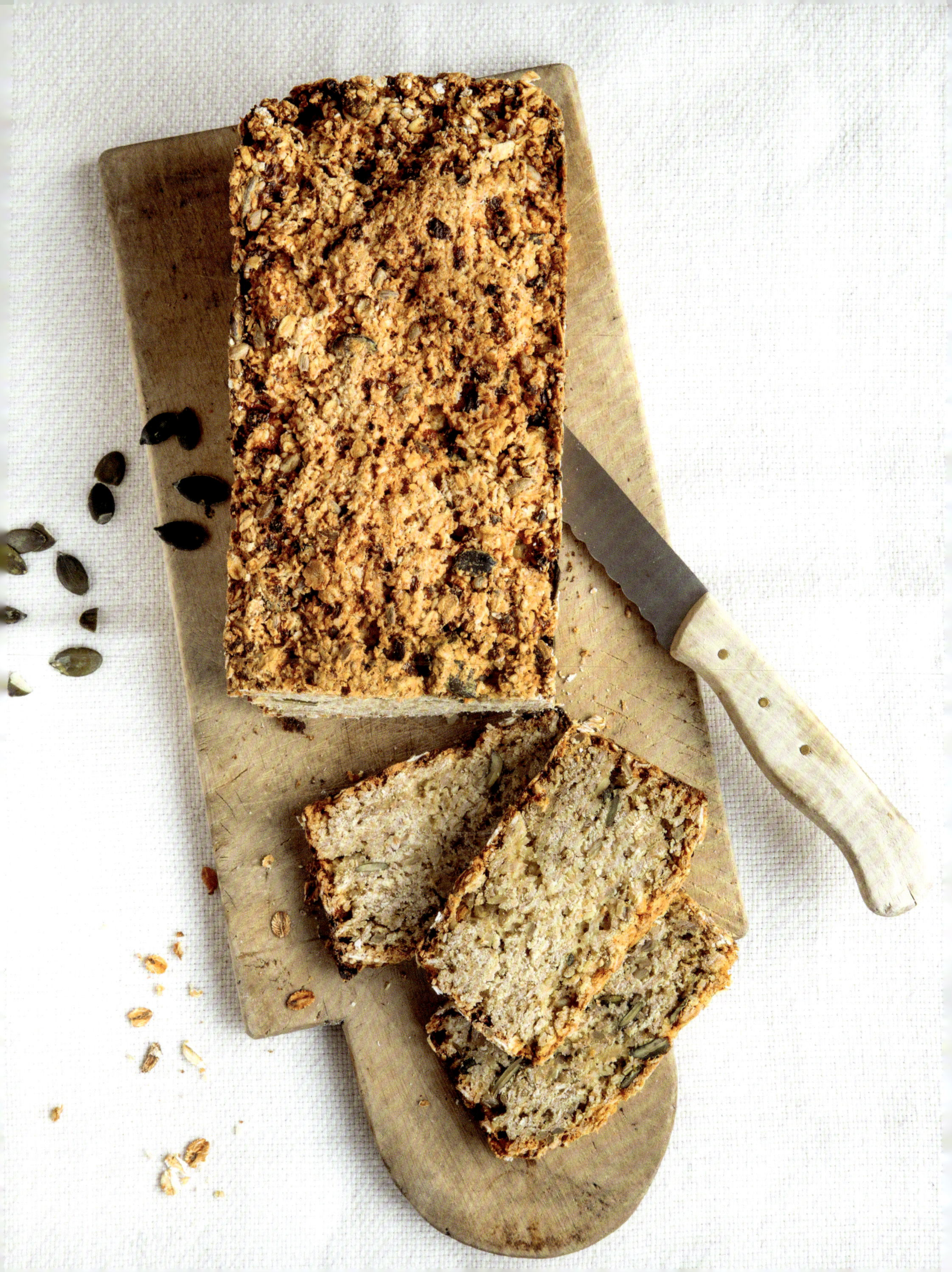

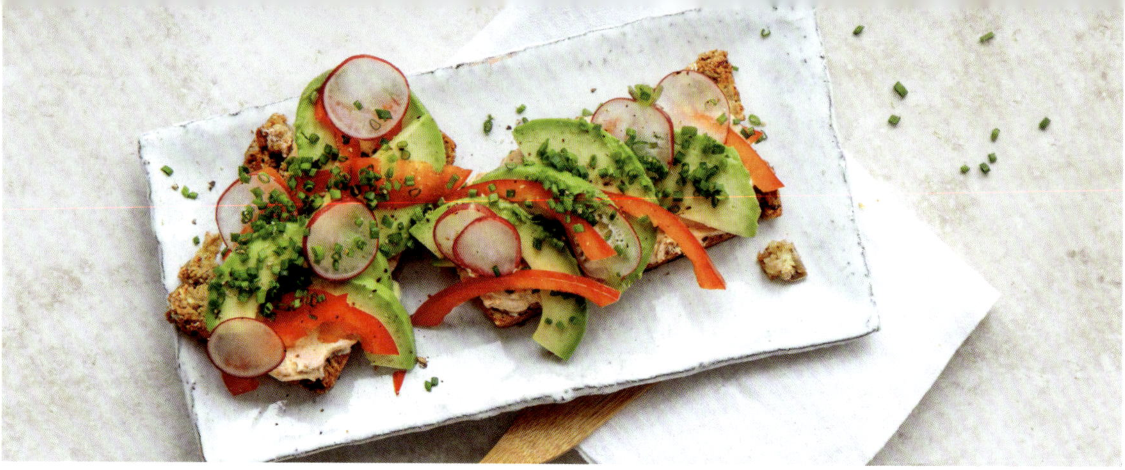

GEMÜSE-ZIEGENKÄSE-SCHNITTEN

1. Die Paprika längs halbieren, putzen, waschen und die Hälften in dünne Streifen schneiden. Die Radieschen putzen, waschen und in dünne Scheiben schneiden. Die Avocado halbieren, entkernen und das Fruchtfleisch aus den Schalen lösen. Die Avocadohälften längs in Scheiben schneiden und sofort mit dem Zitronensaft beträufeln, damit sie sich nicht bräunlich verfärben.

2. Den Ziegenfrischkäse mit dem Quark glatt rühren und mit Salz, Pfeffer und Paprikapulver würzen. Das Öl in einer großen beschichteten Pfanne erhitzen und die Brotscheiben darin bei mittlerer Hitze auf beiden Seiten etwa 5 Minuten knusprig rösten. Herausnehmen und auf Küchenpapier kurz abtropfen lassen.

3. Die gerösteten Brotscheiben mit dem Ziegenkäseaufstrich bestreichen und mit Avocado, Paprika und Radieschen belegen, mit Pfeffer übermahlen. Den Schnittlauch waschen, trocken tupfen und in feine Röllchen schneiden. Über das Gemüse streuen.

★ Statt der Schnittlauchröllchen können Sie auch das zarte Radieschengrün gehackt über die Brote streuen.

Für 2 Personen
Zubereitung: 20 Minuten

1 rote Spitzpaprikaschote
5–6 Radieschen (ca. 60 g)
1 kleine Avocado (ca. 130 g)
2 TL Zitronensaft
80 g Ziegenfrischkäse (45 % Fett i. Tr.)
2 EL Magerquark
Salz, Pfeffer aus der Mühle
¼ TL rosenscharfes Paprikapulver
1 EL Olivenöl
4 Scheiben Hafer-Hüttenkäse-Brot (à ca. 50 g; siehe Seite 44) oder ein anderes Vollkornbrot
¼ Bund Schnittlauch

Pro Portion: ca. 520 kcal, 22 g EW, 28 g F, 40 g KH, 10 g BST

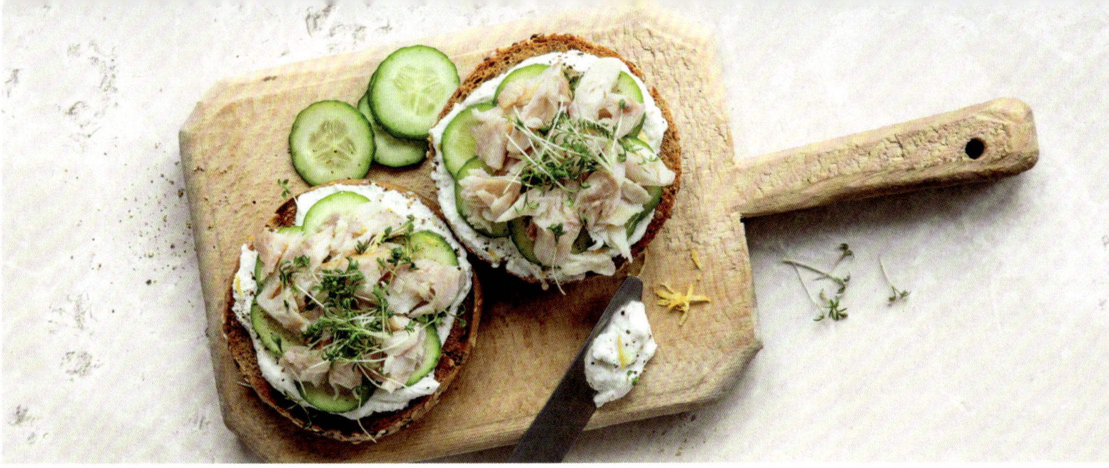

FORELLENBRÖTCHEN MIT GURKE

1. Den Frischkäse mit Meerrettich und Zitronenschale glatt rühren und mit Salz und Pfeffer würzen. Die Gurke putzen, waschen und quer in dünne Scheiben schneiden.

2. Die Brötchen horizontal aufschneiden und die Schnittflächen auf dem Toaster oder in einer beschichteten Pfanne ohne Fett knusprig rösten. Danach die Brötchenhälften mit dem Meerrettich-Frischkäse-Mix bestreichen, mit den Gurkenscheiben belegen. Mit Salz und Pfeffer würzen.

3. Das Forellenfilet von der Haut lösen und grob zerpflücken, dann auf den Brötchenhälften verteilen. Die Kresse vom Beet abschneiden, waschen, trocken tupfen und zuletzt über die Brötchen streuen.

★ Wer mag, kann den Meerrettich durch die gleiche Menge mittelscharfen Senf ersetzen.

Für 2 Personen
Zubereitung: 15 Minuten

120 g Frischkäse (Halbfettstufe)
1 TL geriebener Meerrettich (aus dem Glas)
1 TL abgeriebene Bio-Zitronenschale
Salz, Pfeffer aus der Mühle
1 Mini-Salatgurke
2 Quarkbrötchen mit Buttermilch (à ca. 100 g; siehe Seite 50) oder andere Eiweißbrötchen
125 g geräuchertes Forellenfilet (mit Haut)
½ Beet Gartenkresse

Pro Portion: ca. 390 kcal,
33 g EW, 8 g F, 40 g KH, 6 g BST

KERNIGES VOLLKORNBROT MIT LUPINENMEHL

1. Am Vorabend die Sonnenblumenkerne und Leinsamen in einer Schüssel in 170 ml heißem Wasser abgedeckt mindestens 2 Stunden, am besten über Nacht, einweichen.

2. Am nächsten Tag beide Dinkelmehlsorten in einer Rührschüssel mit dem Lupinenmehl und dem Salz gut mischen. In die Mitte eine Mulde drücken. Die Hefe zerbröseln und mit dem Ahornsirup und 3 EL lauwarmem Wasser glatt rühren. In die Mulde gießen und den Vorteig abgedeckt an einem warmen Ort etwa 10 Minuten gehen lassen. Ein Gärkörbchen mit Mehl ausstäuben und ein Backblech mit Backpapier belegen.

3. Anschließend das restliche lauwarme Wasser (ca. 170 ml) und die eingeweichte Kernmischung zum Mehl-Mix geben. Alles mit den Knethaken des Handrührgeräts in der Küchenmaschine etwa 5 Minuten zu einem glatten Teig kneten, dabei, falls nötig, noch etwas Wasser dazugeben.

4. Danach den Teig auf der leicht bemehlten Arbeitsfläche nochmals kurz mit den Händen durchkneten, zu einem runden Laib formen und in das Gärkörbchen legen. Abgedeckt an einem warmen Ort (z. B. im Ofen bei 45 °C) etwa 45 Minuten gehen lassen. Den Laib vorsichtig aus dem Gärkörbchen auf das Blech stürzen und abgedeckt nochmals etwa 30 Minuten gehen lassen.

5. Den Backofen rechtzeitig auf 200 °C vorheizen. Dabei eine ofenfeste Tasse mit Wasser auf den Boden des Backofenraums stellen. Das Brot im Ofen auf der mittleren Schiene 45 bis 50 Minuten backen (Klopftest machen!).

6. Das Brot aus dem Ofen nehmen und auf einem Kuchengitter vollständig auskühlen lassen. Es hält sich etwa 1 Woche frisch und lässt sich in Scheiben geschnitten gut einfrieren.

Für 1 Brot (ca. 850 g; 14 Scheiben)
Zubereitung: 30 Minuten
Einweichen: 2 Stunden (über Nacht)
Gehen: 1 Stunde 25 Minuten
Backen: 50 Minuten

50 g Sonnenblumenkerne
50 g Leinsamen
300 g Dinkelvollkornmehl
100 g Dinkelmehl (Type 1050)
100 g Süßlupinenmehl
2 TL Salz
½ Würfel frische Hefe (21 g)
1 TL Ahornsirup
200 ml lauwarmes Wasser
Dinkelmehl zum Arbeiten und fürs Gärkörbchen

Pro Scheibe (ca. 60 g): ca. 170 kcal, 8 g EW, 4 g F, 21 g KH, 6 g BST

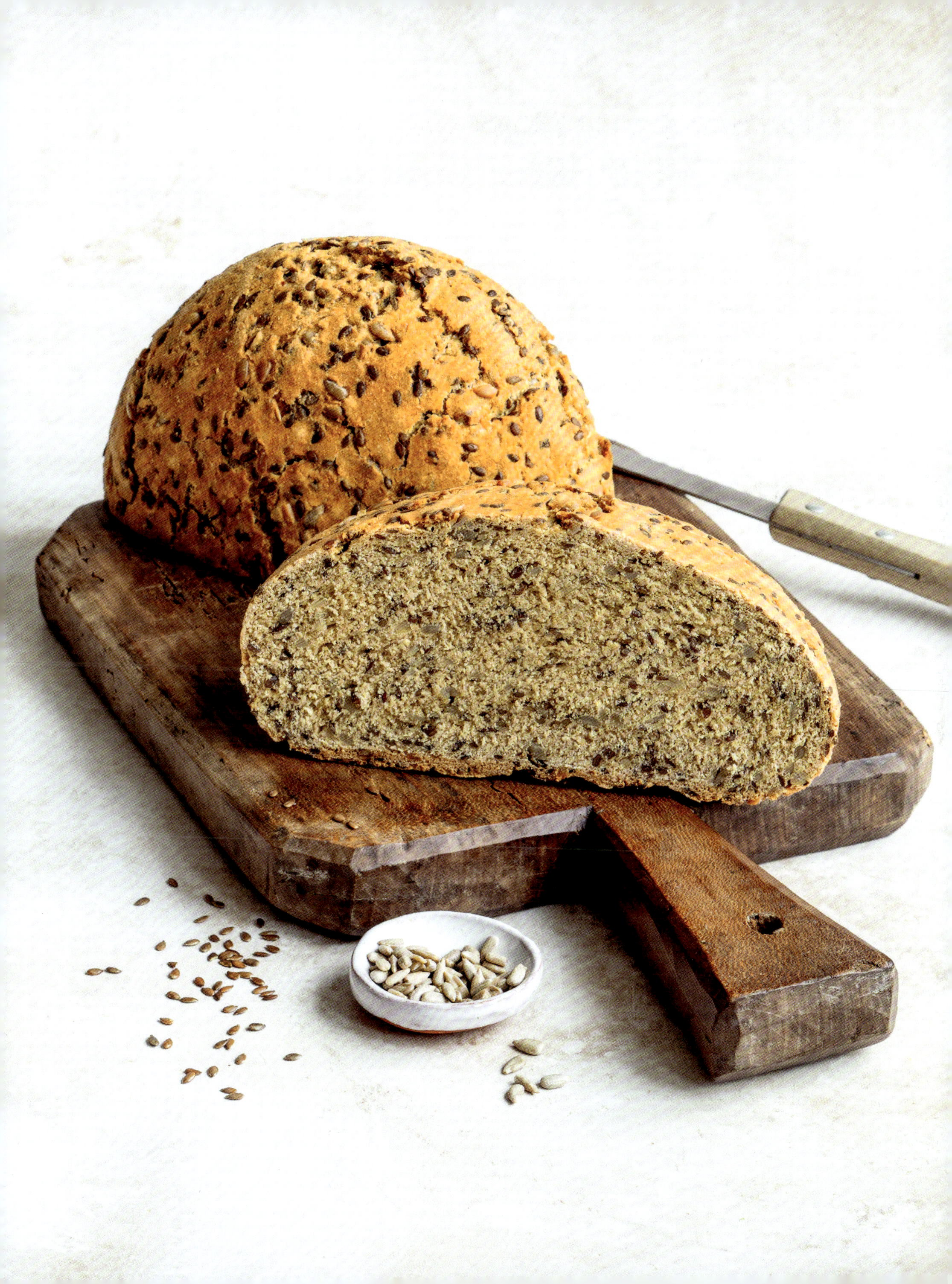

QUARKBRÖTCHEN MIT BUTTERMILCH

Für 10 Brötchen
Zubereitung: 25 Minuten
Ruhen: 1 Stunde 15 Minuten
Backen: 20 Minuten

400 g Dinkelvollkornmehl
100 g Roggenmehl (Type 1150)
3 TL Weinsteinbackpulver
2 EL geschrotete Leinsamen
2 EL Sonnenblumenkerne
250 g Magerquark
300 ml reine Buttermilch (max. 1 % Fett)
1½ TL Salz
Dinkelvollkornmehl zum Arbeiten

Pro Stück (à ca. 100 g): ca. 240 kcal, 12 g EW, 3 g F, 36 g KH, 5 g BST

1. In einer Rührschüssel das Dinkel- und Roggenmehl mit dem Backpulver mischen. Leinsamen und Sonnenblumenkerne dazugeben und untermischen. Den Quark mit der Buttermilch und dem Salz in einer zweiten Schüssel mit den Quirlen des Handrührgeräts glatt rühren.

2. Den Mehl-Mix nach und nach dazugeben und alles mit den Knethaken des Handrührgeräts zu einem glatten Teig verkneten. Falls er zu fest ist, noch 4 bis 5 EL Wasser einarbeiten. Den Teig abgedeckt bei Zimmertemperatur etwa 1 Stunde ruhen lassen.

3. Den Backofen auf 200 °C vorheizen und dabei eine ofenfeste Tasse mit Wasser auf den Boden des Backofenraums stellen. Ein Backblech mit Backpapier belegen. Den Teig in 10 Portionen teilen und jede Teigportion mit bemehlten Händen zu einem Brötchen formen. Die Rohlinge nebeneinander auf das Blech legen, mit etwas Mehl bestäuben und abgedeckt nochmals etwa 15 Minuten ruhen lassen.

4. Die Quarkbrötchen im Ofen auf der mittleren Schiene etwa 20 Minuten goldbraun backen, dabei die Tasse im Ofen lassen, damit sich Dampf entwickelt. Die Brötchen aus dem Ofen nehmen und abkühlen lassen. Sie halten sich im Brotkasten etwa 3 Tage oder tiefgekühlt bis zu 1 Jahr.

Die Ernährungs-Docs
Während herkömmliches Backpulver Phosphate enthält, wird bei Weinsteinbackpulver natürliche Weinsteinsäure als Säuerungsmittel verwendet. Weinsteinbackpulver ist meist glutenfrei, jedoch nicht immer vegan (auf die Zutatenliste achten!). In Rezepten kann Weinsteinbackpulver 1:1 durch normales Backpulver ersetzt werden.

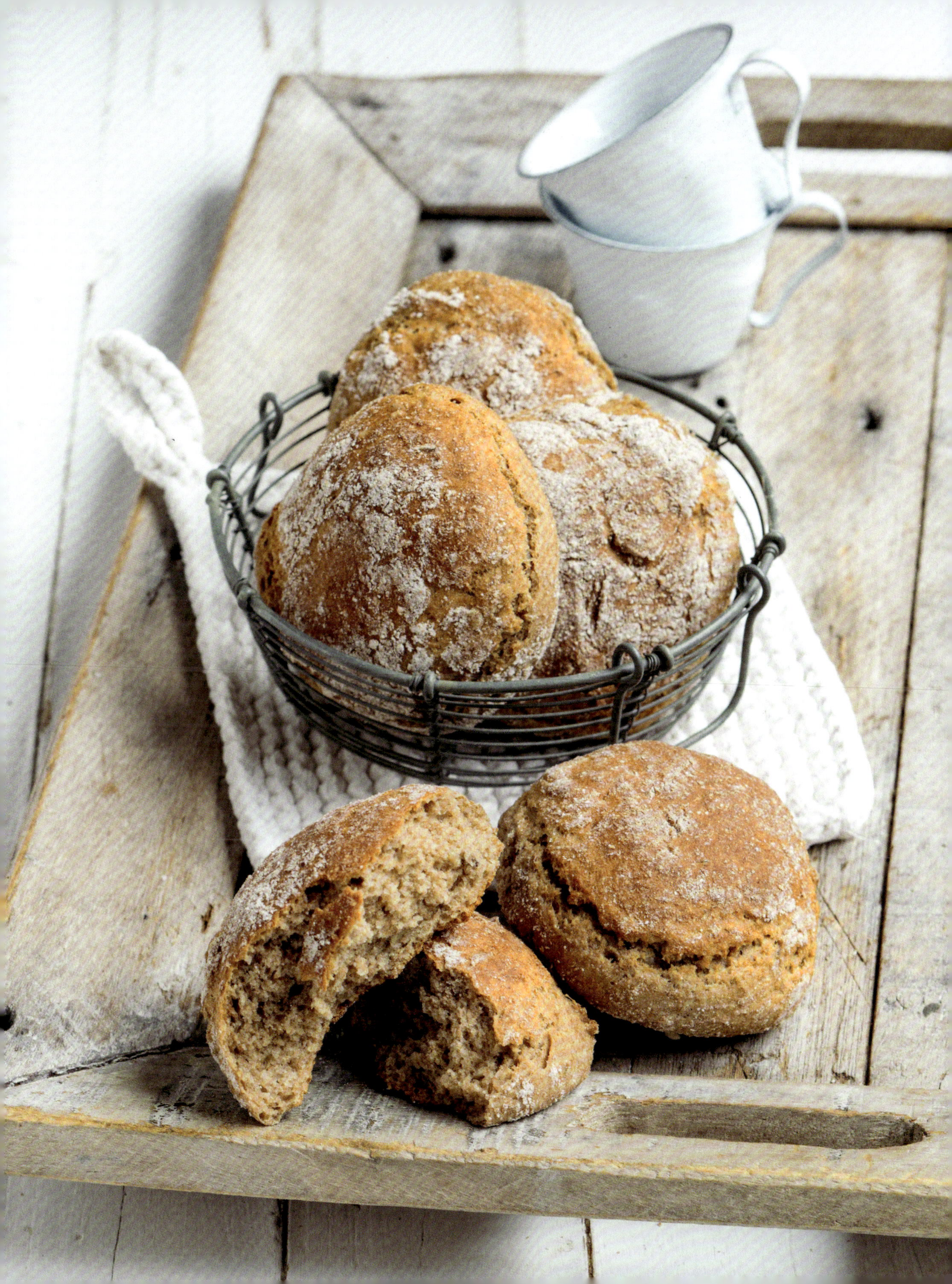

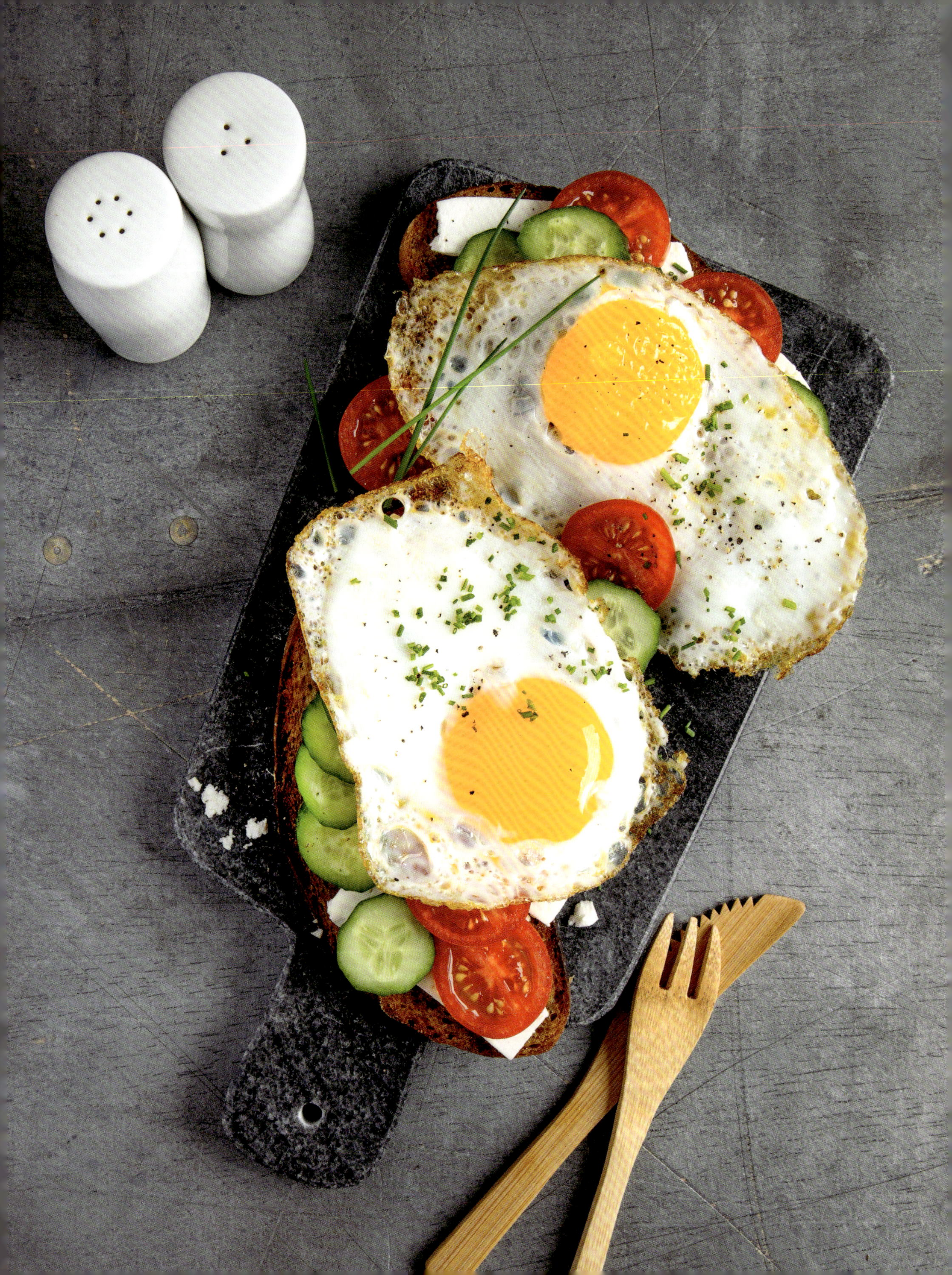

STRAMMER GEMÜSE-MAX MIT FETA

1. Die Tomaten waschen und quer in Scheiben schneiden, dabei die Stielansätze entfernen. Die Gurke putzen, waschen und quer in etwa ½ cm breite Scheiben schneiden. Den Schnittlauch waschen, trocken tupfen und in feine Röllchen schneiden. Feta trocken tupfen und in dünne Streifen schneiden.

2. In einer Pfanne 2 TL Öl erhitzen und die Brotscheiben darin bei mittlerer Hitze auf beiden Seiten 4 bis 5 Minuten knusprig rösten. Die Brotscheiben herausnehmen und auf Teller oder ein Küchenbrett legen.

3. Das übrige Öl (2 TL) in der Pfanne erhitzen und die Eier darin bei mittlerer Hitze zu Spiegeleiern braten.

4. Die Brotscheiben mit dem Feta belegen, dabei etwas andrücken. Die Gurken- und Tomatenscheiben darauf verteilen und die Spiegeleier daraufsetzen. Mit Salz und Pfeffer würzen und mit Schnittlauch bestreuen.

Für 2 Personen
Zubereitung: 20 Minuten

2 kleine Tomaten (à ca. 60 g)
1 Mini-Salatgurke (ca. 100 g)
½ Bund Schnittlauch
100 g Feta (Schafskäse)
4 TL Olivenöl
2 große Scheiben Roggensauerteigbrot (à ca. 75 g)
2 Eier (Größe L)
Salz, Pfeffer aus der Mühle

Pro Portion: ca. 570 kcal, 24 g EW, 27 g F, 52 g KH, 10 g BST

Die Ernährungs-Docs

Der Klassiker in der Veggie-Version: Bei diesem Strammen Max kommt Feta statt Schinken aufs Brot. Der Salzlakenkäse wird auf traditionelle Art aus Schafsmilch hergestellt, ohne Konservierungsstoffe oder künstliche Zusätze. Er liefert leicht verdauliche Proteine (ca. 16 g EW pro 100 g) und reichlich Mineralstoffe, die für den Aufbau von Muskeln, Knochen und Zähnen wichtig sind. Von seinem hohen Fettgehalt sollte man sich nicht abschrecken lassen. Das Fett enthält vor allem sogenannte konjugierte Linolsäuren (CLA), das sind ungesättigte Fettsäuren, die im Körper freie Radikale binden können.

BUNTES GEMÜSE-OMELETT MIT HÜTTENKÄSE

1. Die Zucchini putzen, waschen und in kleine Würfel schneiden. Den Spinat verlesen, waschen und trocken schleudern, dabei grobe Stiele entfernen. Die Frühlingszwiebeln putzen und waschen, das Weiße und Hellgrüne schräg in etwa 2 cm lange Stücke, das Dunkelgrüne in Ringe schneiden. Die Tomaten waschen und vierteln. Die Eier mit Sahne, Salz und Pfeffer verquirlen.

2. Den Backofen auf 80 °C vorheizen und eine beschichtete Pfanne (ca. 24 cm Durchmesser) mit ½ EL Öl einfetten. Die Hälfte der Eiersahne in die Pfanne geben und bei mittlerer Hitze 2 bis 3 Minuten stocken lassen. Das Omelett wenden und weitere 2 bis 3 Minuten stocken lassen. Im Ofen warm halten. Aus der übrigen Eiersahne mit ½ EL Öl ein zweites Omelett backen und ebenfalls warm halten.

3. Die Pfanne mit Küchenpapier säubern und das restliche Öl (1 EL) darin erhitzen. Zucchini, Spinat, weiße und hellgrüne Frühlingszwiebeln sowie die Tomatenviertel darin 2 bis 3 Minuten andünsten. Mit Salz und Pfeffer würzen und den Hüttenkäse locker unterheben.

4. Die Omeletts auf Tellern anrichten und jeweils die Hälfte des Gemüse-Mix darauf verteilen, die Omeletts darüberklappen. Mit dunkelgrünen Frühlingszwiebelringen und nach Belieben mit etwas Basilikum bestreuen. Dazu passt pro Person 1 Scheibe Vollkornbrot (ca. 50 g), dann ist das Gericht allerdings nicht mehr Low Carb.

Für 2 Personen
Zubereitung: 25 Minuten

100 g junge Zucchini
100 g junger Spinat
3 Frühlingszwiebeln
125 g Cocktailtomaten
4 Eier (Größe M)
4 EL Sahne
Salz, Pfeffer aus der Mühle
2 EL Olivenöl
100 g körniger Frischkäse (Hüttenkäse; Halbfettstufe)

Pro Portion: ca. 470 kcal, 24 g EW, 35 g F, 11 g KH, 3 g BST

Die Ernährungs-Docs

Was liegt näher, als zum Frühstück ein herzhaftes Eiergericht zu servieren, wenn man den Proteingehalt der täglichen Ernährung steigern möchte? Die Palette der Möglichkeiten ist groß – ob hart oder weich gekocht, ob Rührei, Spiegelei oder Omelett. Außerdem sind Eier kleine Nährstoffbomben, die den Körper mit Mineralstoffen wie Eisen und Zink sowie wertvollen B-Vitaminen versorgen (siehe Seite 15).

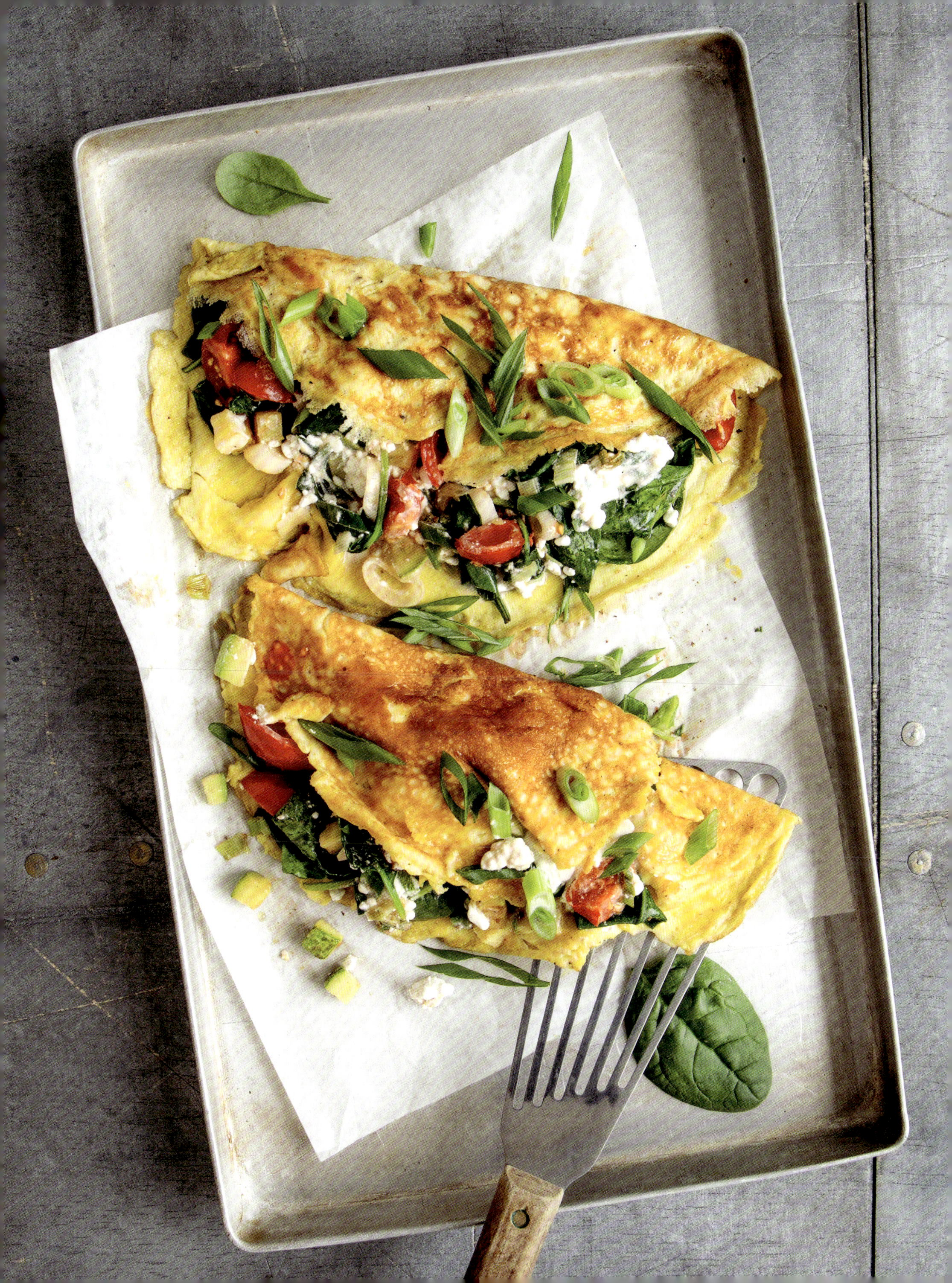

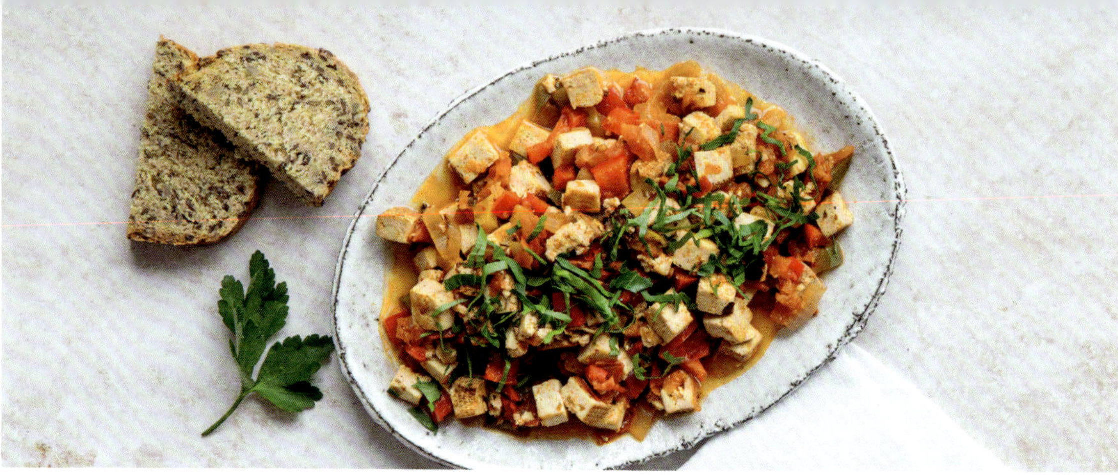

RÄUCHERTOFU-MENEMEM

1. Die Zwiebel schälen und fein würfeln. Die Paprikaschoten vierteln, putzen, waschen und in etwa 1 cm große Würfel schneiden. Den Knoblauch schälen und fein würfeln. Die Tomaten waschen und klein würfeln, dabei die Stielansätze entfernen. Den Tofu trocken tupfen und in etwa ½ cm große Würfel schneiden oder fein hacken.

2. Das Öl in einer Pfanne erhitzen und die Zwiebel darin bei mittlerer Hitze 2 bis 3 Minuten andünsten. Paprikawürfel und Knoblauch dazugeben und etwa 3 Minuten mitdünsten. Tomaten und Tofu hinzufügen und alles mit beiden Sorten Paprikapulver, Salz, Pfeffer und Oregano würzen. Danach offen bei schwacher Hitze noch 10 bis 12 Minuten garen, dabei ab und zu umrühren.

3. Petersilie waschen, trocken tupfen, die Blätter abzupfen und fein hacken. Das Tofu-Menemem mit Salz und Pfeffer abschmecken, auf Tellern anrichten und zuletzt mit Petersilie bestreuen. Dazu passt pro Person 1 Scheibe Vollkornbrot mit Lupinenmehl (à ca. 60 g; siehe Seite 48) oder ein anderes veganes Vollkornbrot.

★ Räuchertofu hat ein intensiv rauchiges Aroma und kann direkt gebraten werden. Alternativ können Sie auch Tofu natur verwenden und vor dem Braten mit Paprikapulver, Salz, Pfeffer und etwas Olivenöl marinieren.

Für 2 Personen
Zubereitung: 30 Minuten

1 kleine rote Zwiebel
je 1 kleine gelbe und grüne Paprikaschote
1 Knoblauchzehe
400 g Tomaten
300 g geräucherter Tofu
2 EL Olivenöl
1 TL edelsüßes Paprikapulver
½ TL rosenscharfes Paprikapulver
Salz, Pfeffer aus der Mühle
1 TL getr. Oregano
½ Bund Petersilie

Pro Portion: ca. 425 kcal,
28 g EW, 25 g F, 17 g KH, 9 g BST

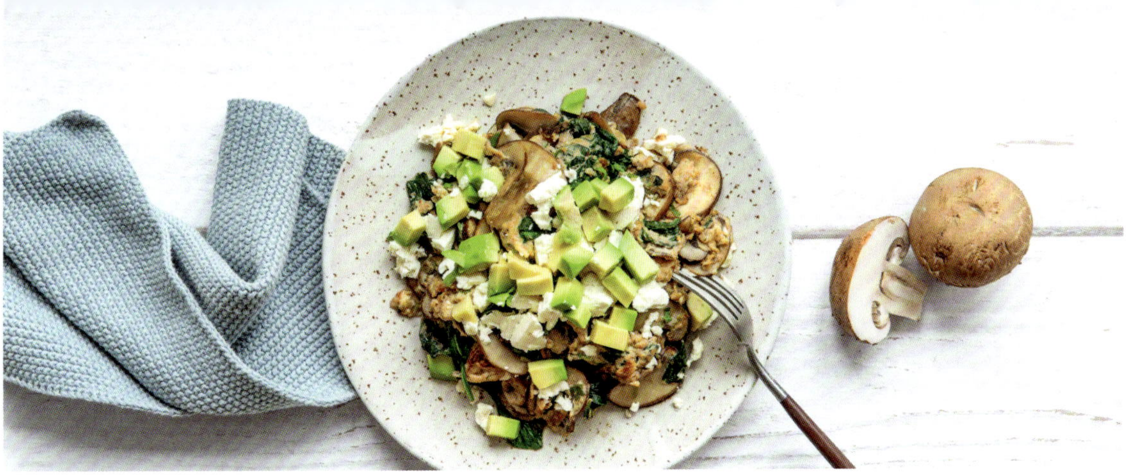

PILZ-SPINAT-RÜHREI MIT AVOCADO

1. Pilze putzen, falls nötig, trocken abreiben und in dünne Scheiben schneiden. Frühlingszwiebeln putzen, waschen und in dünne Ringe schneiden. Spinat verlesen, waschen und trocken schleudern, dabei grobe Stiele entfernen. Die Avocado halbieren und entkernen, das Fruchtfleisch aus den Schalen lösen und in etwa 1 cm große Würfel schneiden. Sofort mit dem Limettensaft beträufeln.

2. Die Eier mit Sahne, Paprikapulver, Salz und Pfeffer verquirlen. Das Öl in einer beschichteten Pfanne erhitzen und die Pilze darin bei mittlerer Hitze etwa 3 Minuten braun anbraten. Die Frühlingszwiebeln und den Spinat dazugeben und 1 bis 2 Minuten mitdünsten, salzen und pfeffern.

3. Die Eiermasse hinzufügen und bei schwacher bis mittlerer Hitze etwa 4 Minuten stocken lassen – dabei mit einem Pfannenwender mehrmals von außen nach innen schieben.

4. Das Rührei auf Tellern anrichten, mit den Avocadowürfeln belegen und den Feta darüberbröckeln. Dazu passt pro Person noch 1 Scheibe Hafer-Hüttenkäse-Brot (à ca. 50 g; siehe Seite 44) oder ein anderes Vollkornbrot.

Für 2 Personen
Zubereitung: 25 Minuten

200 g kleine Champignons
2 Frühlingszwiebeln
100 g junger Spinat
1 kleine Avocado (ca. 130 g)
1 TL Limettensaft
4 Eier (Größe M)
2 EL Sahne
¼ TL edelsüßes Paprikapulver
Salz, Pfeffer aus der Mühle
1 EL Olivenöl
50 g Feta (Schafskäse)

Pro Portion: ca. 450 kcal,
24 g EW, 35 g F, 8 g KH, 5 g BST

HAUPTGERICHTE

Hauptgerichte so zu kreieren, dass sie ausreichend Proteine liefern, ist gar nicht so schwer. Daher liegt der Fokus hier auf der Challenge, genügend „grünes Eiweiß“ aufzunehmen. Genießen Sie die bunte Vielfalt und lassen Sie sich überraschen, wie gut man auch ohne Fleisch und Fisch eiweißreich kochen kann.

BROKKOLI-LAUCH-CURRY MIT TOFU UND REIS

1. Den Reis in einem Sieb gründlich mit kaltem Wasser abbrausen. In einem Topf mit 300 ml kochendem Salzwasser mit geschlossenem Deckel bei schwacher Hitze etwa 35 Minuten garen.

2. In der Zwischenzeit den Tofu trocken tupfen und in etwa 1½ cm große Würfel schneiden. Die Zwiebel schälen und in Spalten schneiden. Knoblauch und Ingwer schälen und fein würfeln. Den Lauch putzen, gründlich waschen und das Weiße und Hellgrüne in etwa 1½ cm breite Scheiben schneiden. Den Brokkoli putzen, waschen und in Röschen teilen, den Strunk schälen und klein würfeln.

3. In einem großen Topf 2 TL Kokosöl erhitzen und die Tofuwürfel darin bei mittlerer Hitze etwa 2 Minuten unter Rühren goldbraun anbraten. Salzen und herausnehmen. Dann das übrige Kokosöl (1 TL) im Topf erhitzen und Zwiebel, Knoblauch und Ingwer darin etwa 1 Minute anbraten. Das Tomatenmark und die Currypaste dazugeben und etwa 1 Minute unter Rühren mitrösten.

4. Die Brühe und die Kokosmilch dazugießen und alles einmal kurz aufkochen. Lauch und Brokkoli hinzufügen und das Curry mit geschlossenem Deckel bei mittlerer Hitze noch etwa 5 Minuten garen.

5. Zuletzt den Tofu wieder dazugeben und etwa 2 Minuten mit erhitzen. Das Curry mit Salz, Pfeffer und Zitronensaft abschmecken. Den Koriander waschen, trocken tupfen, die Blätter abzupfen und grob hacken. Die Cashewkerne grob hacken. Das Curry mit dem Reis auf Tellern anrichten und mit Koriander und Cashewkernen bestreuen.

Für 2 Personen
Zubereitung: 40 Minuten

125 g Vollkorn-Basmatireis
Salz
200 g Tofu natur
1 weiße Zwiebel
1 Knoblauchzehe
20 g Ingwer
1 Stange Lauch (ca. 200 g)
300 g Brokkoli
3 TL natives Kokosöl
1 EL Tomatenmark
2–3 TL rote Thai-Currypaste
300 ml vegane Gemüsebrühe
200 g fettarme Kokosmilch
Pfeffer aus der Mühle
1–2 EL Zitronensaft
¼ Bund Koriandergrün
20 g Cashewkerne

Pro Portion: ca. 825 kcal,
30 g EW, 47 g F, 63 g KH, 9 g BST

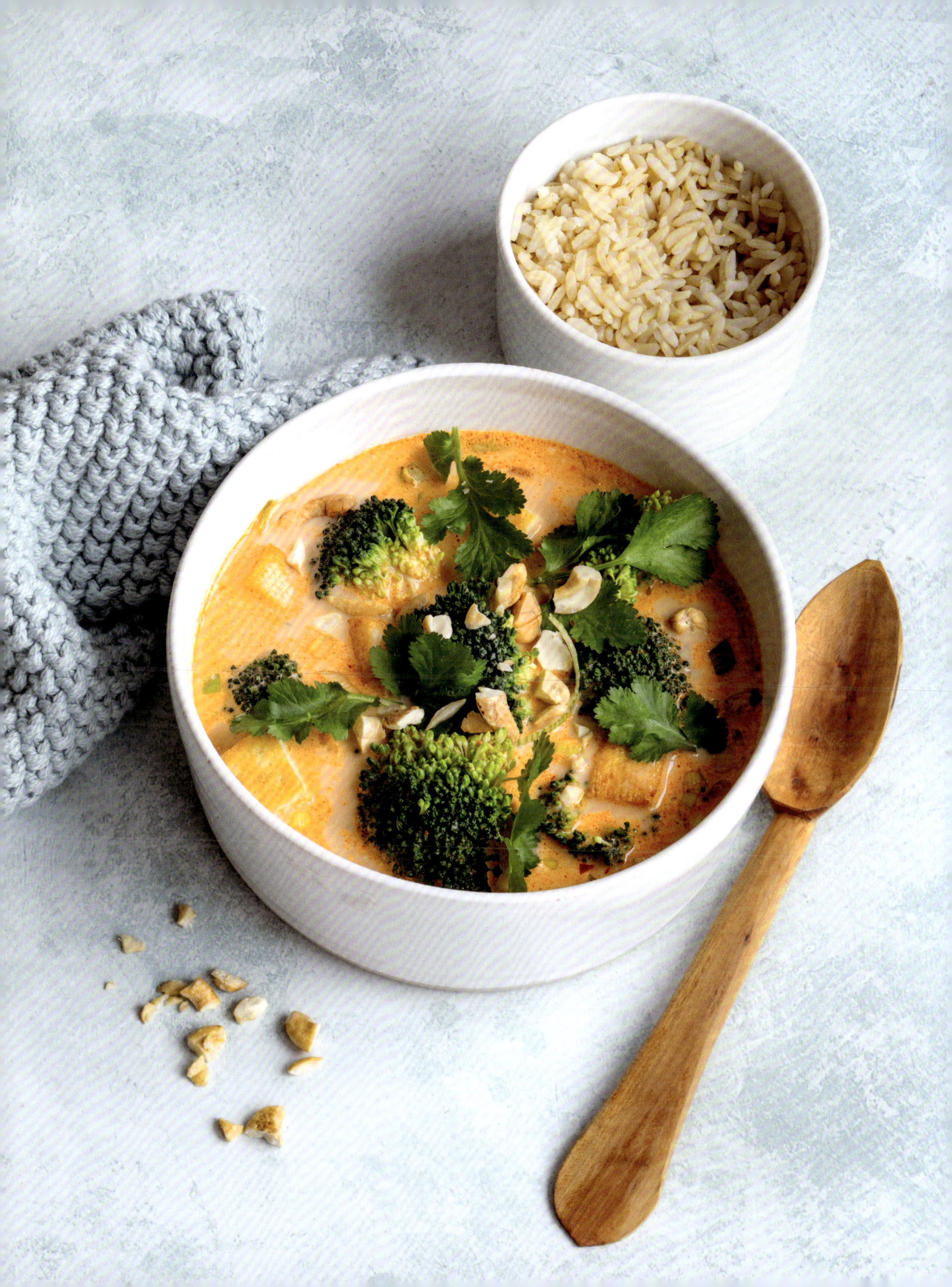

MEDITERRANER NUDELEINTOPF MIT ARTISCHOCKEN

Für 2 Personen
Zubereitung: 35 Minuten

2 Schalotten
1 Knoblauchzehe
1 rote Pfefferschote (Peperoni)
1 Fenchelknolle (ca. 300 g)
130 g Kichererbsen
(aus Glas oder Dose)
4 Zweige Thymian
2 EL Olivenöl
600 ml vegane Gemüsebrühe
70 g Vollkorn-Spirelli
30 g Montello (am Stück)
200 g Tomaten
120 g Artischockenherzen
(aus der Dose)
30 g schwarze Oliven (ohne Stein)
1 Stiel Basilikum
Salz, Pfeffer aus der Mühle
1–2 TL Aceto balsamico

Pro Portion: ca. 540 kcal,
20 g EW, 26 g F, 46 g KH, 20 g BST

1. Schalotten schälen und der Länge nach vierteln. Knoblauch schälen und fein würfeln. Pfefferschote längs aufschneiden, putzen, waschen und in feine Streifen schneiden. Fenchel putzen, waschen und vierteln, den harten Strunk entfernen und die Viertel in dünne Streifen schneiden. Die Kichererbsen in einem Sieb abbrausen und gut abtropfen lassen. Den Thymian waschen, trocken tupfen, die Blätter abzupfen und hacken.

2. Das Öl in einem Topf erhitzen und Schalotten, Knoblauch und Pfefferschote darin bei mittlerer Hitze etwa 2 Minuten dünsten. Die Fenchelstreifen dazugeben und etwa 3 Minuten mitdünsten. Dann die Brühe dazugießen und alles mit geschlossenem Deckel einmal kurz aufkochen. Anschließend Nudeln, Kichererbsen und Thymian hinzufügen und den Eintopf mit geschlossenem Deckel bei mittlerer Hitze etwa 15 Minuten garen. Dabei ab und zu umrühren.

3. Inzwischen den Käse fein reiben. Tomaten waschen und in kleine Würfel schneiden, dabei die Stielansätze entfernen. Artischocken und Oliven abtropfen lassen, Artischocken halbieren oder vierteln. Basilikum waschen, trocken tupfen, die Blätter abzupfen und grob hacken.

4. Tomaten, Artischocken und Oliven in den Eintopf geben und 4 bis 5 Minuten mit erhitzen. Danach den Eintopf mit Salz, Pfeffer und Essig abschmecken und in Schalen oder tiefen Tellern anrichten, mit Käse und Basilikum bestreuen.

Die Ernährungs-Docs

Nudeleintopf mit Gemüse ist ein echter Klassiker! Zum Protein-Highlight wird das Gericht, wenn Sie zusätzlich eiweißreiche Komponenten wie Käse oder Hülsenfrüchte unterheben. Das Beste: Kichererbsen, Bohnen oder Erbsen können nicht nur mit einem hohen Proteingehalt punkten. Sie steuern auch reichlich Ballaststoffe bei, die ebenfalls für eine gute Sättigung sorgen und den Darm pflegen.

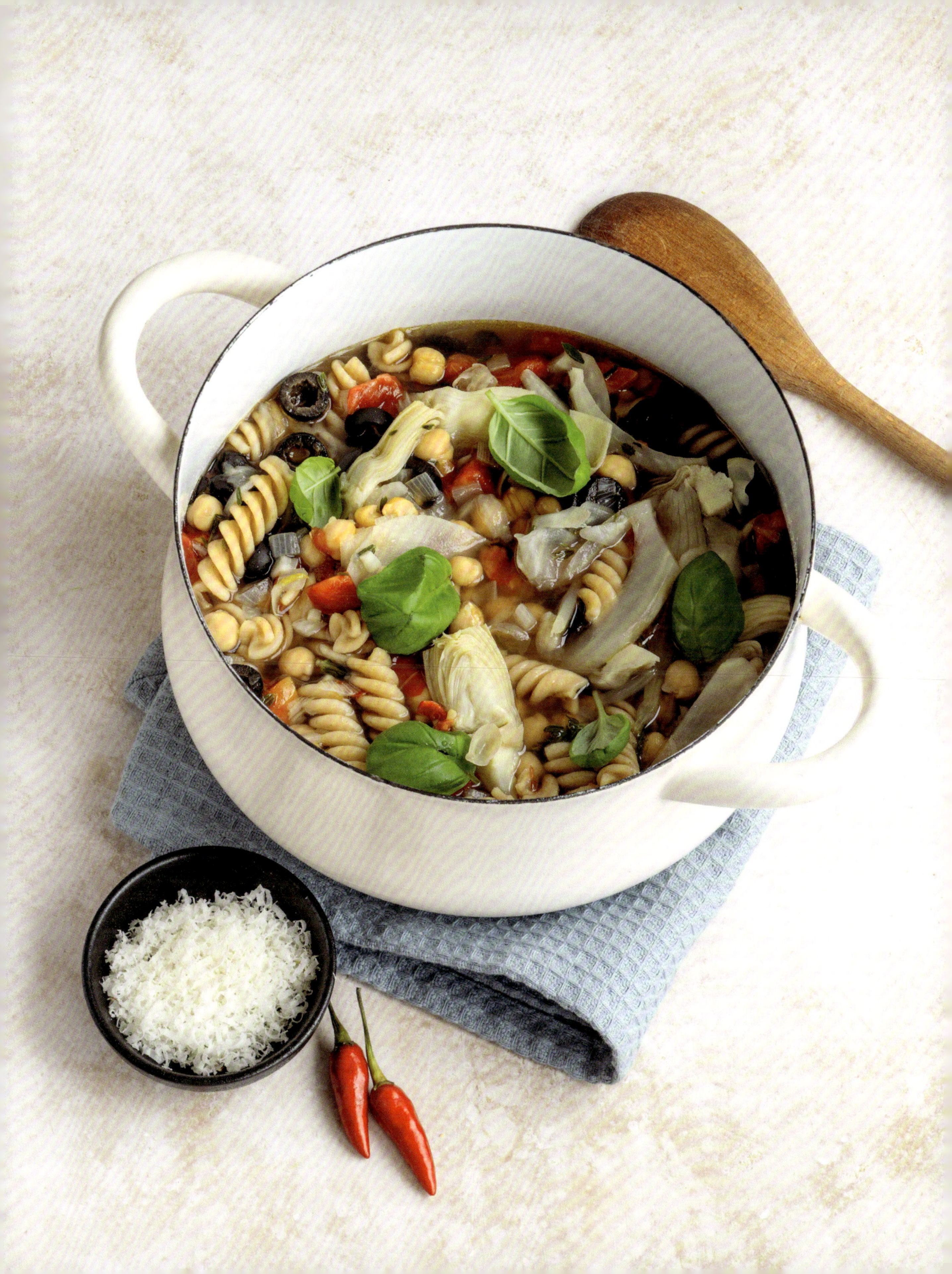

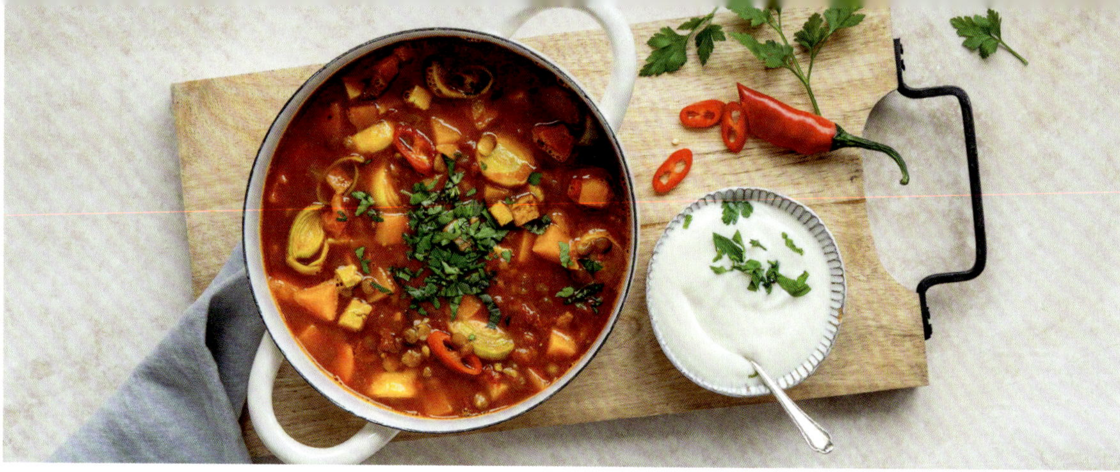

ORIENTALISCHER LINSENEINTOPF

1. Den Tofu trocken tupfen und in etwa 1 cm große Würfel schneiden. Zwiebel, Knoblauch und Ingwer schälen und in feine Würfel schneiden. Die Pfefferschote putzen, waschen und mit den Kernen in feine Ringe schneiden. Die Linsen in einem Sieb abbrausen.

2. Das Öl in einem Topf erhitzen und die Tofuwürfel darin etwa 2 Minuten anbraten. Dann Zwiebel, Knoblauch, Ingwer und Pfefferschote dazugeben und etwa 2 Minuten mitdünsten. Mit Kreuzkümmel und Kurkuma bestäuben und etwa 3 Minuten weiterdünsten. Die Linsen und die Tomaten unterrühren, die Brühe dazugießen und alles einmal kurz aufkochen. Den Eintopf mit Salz und Pfeffer würzen und mit geschlossenem Deckel bei schwacher Hitze noch etwa 35 Minuten garen.

3. In der Zwischenzeit den Kürbis entkernen, schälen und in etwa 1 cm große Würfel schneiden. Die Paprika vierteln, putzen, waschen und etwa 1½ cm groß würfeln. Den Lauch putzen, sorgfältig waschen und in etwa 1 cm breite Scheiben schneiden.

4. Kürbis, Paprika und Lauch nach etwa 15 Minuten Garzeit zum Eintopf geben und noch etwa 20 Minuten mitgaren. Den Eintopf nochmals mit Salz und Pfeffer abschmecken und mit Joghurt und Petersilie anrichten.

Für 2 Personen
Zubereitung: 45 Minuten

100 g geräucherter Tofu
1 rote Zwiebel
1 Knoblauchzehe
10 g Ingwer
1 rote Pfefferschote (Peperoni)
130 g Berglinsen
2 EL Olivenöl
1 TL gemahlener Kreuzkümmel
½ TL gemahlene Kurkuma
200 g stückige Tomaten
(aus Glas oder Dose)
900 ml vegane Gemüsebrühe
Salz, Pfeffer aus der Mühle
250 g Butternusskürbis
1 rote Paprikaschote
150 g Lauch
100 g Sojajoghurt
2 EL gehackte Petersilie

Pro Portion: ca. 570 kcal,
30 g EW, 26 g F, 44 g KH, 20 g BST

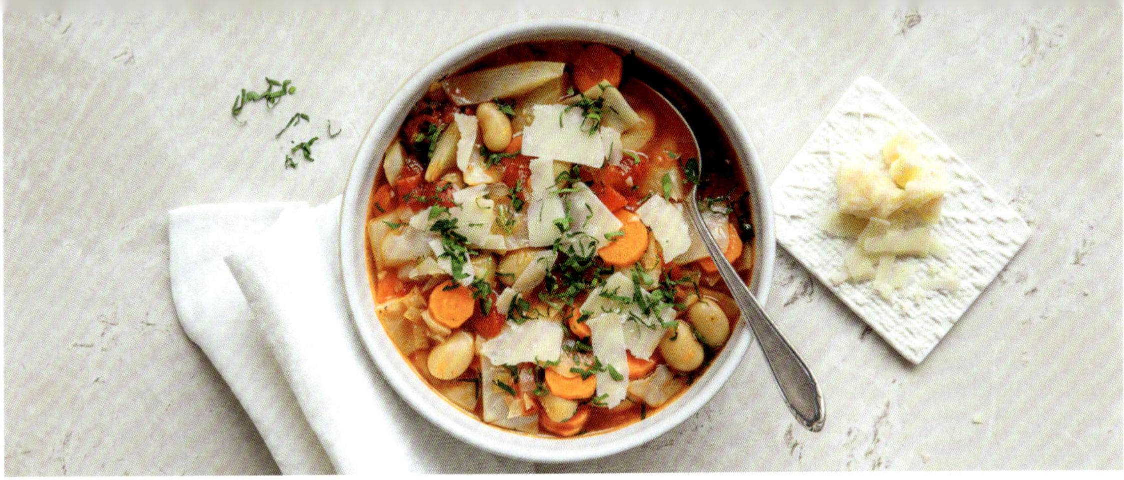

BUNTE MINESTRONE MIT WEISSKOHL

1. Die Zwiebel schälen und in feine Würfel schneiden. Vom Kohl die äußeren Blätter entfernen, den Kohl halbieren und den harten Strunk entfernen. Den Weißkohl in 3 bis 4 cm große Rauten schneiden. Den Sellerie putzen und waschen, die Möhren putzen und schälen, beides in dünne Scheiben schneiden. Die Paprikaschoten längs halbieren, putzen, waschen und etwa 1½ cm groß würfeln.

2. Die Zwiebel in einem Topf im Öl 2 bis 3 Minuten andünsten. Kohl, Sellerie, Möhren und Paprika hinzufügen und etwa 3 Minuten mitdünsten, salzen und pfeffern. Stückige Tomaten, Brühe und Kräuter hinzufügen, die Minestrone einmal kurz aufkochen und mit geschlossenem Deckel bei schwacher Hitze noch etwa 20 Minuten köcheln lassen.

3. Inzwischen die Bohnen in einem Sieb abbrausen und abtropfen lassen. Den Käse mit dem Sparschäler fein hobeln. Die Petersilie waschen, trocken schütteln, die Blätter abzupfen und fein hacken. Bohnen und etwa zwei Drittel der Petersilie zur Suppe geben und kurz darin erhitzen.

4. Die Suppe nochmals mit Salz und Pfeffer abschmecken und auf Schalen oder tiefe Teller verteilen. Mit den Käsespänen und der übrigen Petersilie bestreuen.

Für 2 Personen
Zubereitung: 40 Minuten

1 Zwiebel
400 g Weißkohl
125 g Staudensellerie
2 kleine Möhren
je 1 kleine gelbe und rote Paprikaschote
2 EL Olivenöl
Salz, Pfeffer aus der Mühle
1 Dose stückige Tomaten (400 g)
½ l Gemüsebrühe
1 TL getr. italien. Kräuter
1 Dose weiße Bohnen
(240 g Abtropfgewicht)
40 g Montello (am Stück)
½ Bund Petersilie

Pro Portion: ca. 530 kcal,
24 g EW, 25 g F, 42 g KH, 18 g BST

BUNTER GEMÜSE-BRATREIS MIT TEMPEH

Für 2 Personen
Zubereitung: 45 Minuten
Kühlen: 12 Stunden
Marinieren: 30 Minuten

125 g Vollkorn-Basmatireis
Salz
100 g Tempeh
(auf Soja- oder Lupinenbasis)
½ Bio-Limette
1 TL Currypulver
Pfeffer aus der Mühle
3 EL helles Sesam- oder Rapsöl
2 Möhren
1 große rote Paprikaschote
150 g Champignons
4 Frühlingszwiebeln
50 g tiefgekühlte Erbsen
1–2 EL Sojasauce
4 Stiele Koriandergrün

Pro Portion: ca. 600 kcal,
22 g EW, 25 g F, 66 g KH, 13 g BST

1. Am besten schon am Vortag den Reis in einem Sieb gründlich mit kaltem Wasser abbrausen. Dann in einem Topf mit ¼ l kochendem Salzwasser mit geschlossenem Deckel bei schwacher Hitze etwa 35 Minuten garen. Anschließend abkühlen lassen und mindestens 12 Stunden, am besten über Nacht, abgedeckt im Kühlschrank aufbewahren.

2. Am nächsten Tag den Tempeh trocken tupfen und in etwa 1 cm große Würfel schneiden. Die Limette heiß waschen, abtrocknen und die Schale fein abreiben, dann die Limettenhälfte auspressen. Limettensaft, Currypulver, Salz, Pfeffer und 1 EL Öl verrühren. Den Tempeh mit der Marinade mischen und etwa 30 Minuten marinieren.

3. Währenddessen die Möhren putzen, schälen, längs halbieren und schräg in dünne Scheiben schneiden. Die Paprika vierteln, putzen, waschen und in etwa 1 cm große Würfel schneiden. Die Pilze putzen, falls nötig, trocken abreiben und in dünne Scheiben schneiden. Die Frühlingszwiebeln putzen, waschen und in dünne Ringe schneiden. Die Erbsen antauen lassen.

4. Im Wok oder in einer Pfanne 1 EL Öl erhitzen. Den Tempeh darin 4 bis 5 Minuten unter Wenden goldbraun braten, herausnehmen und warm halten.

5. Möhren, Paprika und Pilze in Wok oder Pfanne im übrigen Öl (1 EL) bei mittlerer Hitze etwa 3 Minuten unter Rühren anbraten. Den gegarten Reis hinzufügen und etwa 2 Minuten bei mittlerer Hitze braten. Zuletzt Frühlingszwiebeln, Erbsen und Sojasauce dazugeben und erhitzen.

6. Den Koriander waschen, trocken tupfen und die Blätter abzupfen. Den Bratreis mit dem Tempeh auf Tellern anrichten und mit Koriander und Limettenschale bestreuen.

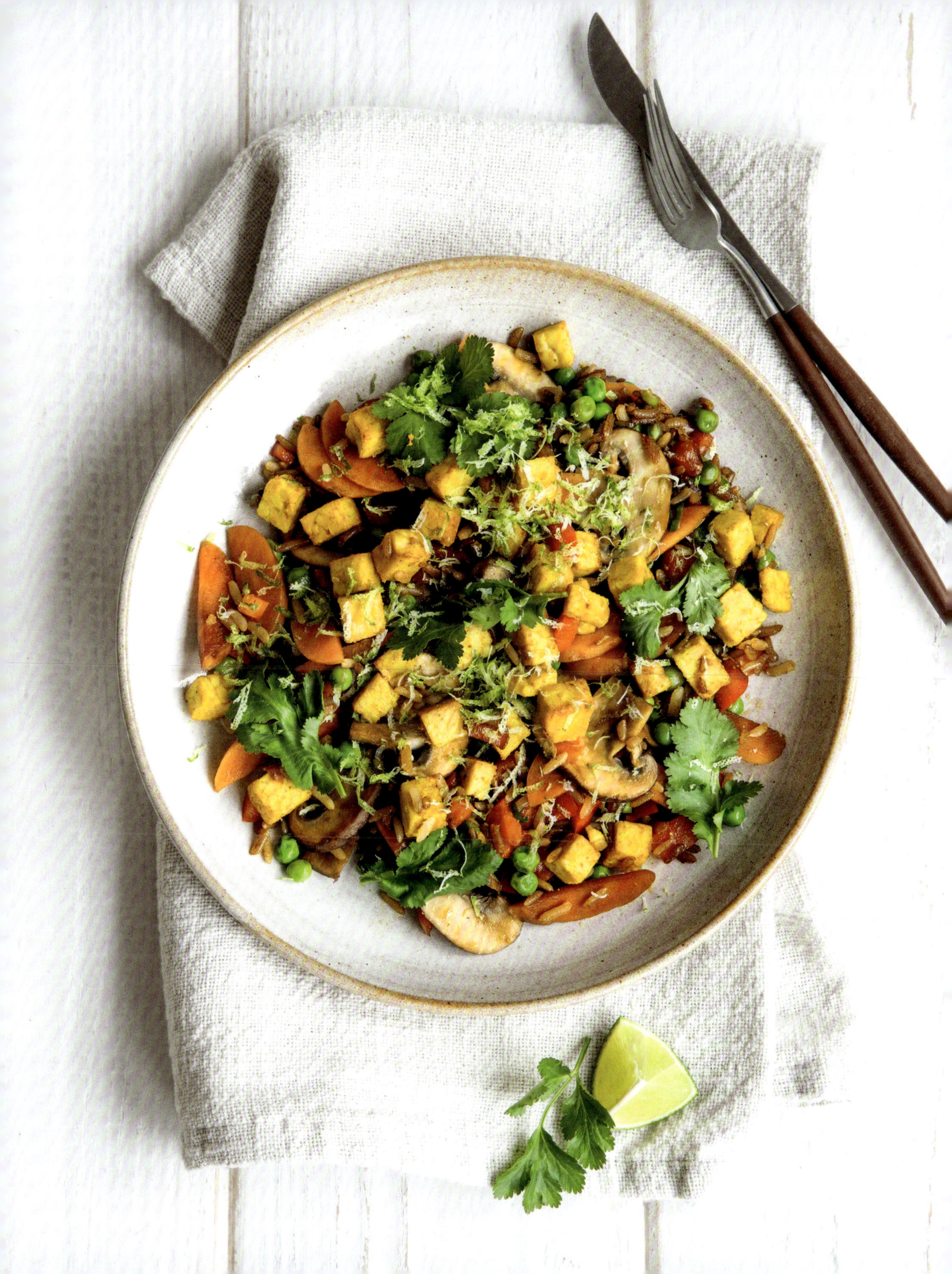

WOK-GEMÜSE MIT SPROSSEN UND KNUSPER-TOFU

Für 2 Personen
Zubereitung: 40 Minuten

250 g grüne Bohnen
Salz
4 Frühlingszwiebeln
1 rote Chilischote
15 g Ingwer
1 Knoblauchzehe
250 g Spitzkohl
100 g Mungobohnensprossen
2 EL Sojasauce
2 EL Limettensaft
2 EL Erdnussmus
1 TL Agavendicksaft
200 g Tofu natur
Pfeffer aus der Mühle
3 EL helles Sesam- oder Rapsöl
1 EL Dinkelvollkornmehl
2 EL Cashewkerne

Pro Portion: ca. 680 kcal, 34 g EW, 43 g F, 33 g KH, 12 g BST

1. Die Bohnen putzen, waschen und quer halbieren. In einem Topf in kochendem Salzwasser etwa 7 Minuten blanchieren. Anschließend in ein Sieb abgießen, kalt abschrecken und abtropfen lassen.

2. Inzwischen die Frühlingszwiebeln putzen, waschen, weiße und hellgrüne Teile separat in dünne Ringe schneiden. Die Chilischote längs halbieren, putzen, waschen und quer in dünne Streifen schneiden. Ingwer und Knoblauch schälen und fein würfeln. Vom Kohl die äußeren Blätter entfernen, den Kohl halbieren und den harten Strunk entfernen, den Kohl in etwa 2 cm breite Streifen schneiden. Die Sprossen in einem Sieb abbrausen und abtropfen lassen.

3. Für die Würzsauce Sojasauce, Limettensaft, Erdnussmus, Agavendicksaft und 50 ml Wasser verrühren. Tofu trocken tupfen und etwa 1 cm groß würfeln, salzen und pfeffern.

4. Im Wok oder in einer tiefen Pfanne 1 EL Öl erhitzen. Die Tofuwürfel im Mehl wenden und im Öl bei mittlerer Hitze 4 bis 5 Minuten unter Wenden goldbraun braten. Herausnehmen und auf Küchenpapier abtropfen lassen.

5. Das restliche Öl (2 EL) in Wok oder Pfanne erhitzen und weiße Frühlingszwiebeln, Chili, Ingwer und Knoblauch darin etwa 1 Minute anbraten. Bohnen und Spitzkohl hinzufügen und 1 bis 2 Minuten mitbraten. Die Würzsauce dazugießen und alles nochmals erhitzen. Danach die Sprossen dazugeben und alles mit Salz und Pfeffer abschmecken.

6. Den gebratenen Tofu auf dem Gemüse verteilen und mit geschlossenem Deckel noch etwa 2 Minuten ziehen lassen. Cashewkerne grob hacken. Das Wok-Gemüse auf Tellern anrichten und mit Cashewkernen und grünen Frühlingszwiebeln bestreuen. Dazu passt Vollkornreis – pro Person 50 g (roh). Dann ist das Gericht aber nicht mehr Low Carb.

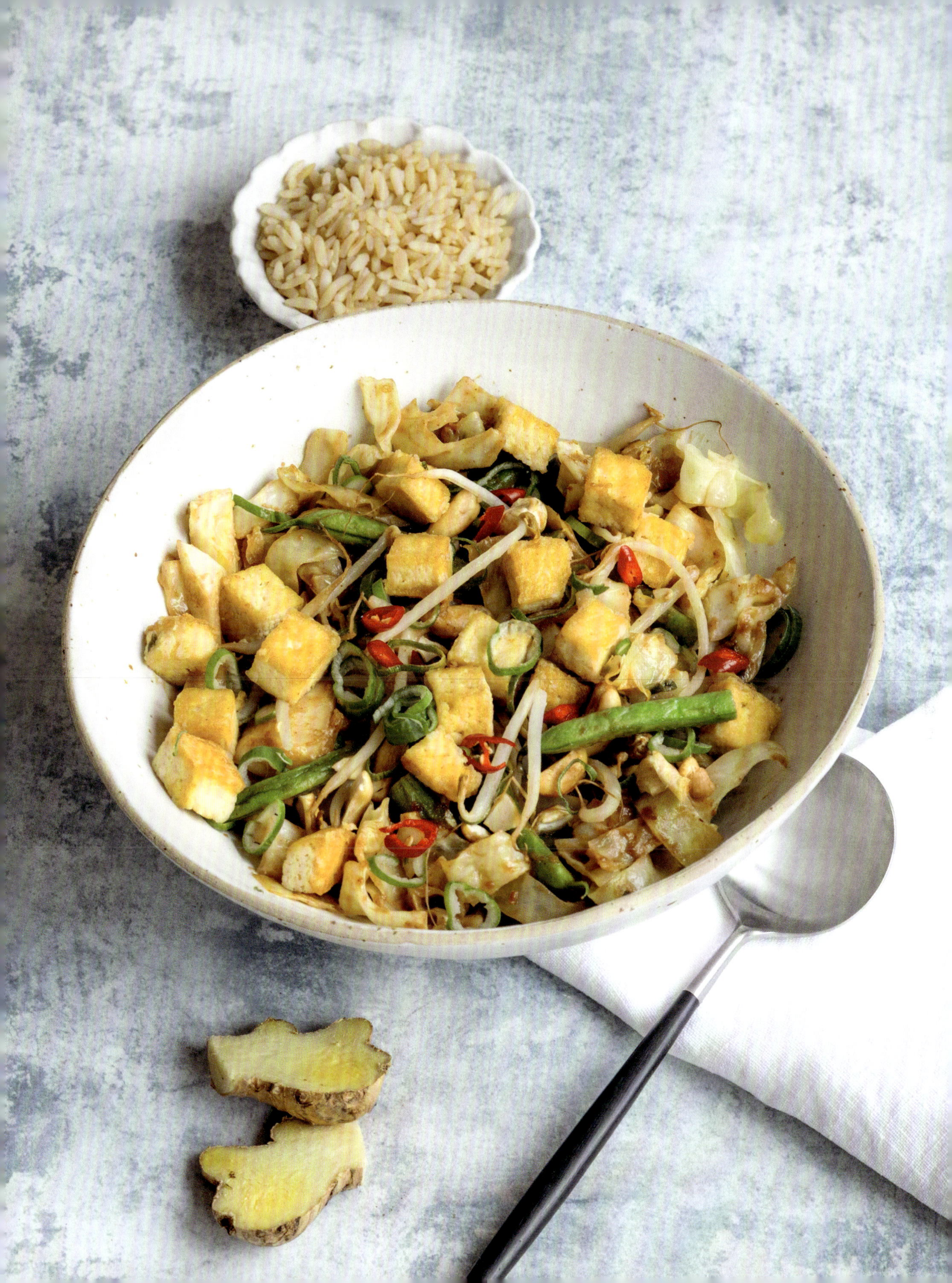

HAFER-CRÊPES MIT LINSENGEMÜSE

1. Linsen in einem Sieb abbrausen und in einem Topf in kochendem Wasser ohne Salz (!) mit geschlossenem Deckel bei schwacher Hitze 25 bis 30 Minuten bissfest garen. Dabei die Linsen erst gegen Ende der Garzeit salzen. Dann in ein Sieb abgießen und abtropfen lassen.

2. In der Zwischenzeit für den Crêpeteig die Haferflocken im Blitzhacker fein zu Mehl mahlen und in einer Rührschüssel mit Ei, Sojadrink, Mineralwasser sowie ¼ TL Salz und Pfeffer mit einem Schneebesen verrühren. Den Crêpeteig abgedeckt etwa 20 Minuten quellen lassen.

3. Währenddessen den Lauch putzen, gut waschen und in etwa ½ cm dicke Scheiben schneiden. Die Möhre putzen, schälen und klein würfeln. Die Zwiebel schälen und fein würfeln. Das Gemüse in einer Pfanne in 2 EL Öl bei mittlerer Hitze 2 bis 3 Minuten anbraten. Die gegarten Linsen unterrühren und alles salzen und pfeffern. Zuletzt Brühe, Schmand und Senf unterrühren und das Gemüse offen bei mittlerer Hitze noch 5 bis 7 Minuten köcheln lassen.

4. In einer beschichteten (Crêpe-)Pfanne (ca. 26 cm Durchmesser) ½ EL Öl erhitzen. Die Hälfte des Teigs darin verteilen und bei mittlerer Hitze 3 bis 4 Minuten backen. Die Crêpe wenden und nochmals 3 bis 4 Minuten backen. Herausnehmen und abgedeckt warm halten.

5. Aus dem restlichen Teig mit dem restlichen Öl eine zweite Crêpe backen. Den Schnittlauch waschen, trocken tupfen und in feine Röllchen schneiden. Die Crêpes auf Tellern anrichten, mit dem Linsengemüse füllen und locker zusammenklappen. Zum Servieren mit Schnittlauch bestreuen.

Für 2 Personen
Zubereitung: 40 Minuten
Quellen: 20 Minuten

50 g Beluga-Linsen
Salz
100 g zarte Haferflocken
1 Ei (Größe M)
175 ml ungesüßter Sojadrink
100 ml Mineralwasser (mit Kohlensäure)
Pfeffer aus der Mühle
2 dünne Stangen Lauch (ca. 400 g)
1 Möhre
1 kleine rote Zwiebel
3 EL Olivenöl
125 ml Gemüsebrühe
2 EL Schmand (24 % Fett i. Tr.)
4 TL körniger Senf
¼ Bund Schnittlauch

Pro Portion: ca. 620 kcal, 24 g EW, 32 g F, 53 g KH, 13 g BST

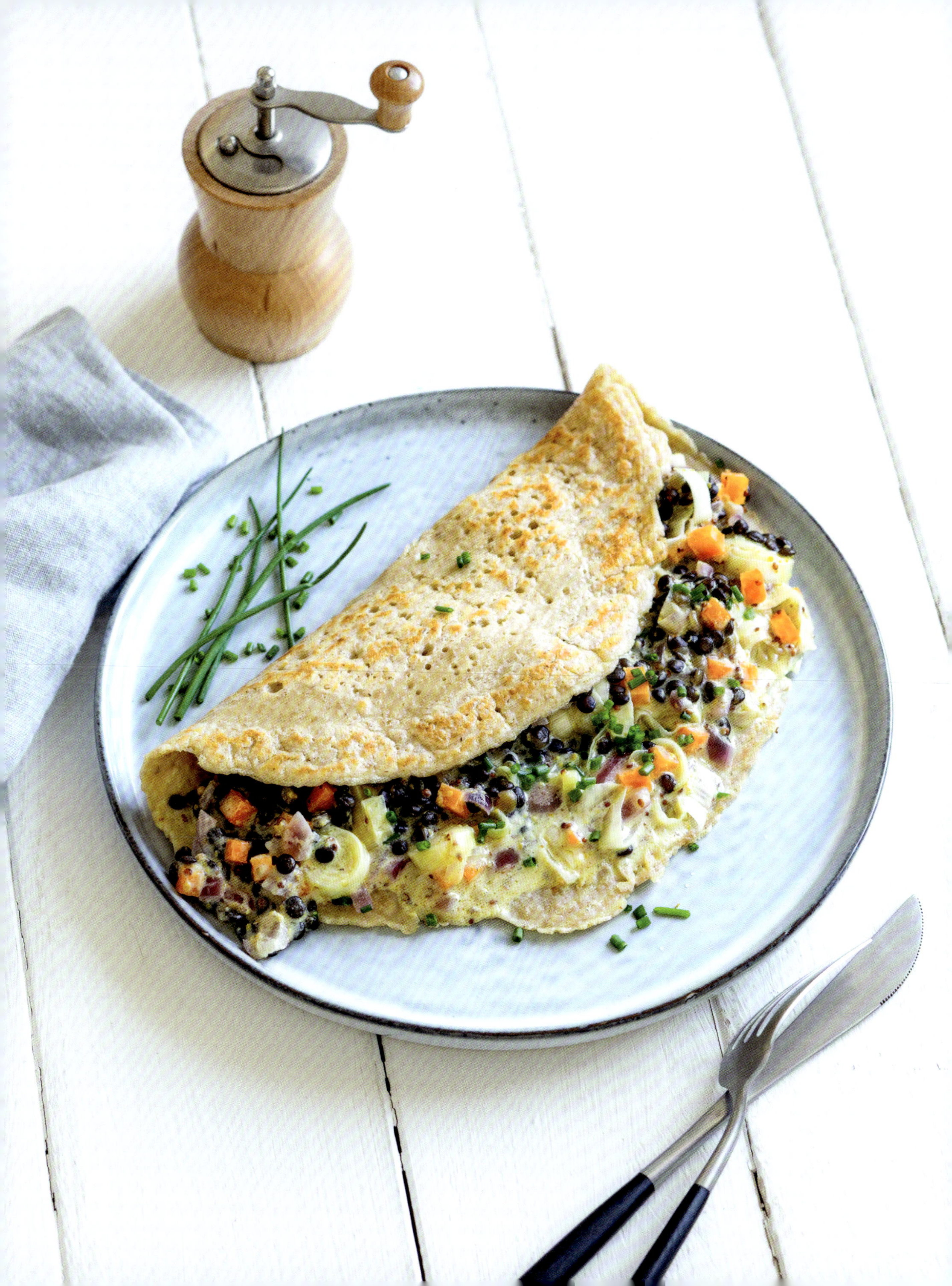

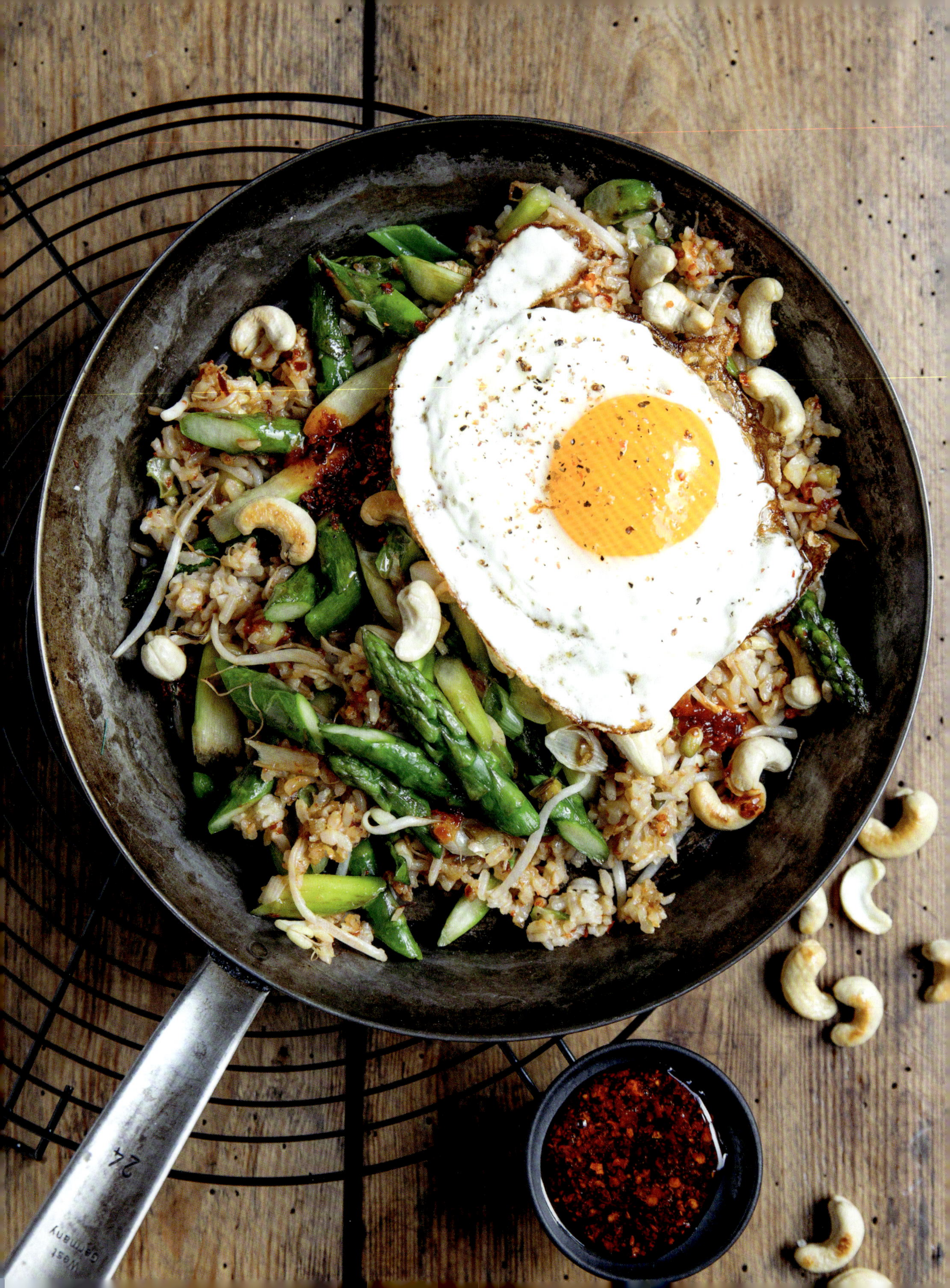
24
West Germany

SPARGEL-BRATREIS MIT SPIEGELEI UND CASHEWS

1. Am besten schon am Vortag den Reis in einem Sieb gründlich mit kaltem Wasser abbrausen. Dann in einem Topf mit ¼ l kochendem Salzwasser mit geschlossenem Deckel bei schwacher Hitze etwa 35 Minuten garen. Den Reis ein Sieb abgießen, abtropfen und offen abkühlen lassen. Anschließend über Nacht abgedeckt im Kühlschrank aufbewahren.

2. Am nächsten Tag den Spargel waschen, im unteren Drittel schälen und die holzigen Enden abschneiden. Die Spargelstangen schräg in Stücke schneiden. Die Frühlingszwiebeln putzen, waschen und schräg in dünne Ringe schneiden. Ingwer und Knoblauch schälen und fein würfeln. Die Sprossen in einem Sieb abbrausen und gut abtropfen lassen. Die Sojasauce mit Limettensaft und ½ TL Sambal Oelek verrühren.

3. In einer großen Pfanne oder im Wok 2 EL Öl erhitzen und die Cashewkerne darin bei mittlerer Hitze 2 bis 3 Minuten leicht anrösten, herausnehmen und beiseitestellen. Dann den Spargel in der Pfanne im verbliebenen Öl bei mittlerer Hitze etwa 4 Minuten unter Rühren andünsten. Frühlingszwiebelringe, Ingwer und Knoblauch hinzufügen und etwa 2 Minuten mitbraten, dann alles herausnehmen.

4. Den gegarten Reis in der Pfanne oder dem Wok in 1 EL Öl etwa 5 Minuten unter Rühren knusprig braten. Den Spargel-Mix und die Sprossen untermischen. Die Sojamarinade dazugießen und alles noch etwa 1 Minute weiterbraten, zuletzt mit Salz und übrigem Sambal Oelek würzen.

5. Währenddessen in einer kleinen beschichteten Pfanne das übrige Öl (½ EL) erhitzen. Die Eier darin zu Spiegeleiern braten und leicht salzen. Den Bratreis mit den Spiegeleiern auf Tellern anrichten und mit den Cashewkernen bestreuen.

Für 2 Personen
Zubereitung: 35 Minuten

100 g Vollkorn-Basmatireis
Salz
300 g grüner Spargel
4 Frühlingszwiebeln
15 g Ingwer
1 Knoblauchzehe
100 g Mungobohnensprossen
3 EL Sojasauce
1–2 EL Limettensaft
½–1 TL Sambal Oelek
3½ EL helles Sesam- oder Rapsöl
60 g Cashewkerne
2 Eier (Größe M)

Pro Portion: ca. 740 kcal,
25 g EW, 44 g F, 57 g KH, 7 g BST

GRÜNES HAFER-SOTTO MIT SPARGEL UND ERBSEN

1. Die Brühe in einem Topf erhitzen. Zwiebel und Knoblauch schälen, in feine Würfel schneiden und in einem Topf im Öl bei mittlerer Hitze andünsten. Die Haferkörner dazugeben und kurz unter Rühren mitdünsten. 1 Kelle Brühe dazugießen, die Körner etwa 5 Minuten unter Rühren garen.

2. Nach und nach die restliche heiße Brühe dazugießen, dabei immer wieder umrühren. Das Hafer-Sotto offen bei schwacher bis mittlerer Hitze 25 bis 30 Minuten garen.

3. Währenddessen den Spargel putzen, waschen, im unteren Drittel schälen und die holzigen Enden abschneiden. Die Spargelstangen schräg in 3 bis 4 cm lange Stücke schneiden und etwa 10 Minuten vor Ende der Garzeit zum Hafer-Sotto geben und mitgaren.

4. Zitrone heiß waschen und abtrocknen, 1 TL Schale fein abreiben, dann die Zitronenhälfte auspressen. Kurz vor Ende der Garzeit die tiefgekühlten Erbsen und 50 g Frischkäse unter das Hafer-Sotto rühren. Mit Salz, Pfeffer, Zitronenschale und 2 TL Zitronensaft abschmecken.

5. Das Hafer-Sotto auf Tellern oder in Schalen anrichten und den restlichen Ziegenfrischkäse in Flöckchen daraufsetzen. Das Basilikum waschen, trocken tupfen und die Blätter abzupfen. Die Pistazien grob hacken. Das Hafer-Sotto mit den Pistazien bestreuen und mit Basilikum garnieren.

Für 2 Personen
Zubereitung: 45 Minuten

600 ml Gemüsebrühe
1 kleine Zwiebel
1 Knoblauchzehe
1 EL Olivenöl
200 g Haferkörner
400 g grüner Spargel
½ Bio-Zitrone
50 g tiefgekühlte Erbsen
100 g Ziegenfrischkäse (45 % Fett i. Tr.)
Salz, Pfeffer aus der Mühle
2 Stiele Basilikum
2 EL Pistazienkerne (ungesalzen)

Pro Portion: ca. 710 kcal,
24 g EW, 33 g F, 70 g KH, 17 g BST

Die Ernährungs-Docs

Reisgerichte wie Bratreis oder Risotto gehören leider zu den stark kohlenhydratlastigen Speisen. Probieren Sie daher unbedingt einmal diesen Hafer-Sotto und ersetzen Sie Rundkornreis durch ganze Haferkörner – so landen mehr Proteine und weniger Kohlenhydrate auf Ihrem Teller. Hafer besteht zu etwa 10 Prozent aus Eiweiß und 60 Prozent aus Kohlenhydraten, Vollkornreis dagegen nur zu knapp 7 Prozent aus Eiweiß und dafür zu 75 Prozent aus Kohlenhydraten.

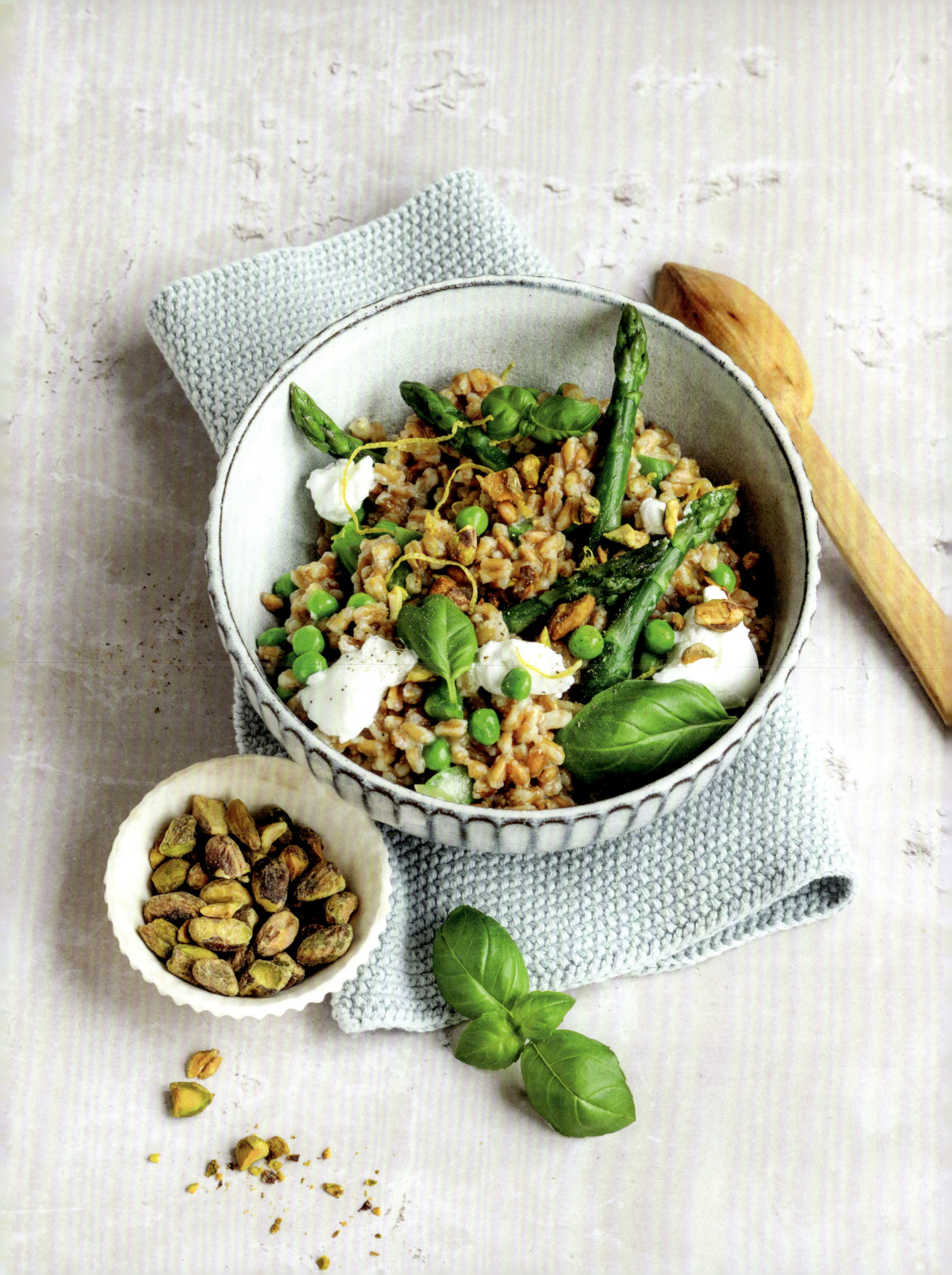

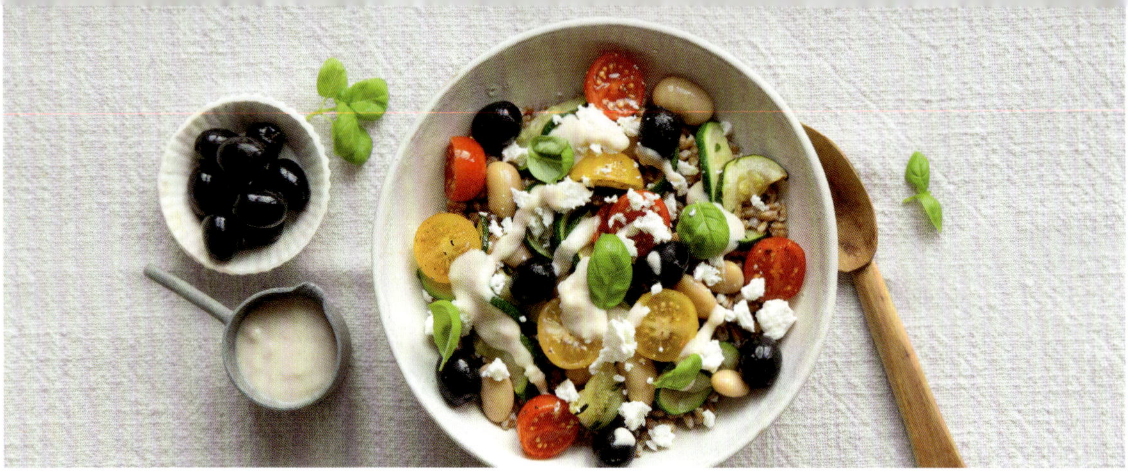

MEDITERRANER DINKELSALAT

1. Den Dinkel in einem Topf in reichlich kochendem Salzwasser mit geschlossenem Deckel nach Packungsanweisung bei mittlerer Hitze etwa 20 Minuten garen. In ein Sieb abgießen und gut abtropfen lassen.

2. Inzwischen für das Dressing die Bohnen in einem Sieb abbrausen und gut abtropfen lassen. Den Knoblauch schälen und fein würfeln. 120 g Bohnen mit Joghurt, Zitronensaft, 1 EL Öl, Salz und Pfeffer in einem hohen Rührbecher mit dem Stabmixer fein pürieren.

3. Den Thymian waschen, trocken tupfen, die Blätter abzupfen und grob hacken. Die Zucchini putzen, waschen und längs halbieren. Die Hälften quer in etwa ½ cm breite Scheiben schneiden und diese in einer großen beschichteten Pfanne im restlichen Öl (1 EL) 3 bis 5 Minuten leicht braun braten. Den Thymian dazugeben, mit Salz und Pfeffer würzen.

4. Die Tomaten waschen und halbieren, leicht salzen und pfeffern. Den Feta trocken tupfen und würfeln. Die Oliven abtropfen lassen. Basilikum waschen, trocken tupfen, die Blätter abzupfen und grob hacken. Den gegarten Dinkel auf Teller oder Schalen verteilen. Übrige Bohnen (120 g), Zucchini, Tomaten, Feta und Oliven daraufsetzen. Alles mit dem Dressing beträufeln und mit Basilikum garnieren.

Für 2 Personen
Zubereitung: 30 Minuten

125 g Dinkel-wie-Reis (Zartdinkel)
Salz
1 Dose weiße Bohnen
(240 g Abtropfgewicht)
1 Knoblauchzehe
2 EL griech. Joghurt (10 % Fett)
2 TL Zitronensaft
2 EL Olivenöl
Pfeffer aus der Mühle
4 Zweige Thymian
1 große Zucchini (ca. 250 g)
150 g bunte Cocktailtomaten
(rot, gelb)
100 g Feta (Schafskäse)
30 g schwarze Oliven (ohne Stein)
2 Stiele Basilikum

Pro Portion: ca. 640 kcal,
29 g EW, 30 g F, 56 g KH, 11 g BST

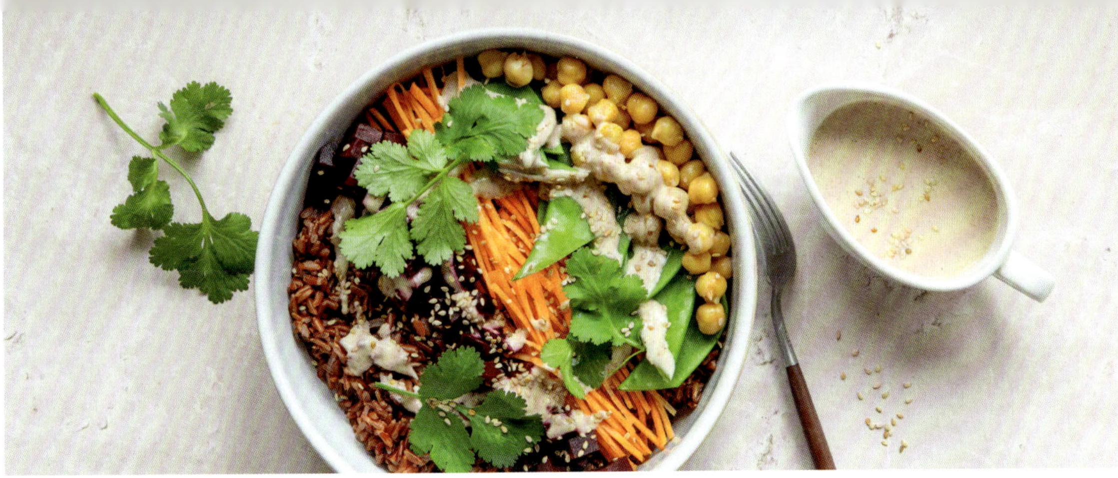

BUDDHA-BOWL MIT ROTEM REIS

1. Den Reis in einem Sieb abbrausen und in einem Topf in 300 ml kochendem Salzwasser mit geschlossenem Deckel bei schwacher Hitze etwa 30 Minuten garen, bis die Schale leicht aufplatzt. In ein Sieb abgießen und abtropfen lassen. Anschließend mit Essig, Walnuss- und Olivenöl mischen, salzen und pfeffern und warm halten.

2. In der Zwischenzeit die Zuckerschoten putzen, waschen, schräg halbieren und in einem Topf in kochendem Salzwasser 1 bis 2 Minuten blanchieren. In ein Sieb abgießen, kalt abschrecken und abtropfen lassen. Möhren putzen, schälen und in dünne Streifen schneiden, mit 1 EL Zitronensaft beträufeln, salzen und pfeffern. Die Rote Bete etwa 1 cm groß würfeln (Achtung, sie färbt stark ab!). Die Kichererbsen in einem Sieb abbrausen und abtropfen lassen.

3. Für die Sauce den Sojajoghurt mit Tahin und 3 EL Wasser glatt verrühren, mit Salz, Pfeffer und dem restlichen Zitronensaft (½ TL) würzen.

4. Den Reis auf Schalen (Bowls) verteilen und Zuckerschoten, Möhren, Rote Bete und Kichererbsen daraufsetzen, die Joghurt-Tahin-Sauce darüberträufeln. Den Koriander waschen, trocken tupfen und die Blätter abzupfen. Zum Servieren die Bowls mit Koriander und Sesam bestreuen.

Für 2 Personen
Zubereitung: 45 Minuten

100 g roter Camargue-Reis
Salz
1 EL Weißweinessig
1 EL Walnussöl
1 EL Olivenöl
Pfeffer aus der Mühle
200 g Zuckerschoten
150 g Möhren
1½ EL Zitronensaft
150 g Rote Bete
(vorgegart und vakuumiert)
130 g Kichererbsen
(aus Glas oder Dose)
150 g Sojajoghurt
50 g Tahin (Sesampaste)
4 Stiele Koriandergrün
2 TL ungeschälte Sesamsamen

Pro Portion: ca. 700 kcal, 22 g EW, 30 g F, 75 g KH, 16 g BST

KÜRBIS-HIRSE-PFANNE MIT SPINAT UND WALNÜSSEN

Für 2 Personen
Zubereitung: 35 Minuten

350 g Muskat- oder Butternusskürbis
1 rote Zwiebel
1 Knoblauchzehe
3 EL Olivenöl
2 TL Harissa-Paste
2 EL Zitronensaft
125 g Hirse
Salz, Pfeffer aus der Mühle
300 ml Gemüsebrühe
200 g junger Spinat
30 g Walnusskerne
100 g Feta (Schafskäse)

Pro Portion: ca. 740 kcal,
21 g EW, 46 g F, 51 g KH, 14 g BST

1. Kürbis halbieren, schälen und die Kerne mit einem Löffel entfernen. Das Kürbisfleisch in etwa 1 cm große Würfel würfeln. Die Zwiebel schälen, halbieren und in feine Streifen schneiden. Den Knoblauch schälen und fein würfeln. 1 EL Öl mit Harissa und Zitronensaft verrühren.

2. Kürbis und Zwiebel in einer großen beschichteten Pfanne im übrigen Öl (2 EL) bei mittlerer Hitze etwa 3 Minuten andünsten. Die Hirse in einem Sieb abbrausen, mit dem Knoblauch zum Kürbis geben und 1 bis 2 Minuten unter Rühren mitbraten, salzen und pfeffern. Die Hälfte der Harissa-Sauce unterrühren, die Brühe dazugießen und alles einmal kurz aufkochen. Dann mit geschlossenem Deckel bei schwacher Hitze noch etwa 15 Minuten köcheln lassen.

3. Inzwischen die Walnüsse grob hacken. Den Spinat verlesen, waschen und trocken schleudern, dabei grobe Stiele entfernen. Nüsse und Spinat zum Kürbis-Hirse-Mix geben und untermischen. Mit geschlossenem Deckel bei schwacher Hitze 2 bis 3 Minuten ziehen lassen, bis der Spinat zusammengefallen ist.

4. Die Kürbis-Hirse-Pfanne nochmals mit Salz und Pfeffer abschmecken und auf Teller verteilen. Den Feta darüberbröckeln und die restliche Harissa-Sauce dazu reichen.

Die Ernährungs-Docs

Hirse ist glutenfrei und ein bekömmlicher Sattmacher – auch dank seiner Eiweißkonzentration von knapp 10 Prozent. Mit seinem hohen Gehalt an Eisen und Silizium wirkt das Getreide kräftigend auf Knochen, Gelenke, Haare, Haut und Nägel. Wer seinen Eisenspiegel positiv beeinflussen möchte, sollte Hirse gezielt mit Vitamin-C-haltigen Lebensmitteln zu sich nehmen. Dann kann der Körper das Eisen besser aufnehmen.

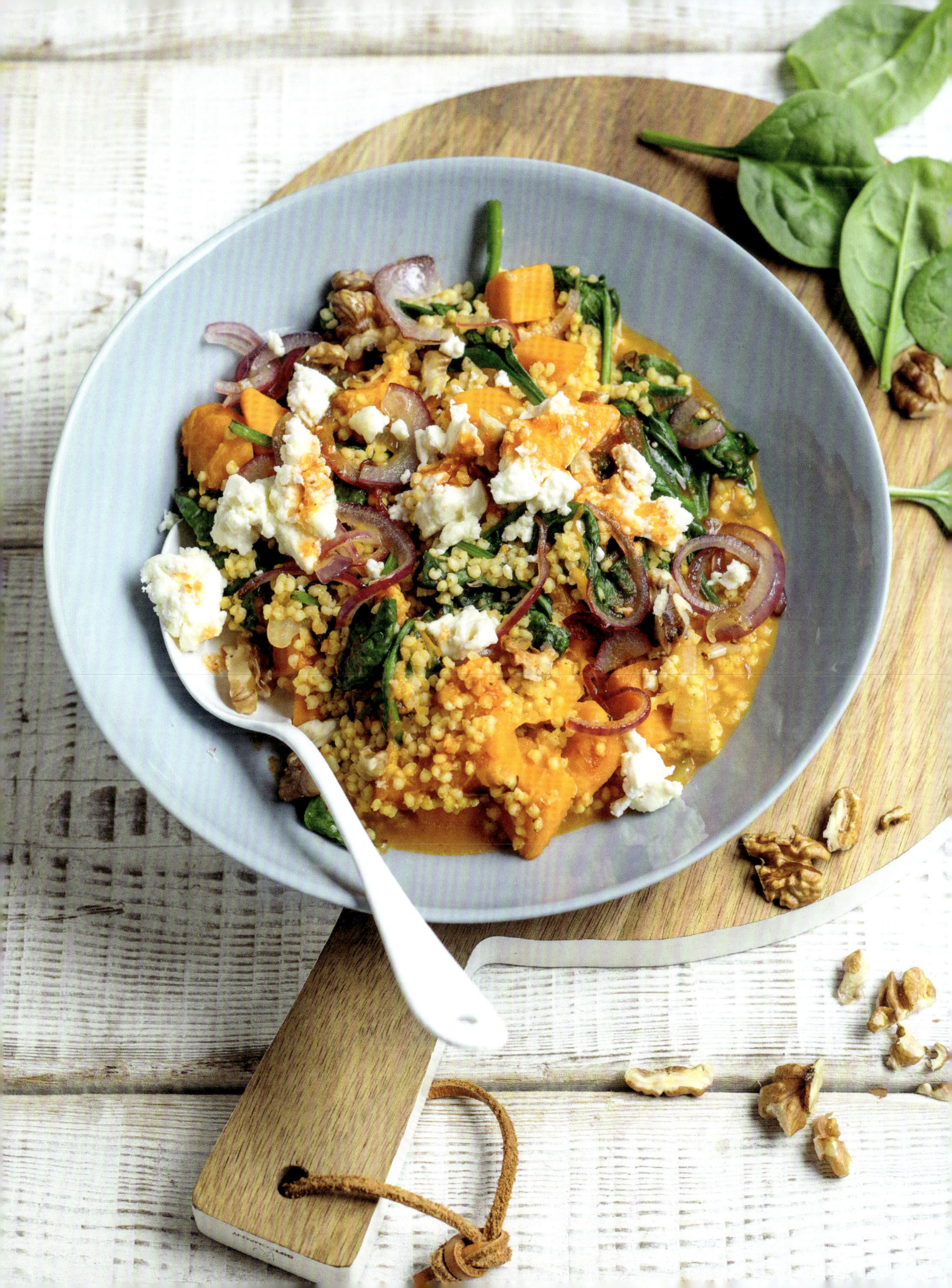

WENIGER GEWICHT MIT MEHR EIWEISS

Es gibt viele gute Gründe, auf eine proteinreiche Kost zu setzen, wenn man abnehmen möchte. Der Supernährstoff macht unter anderem hervorragend satt, verhindert Heißhunger und hilft, die Muskeln zu erhalten. Erfahren Sie, wie Eiweiß Sie auf dem Weg zur Wunschfigur unterstützt.

Bessere Sättigung

Hunger oder das Gefühl, nicht richtig satt zu werden, können einem jede Ernährungsumstellung vermiesen. Wer genug Eiweiß aufnimmt, wird schneller satt und bleibt es länger als bei Fetten oder (kurzkettigen) Kohlenhydraten. Denn proteinreiche Mahlzeiten sorgen dafür, dass der Körper wichtige Sättigungshormone wie GLP-1 und Peptid YY (PYY) ausschüttet. Diese Botenstoffe signalisieren dem Gehirn, dass wir ausreichend gegessen haben, und das Hungergefühl wird ebenso gestoppt wie die Magenentleerung. So fällt es leichter, mit weniger Kalorien auszukommen.

Effektivere Fettverbrennung

Wer überschüssiges Fett loswerden möchte, findet mit Eiweiß einen effizienten Supporter. Denn der Nährstoff kurbelt den Prozess der sogenannten Lipolyse an, bei der gespeichertes Körperfett (Triglyceride) in freie Fettsäuren und Glycerin aufgespalten wird. Beides nutzt der Körper zur Energiegewinnung. Nicht nur eiweißreiche Ernährung aktiviert die Lipolyse; sie wird auch durch Bewegung, Fasten und bestimmte Hormone gefördert.

Unterstützer für die Muckis

Wer seine Muskeln regelmäßig trainiert, profitiert in Sachen Gesundheit enorm (siehe Kasten rechts). Dabei ist Eiweiß essenziell für den Aufbau. Dass Krafttraining auch schlank macht, liegt unter anderem daran, dass wir dafür Energie benötigen. Es wird aber noch besser: Wer eine ausgeprägte Muskulatur hat, verbraucht auch dann Kalorien, wenn er auf dem Sofa liegt und nichts tut. Ohne ausreichend Protein besteht beim Abnehmen die Gefahr, dass der Körper Muskelmasse abbaut, um daraus Energie zu gewinnen.

Schluss mit Heißhunger

Ob Süßigkeiten, Kekse oder Schokoladenpudding: Lebensmittel, die viel Zucker und Weißmehl enthalten, lassen den Blutzuckerspiegel schnell steigen und genauso rasch wieder abfallen. Die Folge: Wir verlangen kurzfristig sofort nach mehr, langfristig kann das zu Diabetes Typ 2 führen. Eine eiweißreiche Ernährung wirkt dem entgegen, denn die komplexen Proteinstrukturen brauchen länger, um verdaut zu werden, und werden auch nicht in Glukose zerlegt. Eiweißreiches Essen stabilisiert also den Blutzuckerspiegel – es kommt seltener zu Heißhungerattacken.

Höherer Energieverbrauch

Um Eiweiß zu verdauen, benötigt der Körper mehr Energie als bei anderen Nährstoffen. Er muss also auch mehr Kalorien verbrauchen. Dabei entsteht Wärme, man spricht vom sogenannten thermischen Effekt der Nahrung. Der liegt bei Proteinen zwischen 20 bis 30 Prozent der Kalorien. Zum Vergleich: Bei Kohlenhydraten beträgt dieser Wert 5 bis 10, bei Fett maximal 3 Prozent. Es fällt also leichter, mit Eiweiß mehr Energie zu verbrauchen, als man aufnimmt, und dadurch schlanker zu werden.

Top-Nährstoffe inklusive

Wer seinen Eiweißbedarf überwiegend aus pflanzlichen Quellen deckt, also auf Nüsse, Kerne, Samen, Hülsenfrüchte, Getreide und Pseudogetreide setzt, profitiert von einer großen Vielfalt an gesunden Nährstoffen. Dazu gehören zum Beispiel Ballaststoffe (wichtig für eine gute Sättigung und das Mikrobiom) und sekundäre Pflanzenstoffe, die unter anderem Entzündungen im Körper bekämpfen.

Mehr Durst, mehr Flüssigkeit

Gehören Sie zu den Menschen, die häufig zu wenig trinken? Das lässt sich ändern, indem Sie mehr Protein aufnehmen. Denn beim Abbau von Eiweiß erhöht sich der Wasserverbrauch. Der Körper signalisiert mit Durst, dass er mehr Flüssigkeit benötigt. Wenn Sie deshalb mehr trinken, profitieren Sie auch beim Abnehmen davon, denn Wasser oder andere kalorienfreie Flüssigkeiten füllen den Magen und reduzieren Hungergefühle.

DIE HEILKRAFT DER MUSKELN

Dass eine starke Muskulatur beim Abnehmen hilft, haben Sie bereits erfahren. Kraftvolle Muckis können aber noch viel mehr, denn sie senden heilsame hormonähnliche Botenstoffe in den ganzen Körper. Diese sogenannten Myokine können unter anderem bewirken, dass …

... wir langsamer altern. Die biologische Uhr lässt sich zwar nicht zurückdrehen, aber aufhalten.
... Organe wie Herz, Leber, Gehirn und Darm besser funktionieren, weil sie gestärkt werden.
... das Risiko für Alzheimer und Demenz sich verringert.
... die Muskeln mehr Zucker aus dem Blut aufnehmen und das Diabetesrisiko sinkt.
... die Prognosen bei Tumorerkrankungen deutlich besser werden.
... der Blutdruck sinkt.
... entzündliche Prozesse im Körper gehemmt werden.
... das Immunsystem fit bleibt oder wieder wird.
... die Herzmuskelzellen stärker werden und die Gefahr für Herz-Kreislauf-Erkrankungen sinkt.
... das Risiko für gesundheitsschädliches Bauchfett sich verringert.
... wir fitter im Kopf werden, denn Myokine verbessern das Lernen und Erinnern.

KICHERERBSEN-FUSILLI MIT KÜRBIS-BOLOGNESE

Für 2 Personen
Zubereitung: 50 Minuten

400 g Butternusskürbis
1 rote Paprikaschote
1 Zwiebel
1 Knoblauchzehe
2 EL Olivenöl
1 EL scharfes Ajvar (Paprikapaste)
1 TL edelsüßes Paprikapulver
1 Dose stückige Tomaten (400 g)
400 ml Gemüsebrühe
1 TL getr. Oregano
Salz, Pfeffer aus der Mühle
160 g Kichererbsen-Fusilli (ersatzweise eine andere Hülsenfruchtnudelsorte)
50 g Montello (am Stück)
½ Bund Petersilie

Pro Portion: ca. 650 kcal, 32 g EW, 28 g F, 58 g KH, 15 g BST

1. Den Kürbis halbieren, schälen und die Kerne mit einem Löffel entfernen. Das Kürbisfleisch etwa ½ cm groß würfeln. Die Paprika längs halbieren, putzen, waschen und ebenfalls in kleine Würfel schneiden. Zwiebel und Knoblauch schälen und fein würfeln.

2. In einem großen Topf das Öl erhitzen und Kürbis und Paprika darin mit Zwiebel und Knoblauch bei mittlerer Hitze etwa 5 Minuten andünsten. Ajvar und Paprikapulver hinzufügen und kurz anrösten. Stückige Tomaten und Brühe dazugießen und alles mit Oregano, Salz und Pfeffer würzen. Die Bolognese erst mit geschlossenem Deckel einmal kurz aufkochen, dann offen bei schwacher bis mittlerer Hitze noch etwa 20 Minuten köcheln lassen.

3. In der Zwischenzeit die Nudeln in einem Topf in reichlich kochendem Salzwasser nach Packungsanweisung bissfest garen (Achtung, Nudeln aus Hülsenfrüchten garen schnell weich!). In ein Sieb abgießen und abtropfen lassen, dabei etwa 50 ml Nudelkochwasser auffangen. Die Bolognese abschmecken und das aufgefangene Kochwasser unterrühren (so wird die Bolognese schön sämig).

4. Den Käse grob reiben. Petersilie waschen, trocken tupfen, die Blätter abzupfen und fein hacken. Die Nudeln mit der Bolognese auf Tellern anrichten und mit dem Käse und der Petersilie bestreuen.

Die Ernährungs-Docs

Der Butternusskürbis ist eine echte Betacarotin-Bombe: Schon 100 Gramm decken 80 Prozent des Tagesbedarfs. Seine Carotinoide schützen die Zellen vor aggressiven Sauerstoffverbindungen und reduzieren so das Risiko für Herz-Kreislauf-Erkrankungen. Der Kürbis verliert das Betacarotin beim Kochen übrigens nicht. Im Gegenteil, Erhitzen ist sogar von Vorteil. Das Vitamin wird durch das Garen aus der Pflanzenzelle gelöst und kann vom Körper leichter verwertet werden.

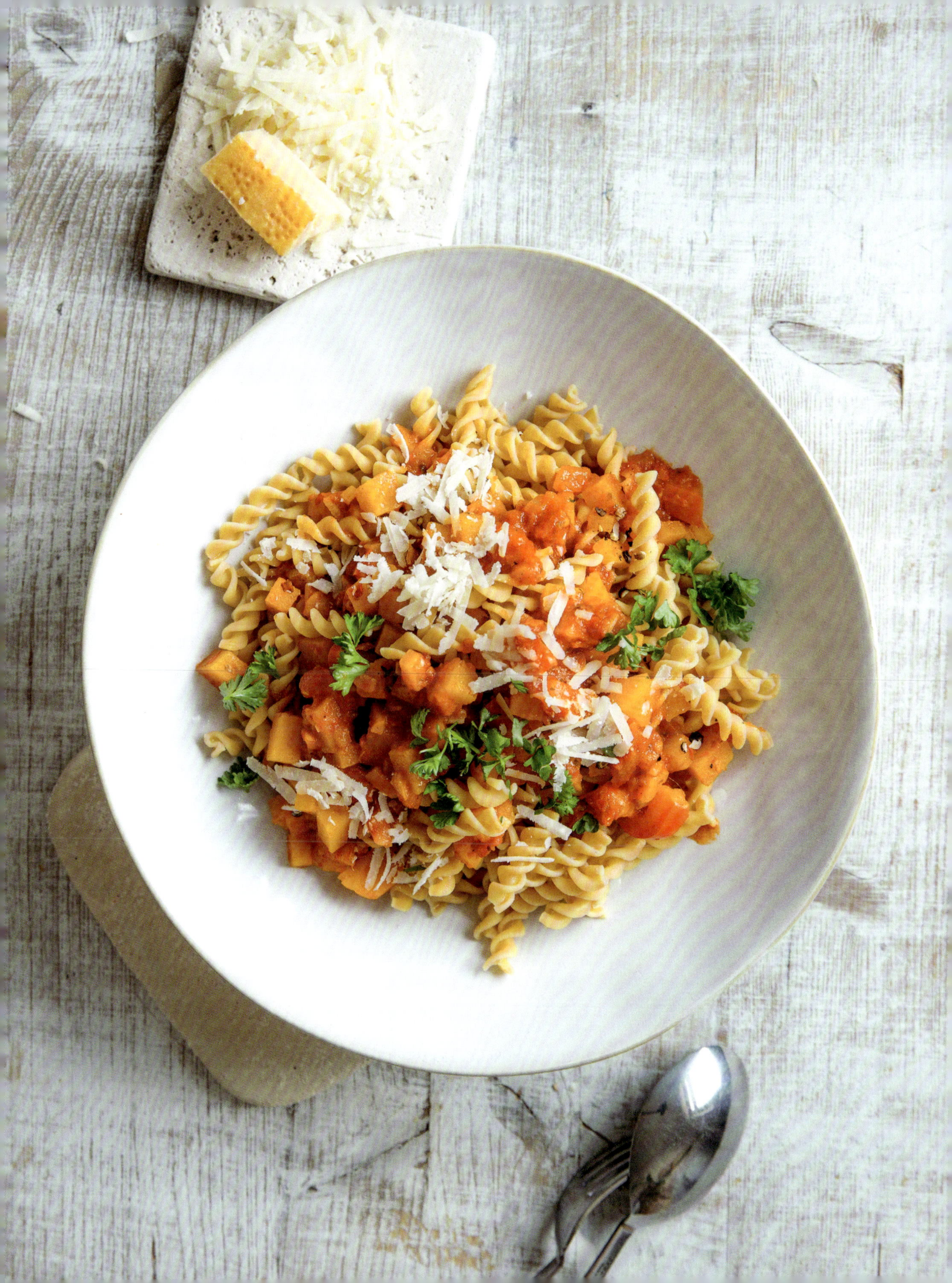

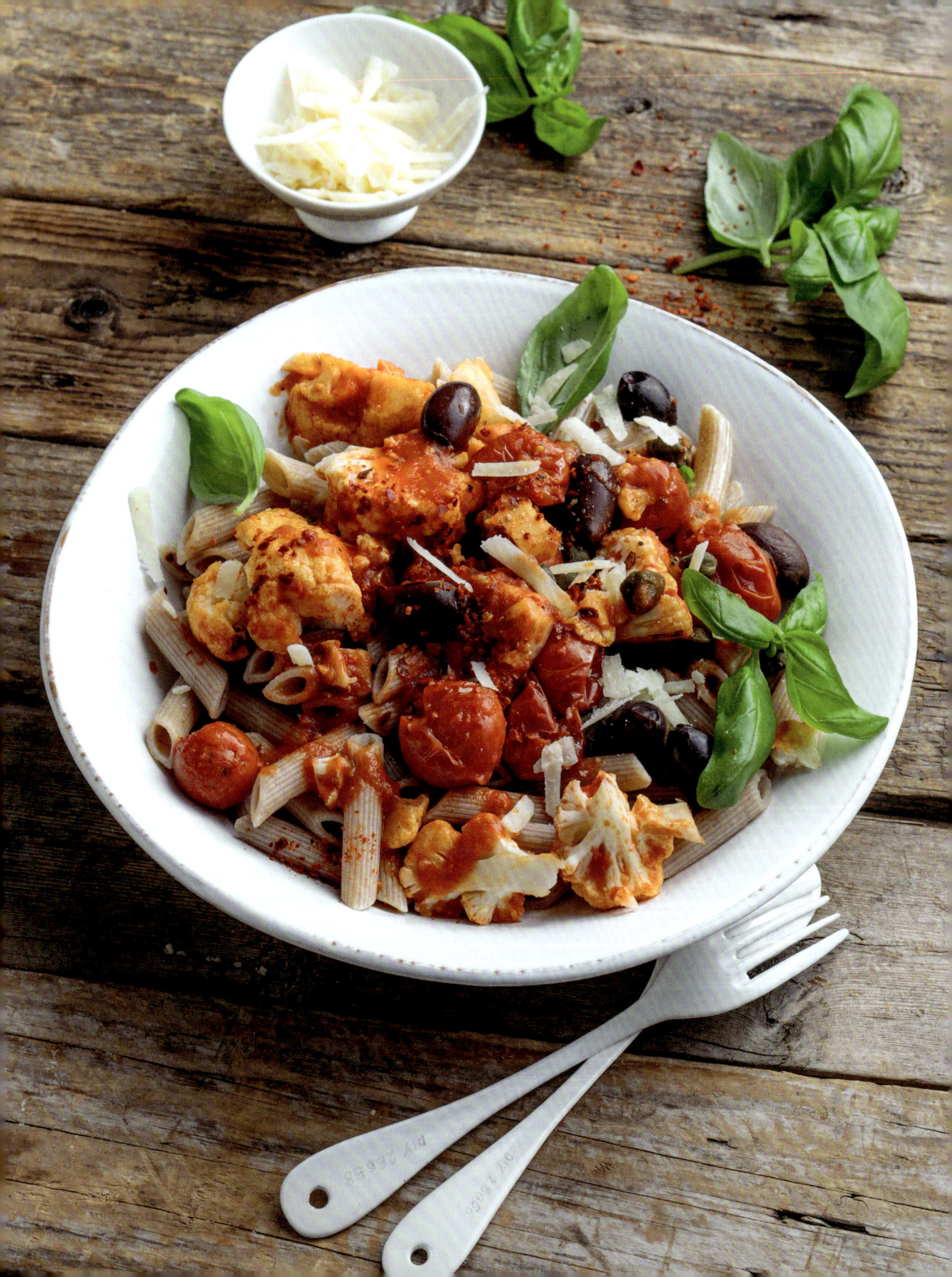

BLUMENKOHL-PASTA MIT TOMATEN UND OLIVEN

Für 2 Personen
Zubereitung: 45 Minuten

400 g Blumenkohl
1 kleine Zwiebel
1 Knoblauchzehe
2 EL Olivenöl
Salz, Pfeffer aus der Mühle
1 Dose Cocktailtomaten (400 g; ersatzweise stückige Tomaten)
100 ml Gemüsebrühe
180 g kurze Vollkornnudeln (z. B. Penne)
1 EL Kapern (aus dem Glas)
30 g schwarze Oliven (ohne Stein)
40 g Montello (am Stück)
2 Stiele Basilikum
1–2 EL Zitronensaft
½ TL Chiliflocken

Pro Portion: ca. 610 kcal, 24 g EW, 24 g F, 64 g KH, 18 g BST

1. Den Blumenkohl putzen, waschen und in Röschen teilen. Den Strunk schälen und in etwa 1 cm große Stücke schneiden. Zwiebel und Knoblauch schälen und fein würfeln.

2. Das Öl in einer großen beschichteten Pfanne erhitzen und Blumenkohl, Zwiebel und Knoblauch darin bei mittlerer Hitze etwa 3 Minuten unter Rühren andünsten, salzen und pfeffern. Tomaten und Brühe dazugeben und alles einmal kurz aufkochen, dann offen bei schwacher Hitze noch etwa 10 Minuten köcheln lassen. Den Blumenkohl-Mix auf dem abgeschalteten Herd abgedeckt warm halten.

3. Inzwischen die Nudeln in reichlich kochendem Salzwasser nach Packungsanweisung bissfest garen. Kapern und Oliven abtropfen lassen. Den Käse reiben. Das Basilikum waschen, trocken tupfen und die Blätter abzupfen.

4. Die Nudeln in ein Sieb abgießen und gut abtropfen lassen, dabei 75 ml Nudelkochwasser auffangen. Nudeln, Kapern, Oliven, 20 g Käse und das aufgefangene Nudelkochwasser unter den Blumenkohl-Mix mischen.

5. Die Blumenkohl-Pasta mit Salz, Pfeffer, Zitronensaft und Chiliflocken würzen und auf Teller verteilen. Mit dem restlichen Käse (20 g) und Basilikum bestreuen.

Die Ernährungs-Docs

Blumenkohl enthält sättigende Ballaststoffe, reichlich Vitamin C und den sekundären Pflanzenstoff Sulforaphan. Dieses Senföl gilt als starker Radikalfänger, der Zellen vor oxidativem Stress schützt. Allerdings wird der wertvolle Inhaltsstoff bei längerem Kochen zerstört – deshalb sollte man Blumenkohl am besten wie in diesem Rezept nur möglichst kurz dünsten. Oder einfach mal roh genießen, zum Beispiel fein gehackt in einem Salat.

ZUCCHINI-SPAGHETTI-MIX MIT MANDELN UND KÄSE

1. Nudeln in reichlich kochendem Salzwasser nach Packungsanweisung bissfest garen. In der Zwischenzeit die Zucchini putzen, waschen und mit dem Spiralschneider oder einem großen Messer der Länge nach in spaghetti-ähnliche Streifen schneiden. Tomaten in feine Streifen schneiden. Den Knoblauch schälen und fein würfeln. Die Mandeln hacken. Den Käse fein reiben. Die Bohnen in einem Sieb abbrausen und abtropfen lassen.

2. Das Öl in einer großen beschichteten Pfanne erhitzen und Zucchini, Tomaten, Knoblauch und Mandeln darin bei mittlerer Hitze etwa 4 Minuten unter Wenden braten. Mit Salz, Pfeffer und Paprikapulver würzen, die Brühe dazugießen und alles noch etwa 1 Minute garen.

3. Die Spaghetti in ein Sieb abgießen und kurz abtropfen lassen, dabei 100 ml Nudelkochwasser auffangen. Die Nudeln und Bohnen zum Gemüse in die Pfanne geben. Das Nudelkochwasser und zwei Drittel des Käses dazugeben. Alles so lange durchschwenken, bis der Käse geschmolzen und die Sauce leicht cremig ist. Mit Salz und Pfeffer abschmecken.

4. Die Zitrone heiß waschen, abtrocknen und die Schale mit dem Zestenreißer in feinen Streifen abziehen. Basilikum waschen, trocken tupfen und die Blätter abzupfen. Die Nudeln auf Tellern anrichten, mit Zitronenzesten, restlichem Käse (20 g) und Basilikum bestreuen.

Für 2 Personen
Zubereitung: 30 Minuten

150 g Dinkelvollkorn-Spaghetti
Salz
je 1 grüne und gelbe Zucchini (à ca. 250 g)
30 g getr. Tomaten (nicht in Öl eingelegt)
1 Knoblauchzehe
30 g Mandeln
60 g Montello (am Stück)
100 g weiße Bohnen (aus Glas oder Dose)
3 EL Olivenöl
Pfeffer aus der Mühle
½ TL rosenscharfes Paprikapulver
50 ml Gemüsebrühe
½ Bio-Zitrone
2 Stiele Basilikum

Pro Portion: ca. 750 kcal, 34 g EW, 37 g F, 63 g KH, 15 g BST

Die Ernährungs-Docs

Im Prinzip ist es ganz einfach, sich proteinreicher zu ernähren: Verwenden Sie gesunde Eiweißquellen – am besten pflanzlicher Natur – und verfeinern Sie damit Ihre Lieblingsgerichte. Ein besonders guter Kandidat: Mandeln! Sie liefern nicht nur stattliche 20 Prozent Eiweiß, sondern auch reichlich Ballaststoffe und gesunde ungesättigte Fettsäuren, die Herz und Gefäße schützen.

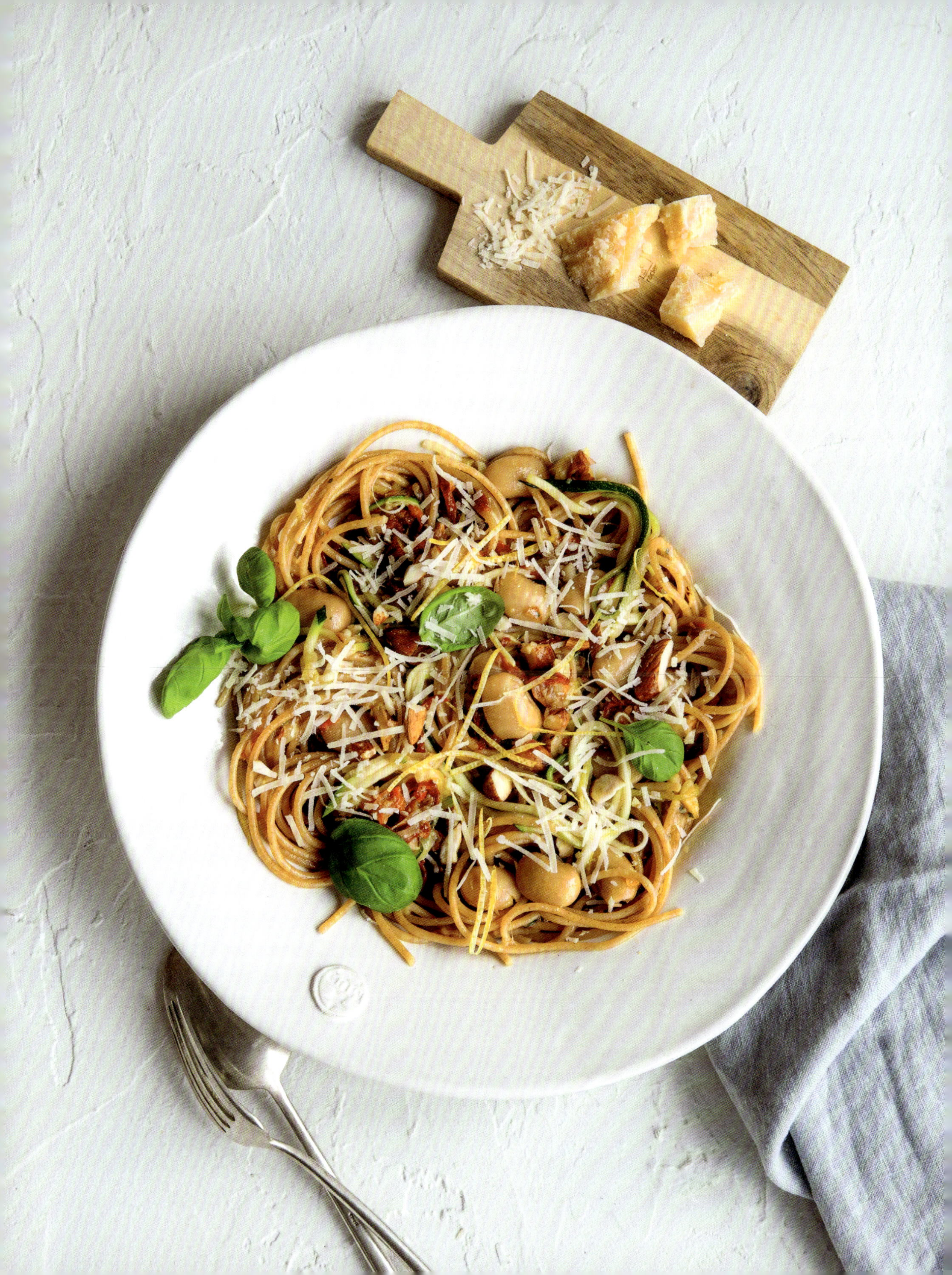

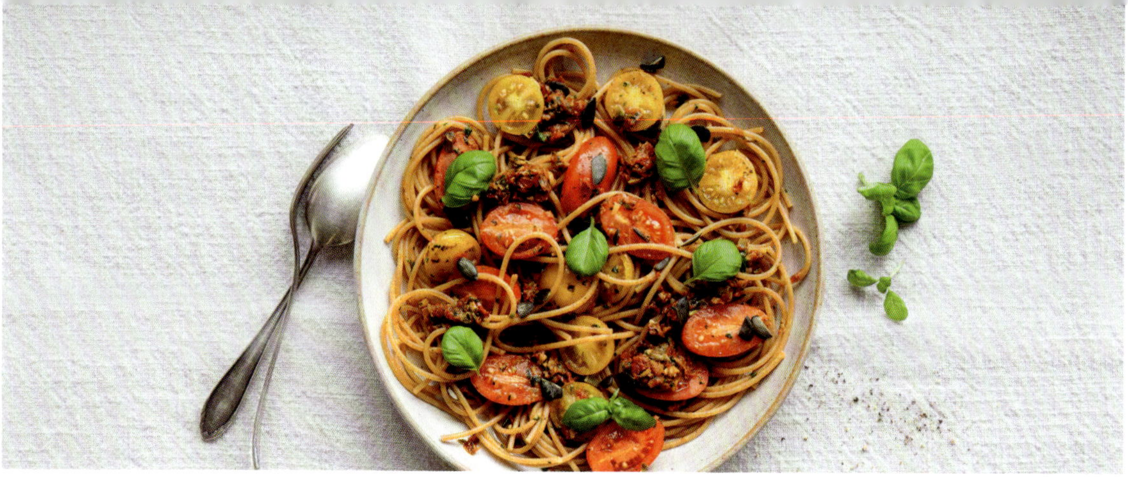

SPAGHETTI MIT CHILI-TOMATEN-PESTO

Für 2 Personen
Zubereitung: 30 Minuten

3 Stiele Basilikum
50 g getr. Tomaten (in Öl)
1 Knoblauchzehe
½ rote Chilischote
40 g Kürbiskerne
50 ml Olivenöl
Salz, Pfeffer aus der Mühle
1–2 TL Zitronensaft
160 g Vollkorn-Spaghetti
300 g bunte Cocktailtomaten (rot, gelb)

Pro Portion: ca. 690 kcal, 20 g EW, 39 g F, 56 g KH, 14 g BST

1. Für das Pesto das Basilikum waschen, trocken tupfen und die Blätter abzupfen, ein Drittel der Blätter zum Garnieren beiseitelegen. Die getrockneten Tomaten abtropfen lassen und grob hacken. Den Knoblauch schälen und fein würfeln. Die Chilischote halbieren, putzen, waschen und klein würfeln. Das übrige Basilikum mit Trockentomaten, 25 g Kürbiskernen, Knoblauch, Chili und Öl im Blitzhacker sämig pürieren. Das Pesto mit Salz, Pfeffer und Zitronensaft abschmecken.

2. Nudeln in einem Topf in reichlich kochendem Salzwasser nach Packungsanweisung bissfest garen.

3. In der Zwischenzeit die Cocktailtomaten waschen und je nach Größe halbieren oder vierteln. Die Nudeln in ein Sieb abgießen und gut abtropfen lassen, dabei etwa 50 ml Nudelkochwasser auffangen.

4. Die Nudeln zurück in den Topf geben, die Cocktailtomaten, das aufgefangene Nudelkochwasser und die Hälfte des Tomatenpestos untermischen. Die Pasta auf Tellern anrichten und das übrige Pesto darauf verteilen. Mit den restlichen Kürbiskernen (15 g) und den beiseitegelegten Basilikumblättern garnieren.

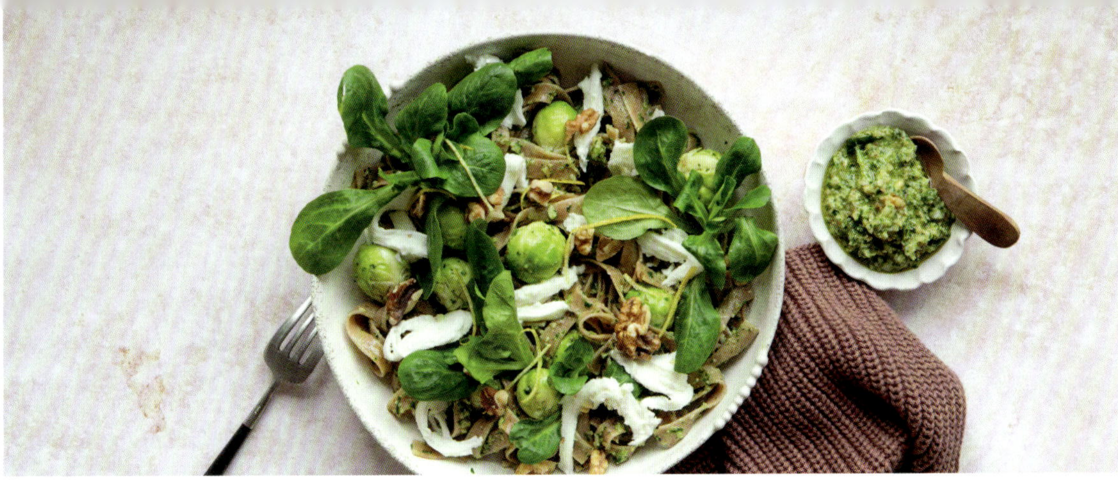

ROSENKOHL-PASTA MIT FELDSALAT

Für 2 Personen
Zubereitung: 35 Minuten

400 g Rosenkohl (frisch oder tiefgekühlt und aufgetaut)
150 g Dinkelvollkornbandnudeln
Salz
30 g Walnusskerne
1 Knoblauchzehe
20 g Montello (am Stück)
75 g Feldsalat
4 EL Olivenöl
Pfeffer aus der Mühle
125 g Mozzarella (Halbfettstufe)
½ Bio-Zitrone

Pro Portion: ca. 730 kcal,
32 g EW, 39 g F, 54 g KH, 13 g BST

1. Den Rosenkohl putzen und die äußeren Blätter entfernen, den Rosenkohl waschen und die Strünke kreuzweise einschneiden (Tiefkühlware rechtzeitig auftauen lassen). Die Nudeln in reichlich kochendem Salzwasser nach Packungsanweisung bissfest garen. Den Rosenkohl etwa 7 Minuten (Tiefkühlware etwa 5 Minuten) vor Ende der Garzeit zu den Nudeln geben und mitkochen.

2. Währenddessen für das Pesto die Walnüsse in einer Pfanne ohne Fett leicht anrösten, herausnehmen, abkühlen lassen und grob hacken. Den Knoblauch schälen und fein würfeln. Den Käse fein reiben. Feldsalat verlesen, waschen und trocken schleudern, dabei grobe Stiele entfernen. 25 g Feldsalat zum Garnieren beiseitelegen, den Rest mit 20 g Nüssen und Knoblauch im Blitzhacker fein pürieren, dabei das Öl einlaufen lassen. Zuletzt den geriebenen Käse kurz unter- und das Pesto mit Salz und Pfeffer würzen.

3. Die Rosenkohl-Nudeln in ein Sieb abgießen, kurz abtropfen lassen und mit dem Pesto mischen. Den Mozzarella abtropfen lassen und in kleine Stücke zupfen. Die Zitrone heiß waschen, abtrocknen und die Schale mit dem Zestenreißer in feinen Streifen abziehen (die Zitrone anderweitig verwenden). Die Rosenkohl-Pasta in tiefen Tellern anrichten, mit den Mozzarellastücken und dem beiseitegelegten Feldsalat garnieren. Mit den übrigen Walnüssen (10 g) und den Zitronenzesten bestreuen.

VOLLKORN-SPAGHETTI MIT SOJA-BOLOGNESE

Für 2 Personen
Zubereitung: 30 Minuten
Garen: 25 Minuten

75 g feines Sojagranulat
1 Zwiebel
1 Knoblauchzehe
1 große Möhre (ca. 100 g)
1 Stange Staudensellerie
100 g Lauch
2 EL Olivenöl
Salz, Pfeffer aus der Mühle
1 EL Tomatenmark
1 Dose stückige Tomaten (400 g)
¼ l vegane Gemüsebrühe
1 TL getr. italien. Kräuter
1 Lorbeerblatt
160 g Dinkelvollkorn-Spaghetti
¼ Bund Petersilie

Pro Portion: ca. 600 kcal,
34 g EW, 18 g F, 66 g KH, 14 g BST

1. Das Sojagranulat in einer Schüssel mit 200 ml kochend heißem Wasser übergießen und etwa 10 Minuten quellen lassen.

2. Inzwischen Zwiebel und Knoblauch schälen und fein würfeln. Die Möhre putzen und schälen, Sellerie und Lauch putzen und waschen, alles in sehr kleine Würfel schneiden.

3. Das Öl in einer großen Pfanne erhitzen. Das Sojagranulat in ein Sieb abgießen, mit einem Löffel ausdrücken und im Öl bei mittlerer Hitze 2 bis 3 Minuten braten. Das Granulat mit Salz und Pfeffer kräftig würzen. Dann Zwiebel, Knoblauch, Möhre, Sellerie und Lauch dazugeben und alles etwa 5 Minuten weiterbraten. Das Tomatenmark einrühren und kurz anrösten.

4. Stückige Tomaten und Brühe hinzufügen, die Kräuter und das Lorbeerblatt dazugeben. Die Bolognese einmal aufkochen, dann mit halb geschlossenem Deckel bei schwacher bis mittlerer Hitze etwa 25 Minuten köcheln lassen. Dabei immer wieder umrühren und, falls nötig, noch etwas Wasser dazugießen.

5. Inzwischen die Nudeln nach Packungsanweisung in reichlich kochendem Salzwasser bissfest garen. Die Petersilie waschen, trocken tupfen, Blätter abzupfen und fein hacken.

6. Das Lorbeerblatt entfernen und die Soja-Bolognese mit Salz und Pfeffer abschmecken. Die Nudeln in ein Sieb abgießen und kurz abtropfen lassen, sofort mit der Bolognese auf Tellern anrichten und mit der Petersilie bestreuen.

★ Wer das Gericht mit einem veganen Parmesan-Ersatz bestreuen möchte, kann dafür jeweils 1 EL Hefeflocken und gemahlene Mandeln mit ½ TL Salz mischen.

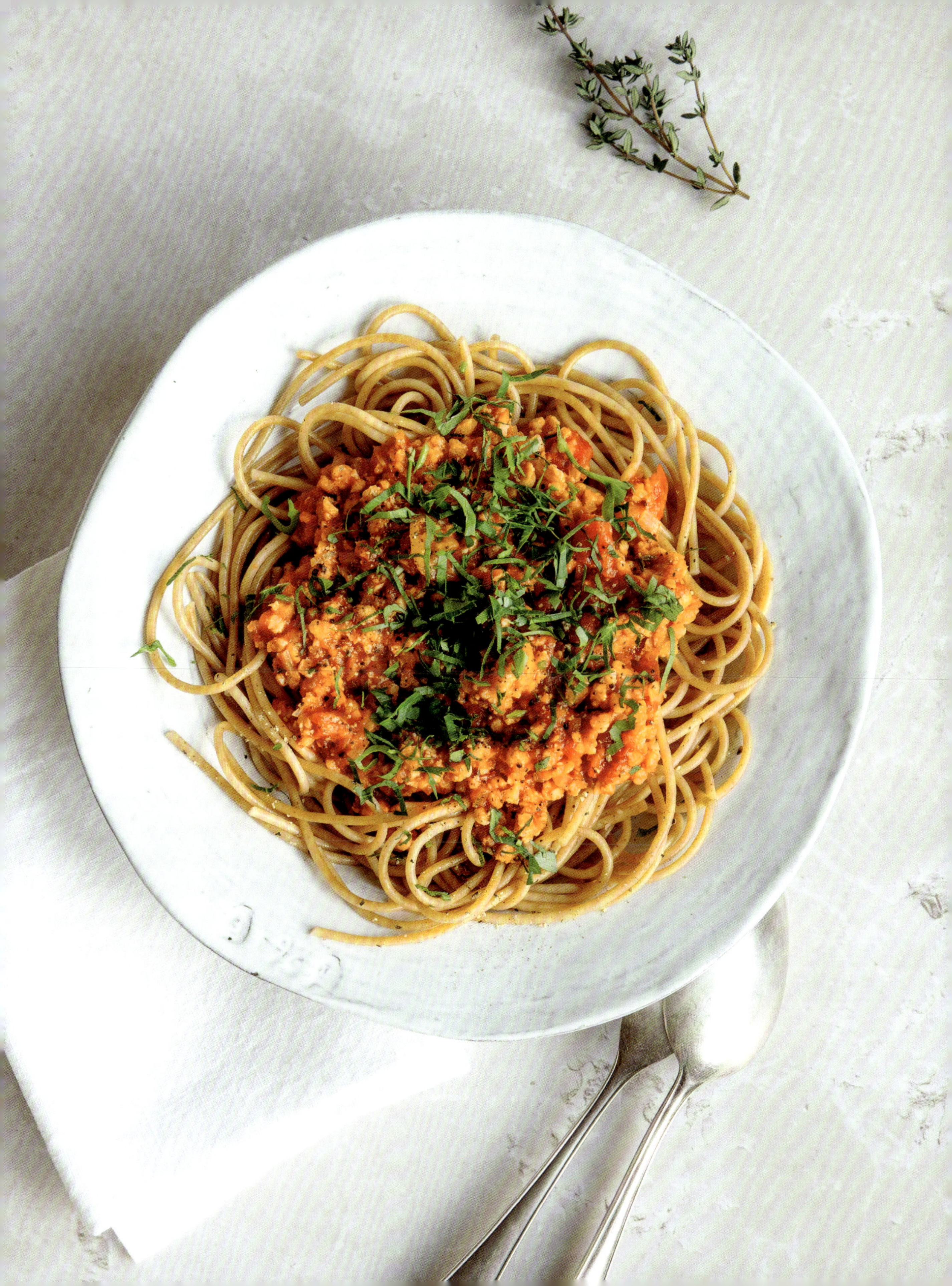

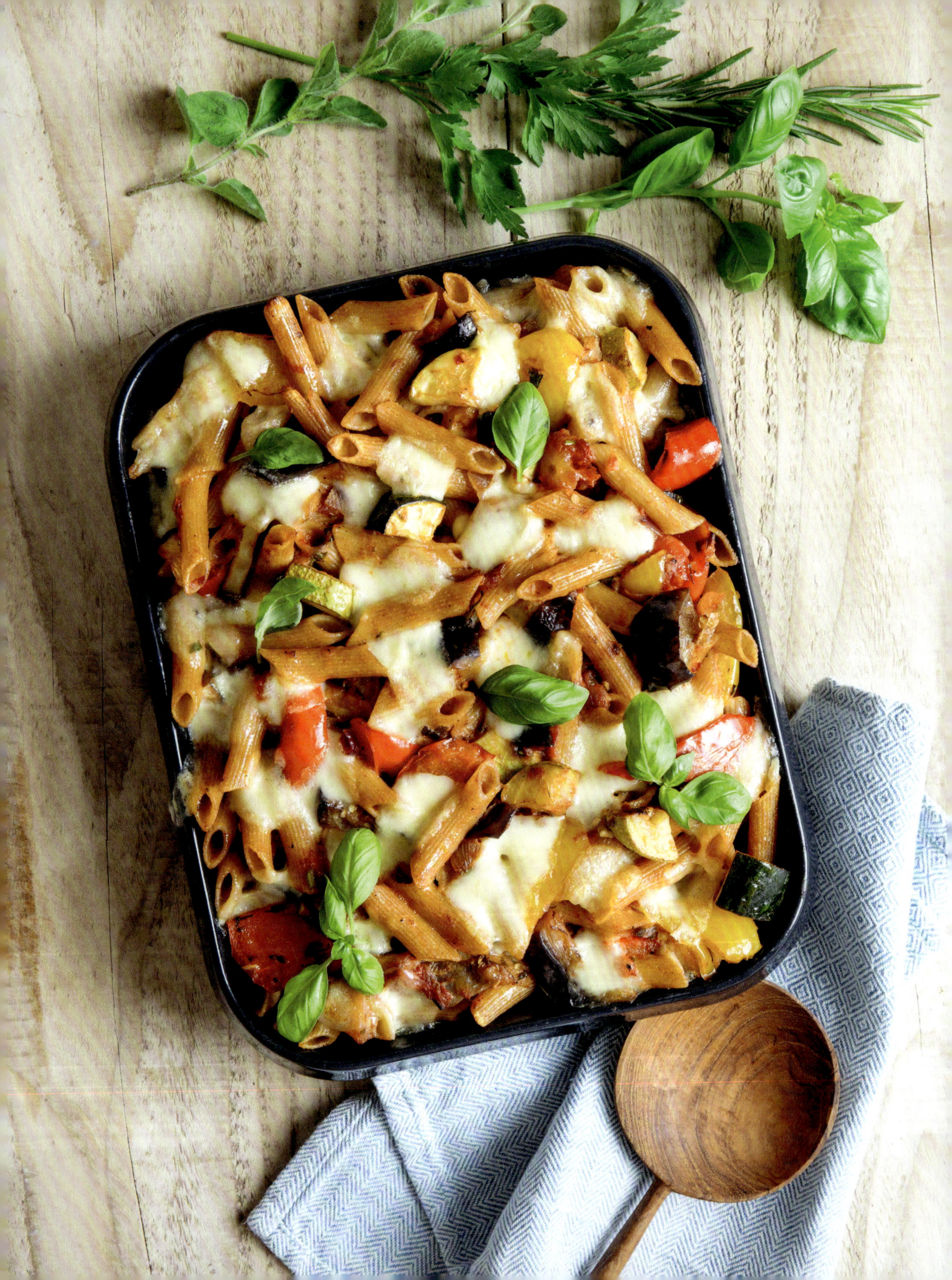

VOLLKORNNUDELAUFLAUF MIT RATATOUILLE

1. Aubergine, Zucchini und Paprikaschoten putzen, waschen und in etwa 2 cm große Stücke schneiden. Die Zwiebel und den Knoblauch schälen und fein würfeln. Kräuter waschen und trocken tupfen, die Nadeln bzw. Blätter abzupfen und fein hacken.

2. In einer großen Pfanne 3 EL Öl erhitzen und Auberginen-, Zucchini- und Paprikastücke darin bei mittlerer Hitze etwa 5 Minuten unter Wenden anbraten. Anschließend Zwiebel und Knoblauch hinzufügen und etwa 3 Minuten mitbraten. Stückige Tomaten, Brühe und Kräuter dazugeben und alles einmal kurz aufkochen. Dann die Ratatouille mit geschlossenem Deckel bei mittlerer Hitze etwa 6 Minuten garen, mit Salz und Pfeffer kräftig abschmecken.

3. Inzwischen den Backofen auf 180 °C vorheizen. Die Nudeln in kochendem Salzwasser ein paar Minuten kürzer als auf der Packung angegeben sehr bissfest garen. In ein Sieb abgießen, abtropfen lassen und unter das Gemüse mischen. Die Mischung in einer Auflaufform (ca. 20 x 30 cm) gleichmäßig verteilen.

4. Den Mozzarella abtropfen lassen, in Würfel schneiden und auf dem Auflauf verteilen. Den Auflauf mit dem restlichen Öl (1 EL) beträufeln und im Ofen auf der mittleren Schiene 20 bis 25 Minuten garen. Herausnehmen, kurz abkühlen lassen und auf Tellern anrichten. Zuletzt mit den Basilikumblättern garnieren.

Für 2 Personen
Zubereitung: 30 Minuten
Garen: 25 Minuten

1 kleine Aubergine (ca. 300 g)
1 Zucchini (ca. 150 g)
je 1 kleine rote und gelbe Paprikaschote
1 rote Zwiebel
2 Knoblauchzehen
1 Zweig Rosmarin
2 Zweige Oregano
4 Stiele Petersilie
4 EL Olivenöl
1 Dose stückige Tomaten (400 g)
100 ml Gemüsebrühe
Salz, Pfeffer aus der Mühle
120 g kurze Dinkelvollkornnudeln (z. B. Penne)
125 g Mozzarella (Halbfettstufe)
8–10 Basilikumblätter

Pro Portion: ca. 610 kcal, 23 g EW, 30 g F, 53 g KH, 11 g BST

Die Ernährungs-Docs

Auch wenn Gemüse in der Regel nicht besonders eiweißreich ist, gehört es unbedingt täglich auf den Speiseplan. Denn es liefert kaum Kalorien, dafür aber jede Menge Ballaststoffe und wertvolle Mikronährstoffe. Paprikaschoten zum Beispiel stecken voller Vitamin C und Carotinoide (darunter Betacarotin, Lutein und Zeaxanthin), die nachweislich oxidativen Stress bekämpfen und so Entzündungen im Körper eindämmen können.

DINKEL-QUARK-SPÄTZLE MIT PILZEN UND TOMATEN

1. Für den Spätzleteig Dinkelmehl, Quark und Eier mit dem Sojadrink und ½ TL Salz in eine Rührschüssel geben. Alles mit den Quirlen des Handrührgeräts so lange verrühren, bis Luftblasen entstanden sind. Den Teig bei Zimmertemperatur abgedeckt etwa 20 Minuten ruhen lassen.

2. Währenddessen alle Pilze putzen und, falls nötig, trocken abreiben, die Champignons je nach Größe halbieren oder vierteln, die Austernpilze grob in Stücke schneiden. Die Tomaten waschen und halbieren. Den Käse grob raspeln. Die Petersilie waschen, trocken tupfen, die Blätter abzupfen und fein hacken.

3. In einem großen Topf reichlich Salzwasser aufkochen. In der Zwischenzeit das Öl in einer beschichteten Pfanne erhitzen und die Pilze darin bei mittlerer Hitze etwa 3 Minuten anbraten. Die Tomaten dazugeben und etwa 2 Minuten mitbraten. Die Pilzmischung mit Salz, Pfeffer und Thymian würzen und abgedeckt warm halten.

4. Den Spätzleteig mit einem Kochlöffel nochmals kräftig aufschlagen (er ist perfekt, wenn er sich ziehen lässt, ohne zu reißen). Den Teig nach und nach durch die Spätzlepresse ins kochende Wasser drücken und in einem Schwung garen. Die Spätzle sind fertig, wenn sie an die Oberfläche steigen. Dann in ein Sieb abgießen und kurz abtropfen lassen.

5. Die Spätzle zurück in den Topf geben. Den Käse und das Pilz-Tomaten-Ragout unterrühren und alles nochmals mit Salz und Pfeffer abschmecken. Die Spätzle auf tiefen Tellern anrichten und mit der Petersilie bestreuen. Dazu passt ein grüner Salat mit Vinaigrette.

Für 2 Personen
Zubereitung: 45 Minuten

150 g Dinkelvollkornmehl
125 g Magerquark
2 Eier (Größe M)
100 ml ungesüßter Sojadrink
Salz
125 g braune Champignons
125 g Austernpilze
150 g Cocktailtomaten
80 g Emmentaler (45 % Fett i. Tr.)
½ Bund Petersilie
2 EL Olivenöl
Pfeffer aus der Mühle
½ TL getr. Thymian

Pro Portion: ca. 720 kcal,
43 g EW, 33 g F, 56 g KH, 13 g BST

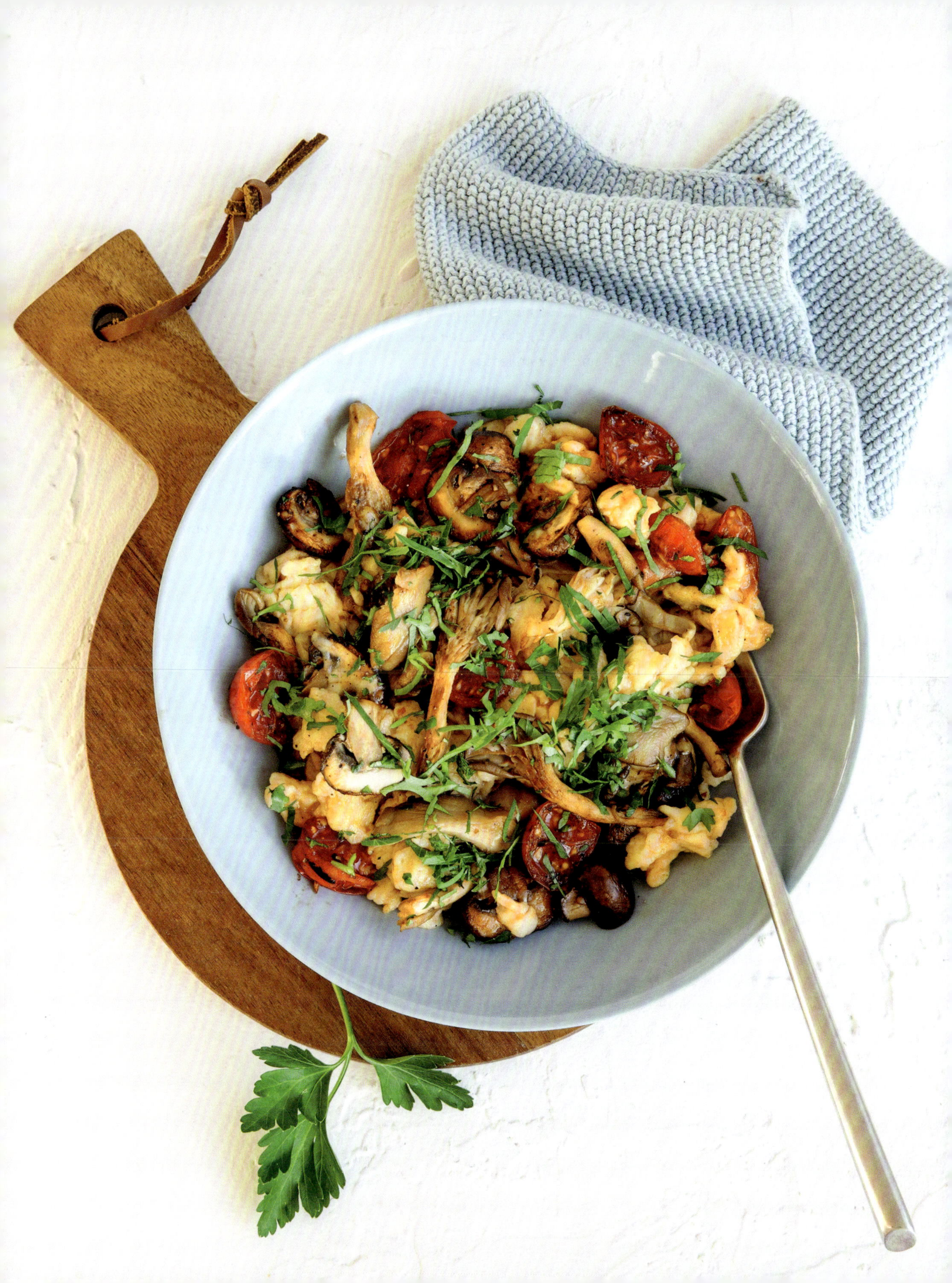

GRÜNKERNBULETTEN MIT GURKEN-RADIESCHEN-SALAT

Für 2 Personen
Zubereitung: 1 Stunde

1 kleine rote Paprikaschote
1 kleine Zwiebel
1 Knoblauchzehe
3 EL Olivenöl
150 g geschroteter Grünkern
1 TL getr. Majoran
375 ml Gemüsebrühe
½ Bund Radieschen
(ca. 150 g; mit Grün)
1 Salatgurke (ca. 300 g)
50 g Rucola
½ Bio-Zitrone
150 g Joghurt (1,5 % Fett)
1 TL flüssiger Honig
3 EL Milch (1,5 % Fett)
Salz, Pfeffer aus der Mühle
2-3 EL Sojamehl (vollfett)
1–2 EL Vollkornpaniermehl
1 TL scharfer Senf
¼ Bund Schnittlauch

Pro Portion: ca. 650 kcal, 21 g EW, 29 g F, 67 g KH, 15 g BST

1. Die Paprikaschote vierteln, putzen, waschen und in etwa ½ cm große Würfel schneiden. Zwiebel und Knoblauch schälen, fein würfeln und in einem Topf in 1 EL Öl bei mittlerer Hitze andünsten. Die Paprikawürfel dazugeben und etwa 3 Minuten mitdünsten. Den Grünkernschrot einrühren und kurz mitrösten. Majoran und Brühe hinzufügen, alles kurz aufkochen und anschließend mit geschlossenem Deckel bei schwacher Hitze 10 bis 12 Minuten köcheln lassen. Den Grünkern-Mix vom Herd nehmen und in einer Schüssel etwa 30 Minuten abkühlen lassen.

2. Inzwischen 1 Handvoll zartes Radieschengrün abzupfen, waschen, trocken tupfen und grob hacken. Die Radieschen waschen und vierteln. Die Gurke putzen, waschen, längs halbieren, entkernen und quer in etwa 1 cm breite Stücke schneiden. Rucola verlesen, waschen und trocken schleudern, harte Stiele entfernen.

3. Für das Dressing die Zitrone heiß waschen, abtrocknen und die Schale fein abreiben, dann die Zitronenhälfte auspressen. Zitronenschale und -saft mit Joghurt, Honig und Milch in einer Schüssel gründlich verrühren, mit Salz und Pfeffer würzen. Radieschen und Radieschengrün, Gurke und Rucola dazugeben und untermischen.

4. Für die Buletten das Soja- und Paniermehl mit dem Senf zum Grünkern-Mix geben, alles mit Salz und Pfeffer würzen. Aus der Masse mit angefeuchteten Händen 8 gleich große Bratlinge formen und in einer großen beschichteten Pfanne im übrigen Öl (2 EL) auf jeder Seite etwa 5 Minuten hellbraun braten.

5. Währenddessen den Schnittlauch waschen, trocken tupfen und fein schneiden. Den Salat mit den Grünkernbuletten anrichten und mit Schnittlauch bestreuen.

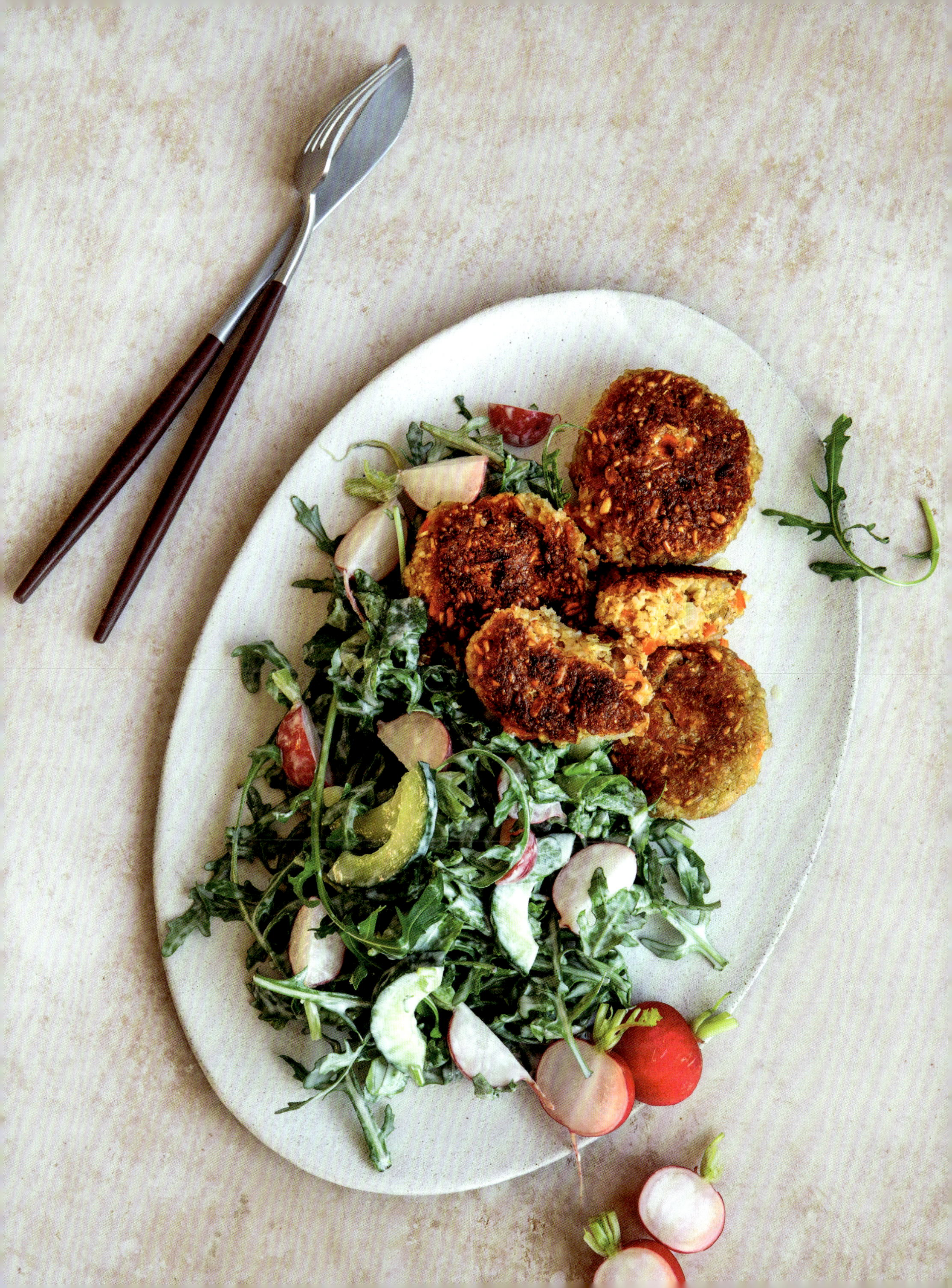

GEFÜLLTE ZUCCHINI MIT LINSEN-RISONI

1. Die Linsen-Pasta in reichlich kochendem Salzwasser nach Packungsanweisung 5 bis 6 Minuten bissfest garen, dabei ab und zu umrühren (Achtung, Nudeln aus Hülsenfrüchten garen schnell weich!). Die Nudeln in ein Sieb abgießen und gut abtropfen lassen.

2. Währenddessen den Backofen auf 200 °C vorheizen und ein Backblech mit Backpapier belegen. Die Zucchini putzen, waschen und längs halbieren, das Fruchtfleisch mit einem Löffel auslösen und fein hacken. Rosmarin und Thymian waschen, trocken tupfen, die Nadeln bzw. Blätter abzupfen und fein hacken.

3. In einer Pfanne 2 EL Öl erhitzen und das gehackte Zucchinifleisch darin mit dem Tomatenmark bei mittlerer Hitze etwa 2 Minuten anbraten. Die Kräuter und den Essig dazugeben, alles vom Herd nehmen. Den Feta zerbröseln. Die Hälfte des Käses mit dem Zucchini-Mix und den Nudeln mischen, mit Salz und Pfeffer würzen.

4. Die Zucchinihälften mit der Öffnung nach oben nebeneinander auf das Blech setzen und mit der Zucchinimischung füllen. Mit dem restlichen Feta bestreuen und im Ofen auf der 2. Schiene von unten 25 bis 30 Minuten garen.

5. Inzwischen den Knoblauch schälen und grob würfeln, die Petersilienblätter waschen und trocken tupfen. Beides mit dem restlichen Öl (3 EL) und 3 EL Wasser im Blitzhacker fein pürieren. Das Petersilienöl mit Salz, Pfeffer und Zitronensaft abschmecken.

6. Die gefüllten Zucchini aus dem Ofen nehmen, auf Tellern anrichten und großzügig mit dem Petersilienöl beträufeln.

Für 2 Personen
Zubereitung: 35 Minuten
Garen: 30 Minuten

80 g Rote-Linsen-Risoni
(ersatzweise Rote-Linsen-Spirelli)
Salz
2 Zucchini (à ca. 275 g)
1 Zweig Rosmarin
2 Zweige Thymian
5 EL Olivenöl
1 EL Tomatenmark
2 EL Aceto balsamico
100 g Feta (Schafskäse)
Pfeffer aus der Mühle
1 Knoblauchzehe
40 g Petersilienblätter
2 TL Zitronensaft

Pro Portion: ca. 630 kcal,
22 g EW, 43 g F, 34 g KH, 6 g BST

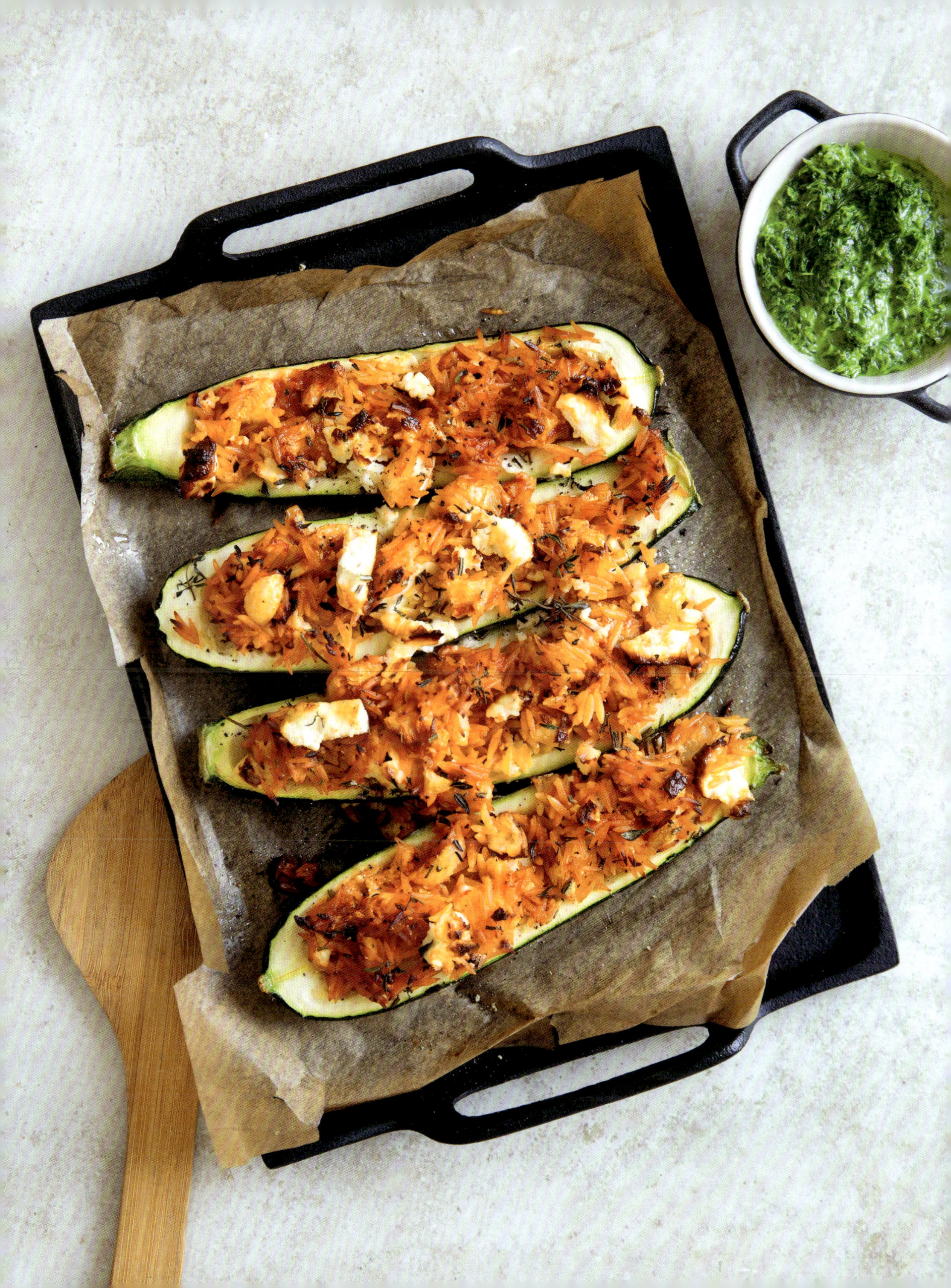

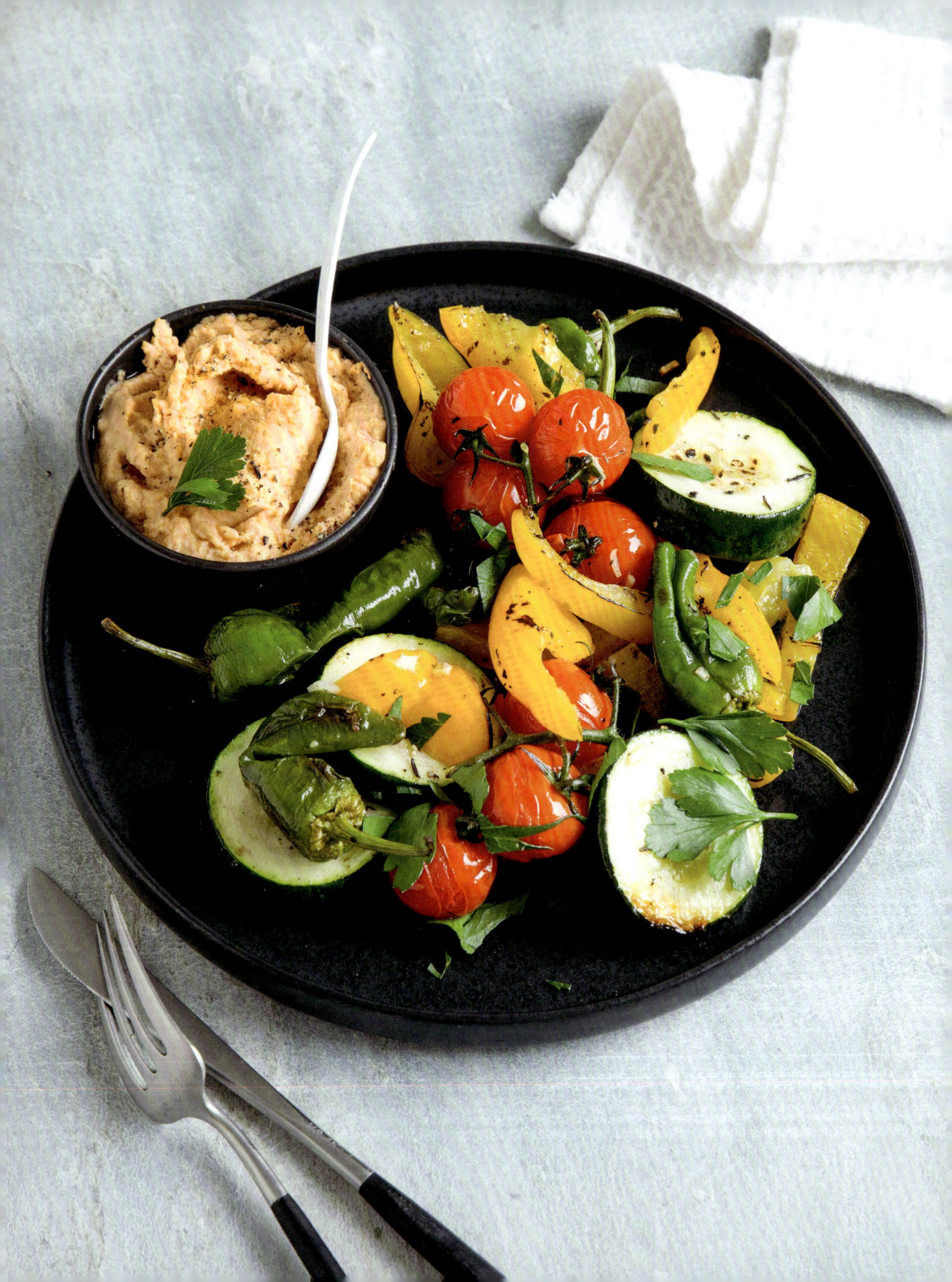

SOMMER-OFENGEMÜSE MIT CHILI-HUMMUS

Für 2 Personen
Zubereitung: 40 Minuten
Garen: 20 Minuten

1 gelbe Paprikaschote
200 g Mini-Bratpaprika (Pimientos de Padrón)
1 Zucchini (ca. 180 g)
250 g Cocktailtomaten (3–4 Rispen)
1 Knoblauchzehe
4 EL Olivenöl
1 TL getr. Rosmarin
Salz, Pfeffer aus der Mühle
1 Dose Kichererbsen (240 g Abtropfgewicht)
1 rote Chilischote
50 g Tahin (Sesampaste)
1 EL geschälte Hanfsamen
1 EL Tomatenmark
2 EL Zitronensaft
1 TL gemahlener Kreuzkümmel
¼ Bund Petersilie

Pro Portion: ca. 665 kcal, 20 g EW, 43 g F, 40 g KH, 14 g BST

1. Den Backofen auf 200 °C vorheizen und ein Backblech mit Backpapier belegen. Die Paprikas längs vierteln, putzen, waschen und quer in etwa 2 cm breite Streifen schneiden. Bratpaprika waschen und trocken tupfen. Zucchini putzen, waschen und in etwa 1 cm breite Scheiben schneiden. Die Tomaten waschen und trocken tupfen.

2. Den Knoblauch schälen, in feine Würfel schneiden und in einer Schüssel mit 3 EL Öl, Rosmarin, Salz und Pfeffer verrühren. Paprika, Bratpaprika und Zucchini dazugeben und gut untermischen. Das Gemüse auf dem Blech verteilen, die Tomatenrispen daraufsetzen und alles im Ofen auf der mittleren Schiene etwa 20 Minuten garen.

3. In der Zwischenzeit für den Hummus die Kichererbsen in einem Sieb abbrausen und abtropfen lassen. Chilischote längs halbieren, putzen, waschen, nach Belieben die Kerne entfernen, Chili klein hacken. Kichererbsen und Chili mit Tahin, Hanfsamen, Tomatenmark, Zitronensaft und restlichem Öl (1 EL) im Blitzhacker zu einer cremigen Paste pürieren. Falls nötig, noch 2 bis 3 EL Wasser untermixen. Den Hummus mit Salz, Pfeffer und Kreuzkümmel würzen.

4. Die Petersilie waschen, trocken tupfen, die Blätter abzupfen und grob hacken. Das Gemüse aus dem Ofen nehmen und mit dem Hummus auf Tellern anrichten, zuletzt mit der Petersilie bestreuen.

Die Ernährungs-Docs

Verwenden Sie möglichst oft Olivenöl, idealerweise extra natives. Neben reichlich Ölsäure machen vor allem die enthaltenen Polyphenole das flüssige Gold so gesund. Polyphenole sind sekundäre Pflanzenstoffe, die Entzündungen entgegenwirken. Außerdem stärken sie das Mikrobiom, weil sie den nützlichen Darmbakterien als Futter dienen.

BLUMENKOHL-OFENKARTOFFELN MIT LINSEN-DAL

1. Den Backofen auf 200 °C vorheizen und ein Backblech mit Backpapier belegen. Die Kartoffeln mit der Gemüsebürste gründlich waschen und mit Schale grob in Stücke schneiden. Blumenkohl putzen, waschen und in Röschen teilen. Den Strunk schälen und klein schneiden.

2. In einer großen Schüssel 2 EL Öl, 2 TL Garam masala, Salz und Pfeffer verrühren. 1 Knoblauchzehe schälen und dazupressen. Kartoffeln und Blumenkohl gründlich mit dem Würzöl mischen, auf dem Blech verteilen und im Ofen auf der mittleren Schiene etwa 35 Minuten garen.

3. Inzwischen für das Dal Schalotte, übrige Knoblauchzehe und Ingwer schälen und fein würfeln. Das übrige Öl (1 EL) in einem großen Topf erhitzen und Schalotte, Knoblauch und Ingwer darin bei mittlerer Hitze etwa 3 Minuten unter Rühren andünsten.

4. Restliches Garam masala (1 TL) und Tomatenmark unterrühren und kurz mitdünsten. Danach Brühe, Kokosmilch und Linsen dazugeben, alles kurz unter Rühren aufkochen und dann offen bei mittlerer Hitze noch etwa 10 Minuten köcheln lassen, bis die Linsen weich sind. Falls nötig, noch etwas Wasser dazugießen.

5. Den Koriander waschen, trocken tupfen und die Blätter abzupfen. Einige Blätter zum Garnieren beiseitelegen, die restlichen grob hacken und unter das Dal rühren. Das Dal mit Salz, Pfeffer und Limettensaft abschmecken.

6. Den Blumenkohl-Kartoffel-Mix aus dem Ofen nehmen und mit dem Dal auf Tellern anrichten. Mit dem übrigen Koriander bestreut servieren.

Für 2 Personen
Zubereitung: 45 Minuten
Garen: 35 Minuten

400 kleine festkochende Kartoffeln (z. B. Drillinge)
500 g Blumenkohl (ohne Grün)
3 EL Rapsöl
3 TL Garam masala (ind. Gewürzmischung)
Salz, Pfeffer aus der Mühle
2 Knoblauchzehen
1 Schalotte
15 g Ingwer
1 EL Tomatenmark
¼ l vegane Gemüsebrühe
200 g fettarme Kokosmilch
150 g rote Linsen
¼ Bund Koriandergrün
1 EL Limettensaft

Pro Portion: ca. 710 kcal, 22 g EW, 36 g F, 68 g KH, 11 g BST

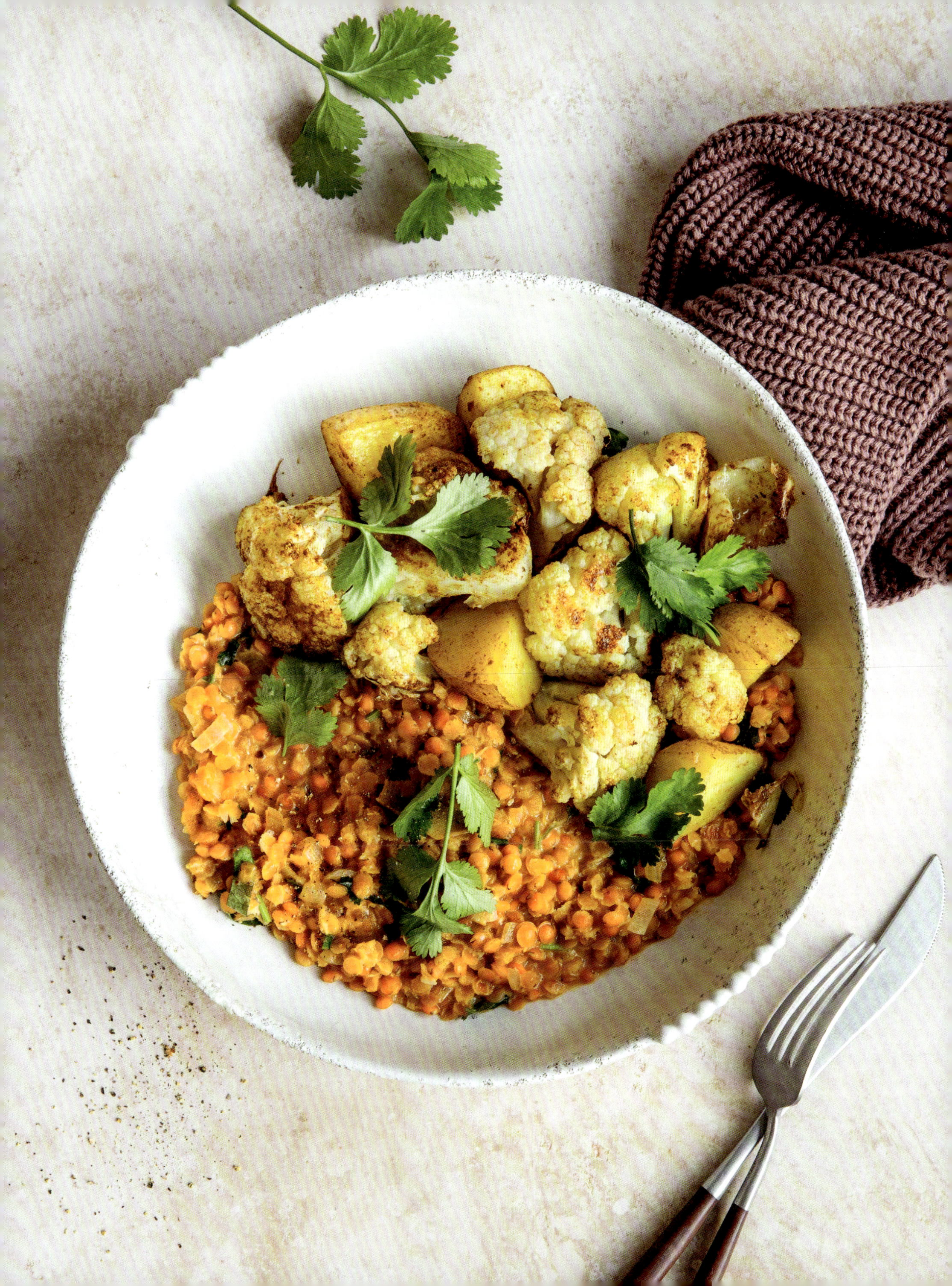

WINTERGEMÜSE-GRATIN MIT BERGLINSEN

Für 2 Personen
Zubereitung: 35 Minuten
Backen: 50 Minuten

100 g Berglinsen
1 große Möhre (ca. 100 g)
1 Pastinake (ca. 125 g)
1 Rote Bete (ca. 150 g)
80 g Bergkäse (45 % Fett i. Tr.; am Stück)
50 g geräucherter Tofu
4 Zweige Thymian
Öl für die Form
Salz, Pfeffer aus der Mühle
frisch geriebene Muskatnuss
1 Knoblauchzehe
100 g saure Sahne (10 % Fett)
100 g Sojasahne
50 ml Gemüsebrühe
1 EL Kürbiskerne
¼ Bund Petersilie

Pro Portion: ca. 710 kcal, 33 g EW, 43 g F, 38 g KH, 14 g BST

1. Die Linsen in einem Sieb abbrausen und in einem Topf in reichlich kochendem Wasser ohne (!) Salz etwa 25 Minuten garen. Dann in ein Sieb abgießen und abtropfen lassen.

2. In der Zwischenzeit die Möhre und die Pastinake putzen und schälen. Die Rote Bete putzen und schälen. Möhre, Pastinake und Rote Bete auf der Gemüsereibe grob raspeln. Den Käse ebenfalls reiben. Den Tofu in etwa ½ cm große Würfel schneiden. Den Thymian waschen, trocken tupfen und die Blätter abzupfen.

3. Den Backofen auf 200 °C vorheizen und eine Auflaufform (ca. 25 x 20 cm) mit Öl einfetten. Die Gemüseraspel mit den gegarten Linsen, der Hälfte des Käses, Tofu und Thymian in einer Schüssel mischen. Die Masse mit Salz, Pfeffer und Muskatnuss würzen und in der Form verteilen.

4. Für den Guss den Knoblauch schälen und fein würfeln. Mit saurer Sahne, Sojasahne und Brühe verrühren und mit Salz und Pfeffer würzen. Den Guss über dem Gemüse verteilen und mit dem übrigen Käse (40 g) bestreuen. Die Form mit Backpapier abdecken und das Gemüse-Gratin im Ofen auf der 2. Schiene von unten etwa 30 Minuten garen.

5. Dann das Backpapier entfernen und das Gratin noch 15 bis 20 Minuten backen, dabei etwa 10 Minuten vor Ende der Backzeit die Kürbiskerne darüberstreuen.

6. Die Petersilie waschen, trocken tupfen, die Blätter abzupfen und fein hacken. Das Gratin aus dem Ofen nehmen, auf Tellern anrichten und mit der Petersilie garnieren. Dazu passen pro Person 1 Scheibe Vollkornbrot (à ca. 50 g) und Feldsalat mit Vinaigrette.

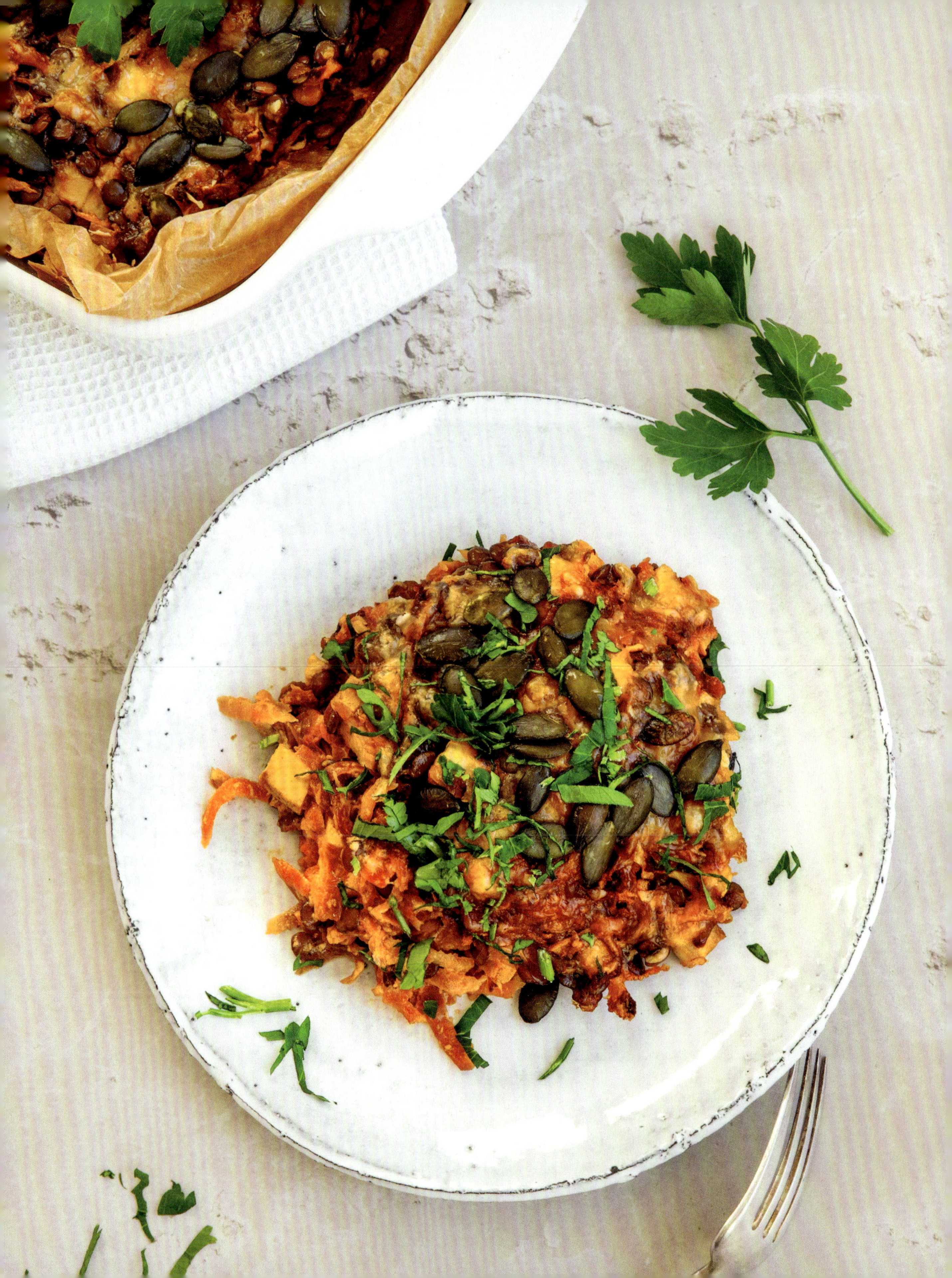

DINKELFLAMMKUCHEN MIT LAUCH UND KÜRBIS

Für 4 Personen
Zubereitung: 50 Minuten
Ruhen: 30 Minuten
Backen: 40 Minuten

150 g Magerquark
5 EL Olivenöl
5 EL Milch (1,5 % Fett)
1 Ei (Größe L)
220 g Dinkelvollkornmehl
1 TL Weinsteinbackpulver
Salz
200 g Butternusskürbis
1 dünne Stange Lauch (ca. 150 g)
150 g Frischkäse (Halbfettstufe)
2 EL Joghurt (1,5 % Fett)
Pfeffer aus der Mühle
150 g kleine Kräuterseitlinge (ersatzweise Champignons)
80 g Scamorza (geräucherter Mozzarella; 42 % Fett i. Tr.; ersatzweise mittelalter Gouda)
Mehl zum Arbeiten
½ Bund Schnittlauch

Pro Portion: ca. 530 kcal, 26 g EW, 25 g F, 44 g KH, 7 g BST

1. Für den Teig in einer Rührschüssel Quark, 4 EL Öl, Milch und Ei verrühren. Mehl, Backpulver und 1 TL Salz mischen und zum Quark-Mix geben. Alles mit den Knethaken des Handrührgeräts zu einem glatten Teig verkneten. Den Teig abgedeckt etwa 30 Minuten ruhen lassen.

2. Inzwischen den Kürbis halbieren, schälen und die Kerne mit einem Löffel entfernen. Das Kürbisfleisch in dünne Scheiben hobeln oder schneiden. Den Lauch putzen und gut waschen, die weißen Teile möglichst fein würfeln und mit dem Frischkäse und dem Joghurt verrühren, mit Salz und Pfeffer würzen. Die grünen Lauchteile quer in dünne Scheiben schneiden. Die Pilze putzen, falls nötig, trocken abreiben und längs in Scheiben schneiden. Kürbis, dunklen Lauch und Pilze mit dem übrigen Öl (1 EL), Salz und Pfeffer mischen. Den Scamorza grob raspeln.

3. Den Backofen auf 200 °C vorheizen, zwei Backbleche mit Backpapier belegen. Den Teig halbieren und jede Hälfte auf der bemehlten Arbeitsfläche zu einem Oval (ca. 20 x 30 cm) ausrollen. Die Fladen auf die Bleche legen und jeweils mit der Hälfte des Lauch-Frischkäse-Mix bestreichen. Jeweils die Hälfte der Kürbis-, Lauch und Pilzscheiben darauf verteilen. Die Flammkuchen leicht mit Salz und Pfeffer würzen und gleichmäßig mit dem Käse bestreuen.

4. Die Flammkuchen nacheinander im Ofen auf der 2. Schiene von unten jeweils etwa 20 Minuten backen. Währenddessen den Schnittlauch waschen, trocken tupfen und in feine Röllchen schneiden.

5. Die Flammkuchen aus dem Ofen nehmen und jeweils quer halbieren. Auf Tellern anrichten, mit dem Schnittlauch bestreuen und etwas Pfeffer grob darübermahlen.

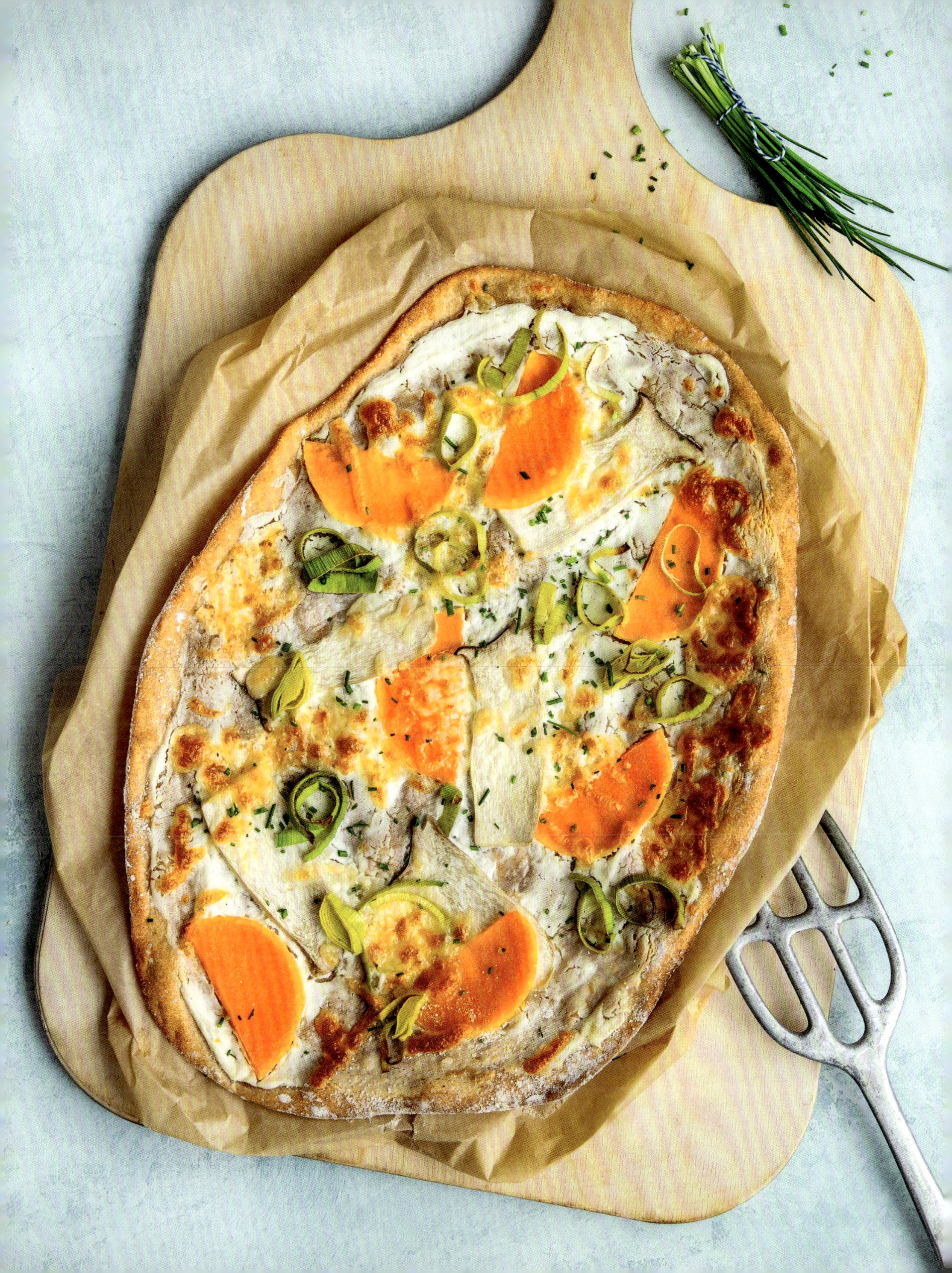

TIPPS UND TRICKS FÜR MEHR EIWEISS

Ganz nebenbei die Proteinzufuhr ohne großen Aufwand erhöhen? Dafür gibt es einige Tipps und Tricks, die Sie leicht im Alltag umsetzen können – das reicht von der cleveren Wahl der Mehlsorte über aufgepeppten Porridge bis zum etwas anderen Brotaufstrich.

Beilagen neu denken

Nudeln, Reis, Kartoffeln oder Klöße: Bei den Beilagen dreht sich meist alles um die Klassiker. Doch es geht auch anders. Wir müssen nur ein bisschen umdenken und uns daran gewöhnen. Pseudogetreide wie Amarant, Buchweizen oder Quinoa sind gesunde Alternativen, die gut sättigen gut und reichlich Eiweiß liefern. Pasta-Fans können auf Nudeln aus 100 Prozent Hülsenfrüchten zurückgreifen.

Proteinreiche Mehle

Ob Pizza, Brötchen oder Pfannkuchen – die meisten backen aus Gewohnheit mit Weizenmehl (je nach Sorte 9 bis 13 g EW pro 100 g). Das lässt sich ändern. Abhängig vom Rezept können Sie bis zu 20 Prozent des Weizenmehls durch besonders proteinreiche Mehle ersetzen, etwa durch teilentöltes Kürbiskernmehl (60 g pro 100 g), Mandelmehl (49 g pro 100 g), Leinsamenmehl (39 g pro 100 g) oder Walnussmehl (46 g pro 100 g). Mehr aber nicht, denn sonst wird das Backwerk brüchig und der Eigengeschmack der Mehle dominiert zu stark. Das gilt auch für Hülsenfruchtmehle wie Lupinenmehl (40 g pro 100 g) und Kichererbsenmehl (19 g pro 100 g) – hier kann man bis zu 25 Prozent tauschen. Mit Sojamehl kann man 20 bis 30 Prozent des Weizenmehls ersetzen.

Getoppte Suppen und Salate

Dank viel frischem Gemüse sind Suppen und Salate in der Regel sehr gesund, machen aber nicht immer richtig satt. Dabei können Sie die Eiweißzufuhr leicht erhöhen und ein vollwertiges, prima sättigendes Gericht daraus machen, indem Sie es mit verschiedenen Proteinquellen toppen. Das heißt: Streuen Sie Kerne, Nüsse oder Samen (wie geröstete Kürbis- oder Sonnenblumenkerne, Sesam-, Hanf-, Chia-, Lein- oder Mohnsamen) über Suppe oder Salat. Oder toppen Sie das Ganze mit gebratenen Tofuwürfeln, hart gekochten, gewürfelten Eiern oder Käse. Auch gegarte Hülsenfrüchte (aus Glas oder Dose) wie etwa Kichererbsen, weiße oder rote Bohnen sowie Edamame bieten sich als Eiweiß-Booster an.

Clevere Tauschgeschäfte

Sie mögen gerne weißen Reis oder leckeres Weißbrot? Denken Sie über proteinhaltige Alternativen nach. Weißer Reis lässt sich beispielsweise durch Quinoa ersetzen. Bringen Sie statt Weißbrot öfter mal Vollkornbrot oder Nussbrot auf den Teller. Tauschen Sie Naturjoghurt gegen Magerquark oder Skyr, die beide mehr Eiweiß enthalten. Und genießen Sie auch mal Hütten- statt Frischkäse.

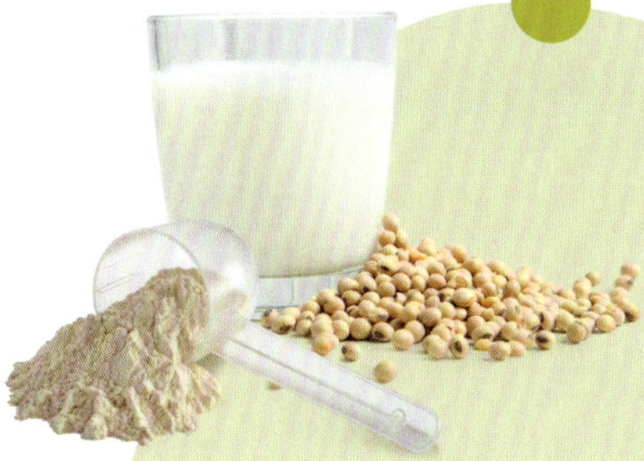

Haferflocken aufpeppen

Haferflocken und vor allem Haferkleie sind allein schon proteinreich, sie lassen sich aber in Sachen Eiweißgehalt noch aufwerten, indem Sie ein Müsli zum Beispiel mit 3 TL Erdnuss- oder Cashewmus aufpeppen. Auch gut: Die Hälfte der Haferflocken durch Soja- oder Einkornflocken ersetzen! Der klassische Porridge lässt sich außerdem herzhaft mit Ei, Pilzen, Käse oder Räucherlachs erweitern. Mit Milch statt mit Wasser erhöht sich der Anteil an tierischem Protein bei den beliebten Frühstücksflocken ebenfalls – bei 200 ml Milch um 6 bis 8 g (je nach Fettgehalt). Eine gute Quelle für pflanzliches Protein ist ein Porridge mit ungesüßtem Sojadrink (siehe links).

Shakes selbst machen

Sie müssen nicht zu einem hochverarbeiteten Fertigpulver greifen, um sich einen sättigenden Protein-Shake zuzubereiten. Den können Sie auch ganz leicht selbst machen: Einfach 150 bis 200 ml ungesüßten Pflanzendrink mit 75 g Quark, Skyr, Hüttenkäse oder Seidentofu, Hanfsamen sowie Gemüse und Obst nach Belieben mixen. Fertig! Von allen pflanzenbasierten Kuhmilchalternativen kann übrigens (ungesüßter) Sojadrink mit dem höchsten Proteingehalt (ca. 3,5 g pro 100 g) punkten.

Aufstrich mal anders

Wir sind daran gewöhnt, das Frühstücksbrötchen mit Butter, Schokocreme oder Marmelade zu genießen. Das muss nicht sein, denn proteinreiche Aufstriche bieten eine gesunde Alternative, um Brot und Brötchen eine Extraportion Eiweiß zu verpassen. Dazu gehören zum Beispiel Mandelmus oder Erdnussmus (wegen des hohen Kaloriengehalts allerdings nur in Maßen), Hummus oder andere Pasten aus Hülsenfrüchten.

Snacken mit Mehrwert

Sie brauchen ab und zu einen Snack zwischendurch? Dann tappen Sie nicht in die Heißhungerfalle und greifen zu Keksen, Kuchen und Schokolade, bei denen Sie kein Ende finden. Setzen Sie stattdessen auf kleine Proteinbomben wie 1 Handvoll Nüsse (vor allem Mandeln und Walnüsse), 1 Stück mageren Käse, 1 Becher Magerquark oder Skyr, ein paar Löffel Hüttenkäse oder Gemüsesticks mit Hummus, der orientalischen Kichererbsenpaste.

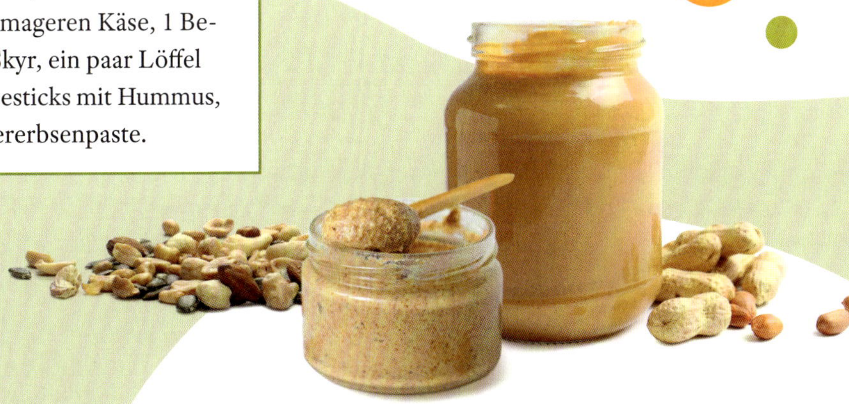

MAKRELENFILETS MIT BOHNEN-PAPRIKA-BRATKARTOFFELN

Für 2 Personen
Zubereitung: 40 Minuten

300 g grüne Bohnen
Salz
je 1 rote und gelbe Paprikaschote
1 rote Zwiebel
4 EL Olivenöl
Pfeffer aus der Mühle
400 g festkochende Kartoffeln
1 Knoblauchzehe
2 Zweige Rosmarin
2 EL Kapern (in Lake)
300 g Makrelenfilets (mit Haut)
¼ Bund Petersilie

Pro Portion: ca. 670 kcal, 32 g EW, 40 g F, 40 g KH, 9 g BST

1. Die Bohnen putzen, waschen und quer halbieren. In einem Topf in kochendem Salzwasser etwa 7 Minuten blanchieren. Dann in ein Sieb abgießen, kalt abschrecken und gut abtropfen lassen.

2. Inzwischen die Paprikaschoten längs vierteln, putzen, waschen und quer in etwa 1 cm breite Streifen schneiden. Die Zwiebel schälen, halbieren und in feine Streifen schneiden. Paprika und Zwiebel in einer Schüssel mit 1 EL Öl mischen, mit Salz und Pfeffer würzen.

3. Die Kartoffeln schälen, waschen und in etwa 3 mm dünne Scheiben hobeln oder schneiden. 2 EL Öl in einer großen beschichteten Pfanne erhitzen und die Kartoffeln darin bei mittlerer Hitze etwa 20 Minuten goldbraun und knusprig braten, dabei am besten nicht wenden.

4. Inzwischen den Knoblauch schälen und in feine Scheiben schneiden. Den Rosmarin waschen, trocken tupfen und die Zweige grob in Stücke schneiden. Etwa 10 Minuten vor Ende der Bratzeit Bohnen, Paprika-Mix, Knoblauch und Rosmarin zu den Kartoffeln geben und mitbraten, dabei ab und zu wenden. Salzen und pfeffern. Die Kapern abtropfen lassen und kurz vor Ende der Bratzeit untermischen.

5. Währenddessen die Fischfilets waschen, trocken tupfen, mit Salz und Pfeffer würzen. Das restliche Öl (1 EL) in einer (Grill-)Pfanne erhitzen und die Filets darin auf der Hautseite 3 bis 4 Minuten braten. Dann wenden und auf der anderen Seite noch 2 bis 3 Minuten braten. Auf der abgeschalteten Herdplatte etwa 2 Minuten ziehen lassen.

6. Die Petersilie waschen, trocken tupfen, die Blätter abzupfen und fein hacken. Die Bratkartoffeln mit den Makrelenfilets auf Tellern anrichten und mit Petersilie bestreuen.

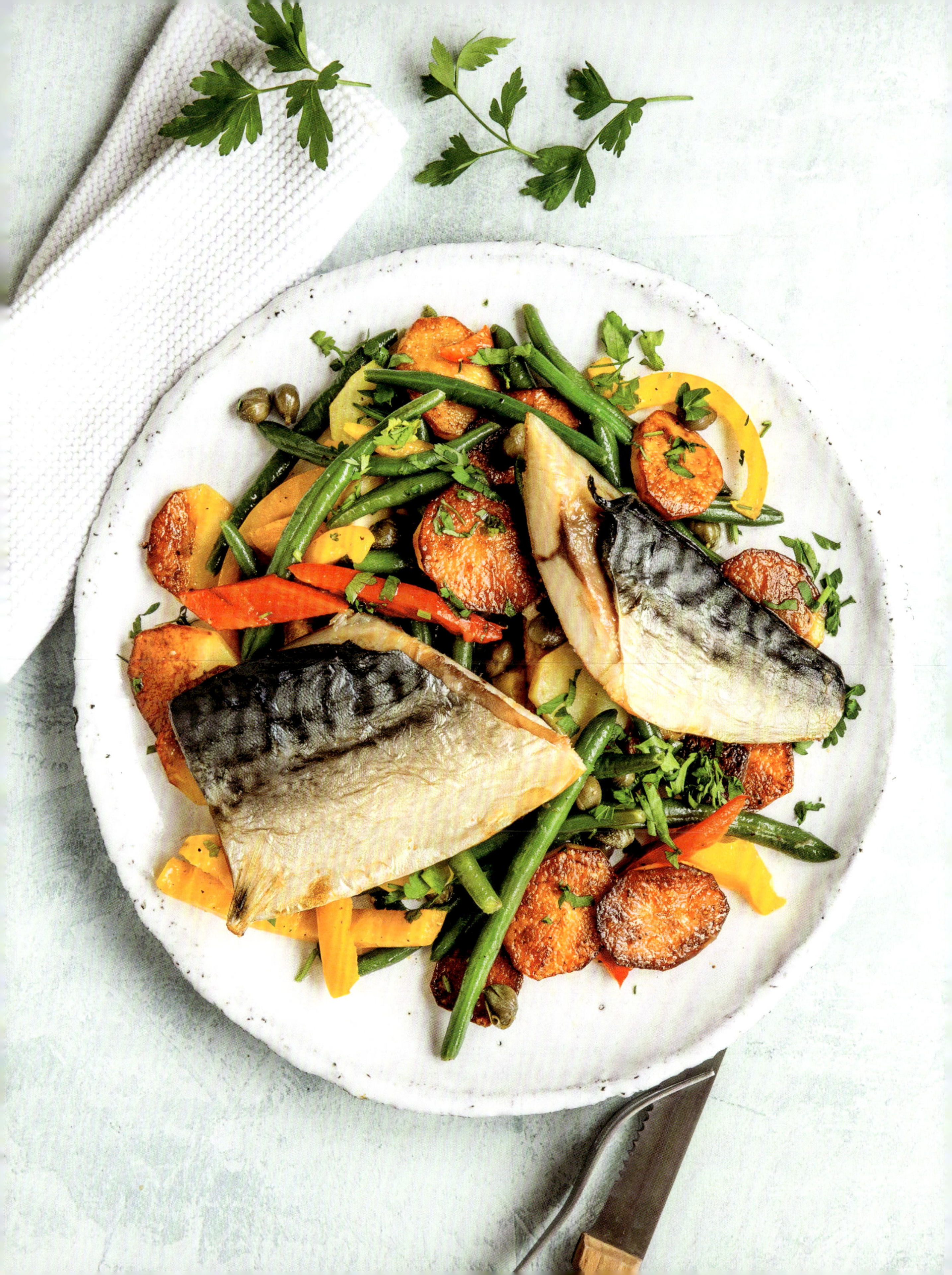

KABELJAU MIT MANGOLDGEMÜSE UND ROTE-BETE-STAMPF

1. Die Kartoffeln und die Rote Bete putzen, schälen und in kleine Stücke schneiden. Zusammen einem Topf mit Salzwasser bedeckt mit geschlossenem Deckel bei mittlerer Hitze 20 bis 25 Minuten weich garen.

2. Inzwischen die Schalotte schälen, halbieren und in feine Streifen schneiden. Den Mangold putzen, waschen und die Stiele von den Blättern schneiden. Die Stiele schräg in etwa 1 cm dicke Scheiben schneiden, die Blätter längs halbieren und quer in fingerbreite Streifen schneiden. Die Möhren putzen, schälen, längs halbieren und schräg in etwa ½ cm dicke Scheiben schneiden. Den Knoblauch schälen und fein würfeln. Den Fisch waschen, trocken tupfen und auf beiden Seiten mit Salz und Pfeffer würzen.

3. Das Kartoffel-Bete-Gemüse abgießen und kurz ausdampfen lassen, die Milch dazugeben und alles mit dem Kartoffelstampfer grob zerdrücken. Mit Salz, Pfeffer und Muskatnuss würzen und abgedeckt warm halten.

4. Die Schalotte in einer großen Pfanne in 1 EL Öl bei mittlerer Hitze etwa 2 Minuten anbraten. Mangoldstiele, Möhren und Knoblauch dazugeben und etwa 5 Minuten mitdünsten. Mit Salz und Pfeffer würzen. Dann die Mangoldblätter hinzufügen und mit geschlossenem Deckel bei schwacher bis mittlerer Hitze etwa 3 Minuten zusammenfallen lassen. Zuletzt die saure Sahne mit der Zitronenschale verrühren und untermischen, erhitzen, aber nicht mehr kochen.

5. Währenddessen das restliche Öl (1 EL) in einer beschichteten Pfanne erhitzen und den Fisch darin bei mittlerer Hitze 3 bis 4 Minuten braten, dann wenden. Die Rosmarinzweige waschen, trocken tupfen und mit dem Fisch 2 bis 3 Minuten mitbraten. Den Fisch mit dem Mangoldgemüse und dem Stampf auf Tellern anrichten.

Für 2 Personen
Zubereitung: 45 Minuten

500 g vorwiegend festkochende Kartoffeln
300 g Rote Bete
Salz
1 Schalotte
250 g Mangold
200 g Möhren
1 Knoblauchzehe
2 Kabeljaufilets (à ca. 160 g)
Pfeffer aus der Mühle
50 ml Milch (1,5 % Fett)
frisch geriebene Muskatnuss
2 EL Olivenöl
2 EL saure Sahne (10 % Fett)
1 TL abgeriebene Bio-Zitronenschale
2 kleine Zweige Rosmarin

Pro Portion: ca. 570 kcal,
39 g EW, 20 g F, 51 g KH, 11 g BST

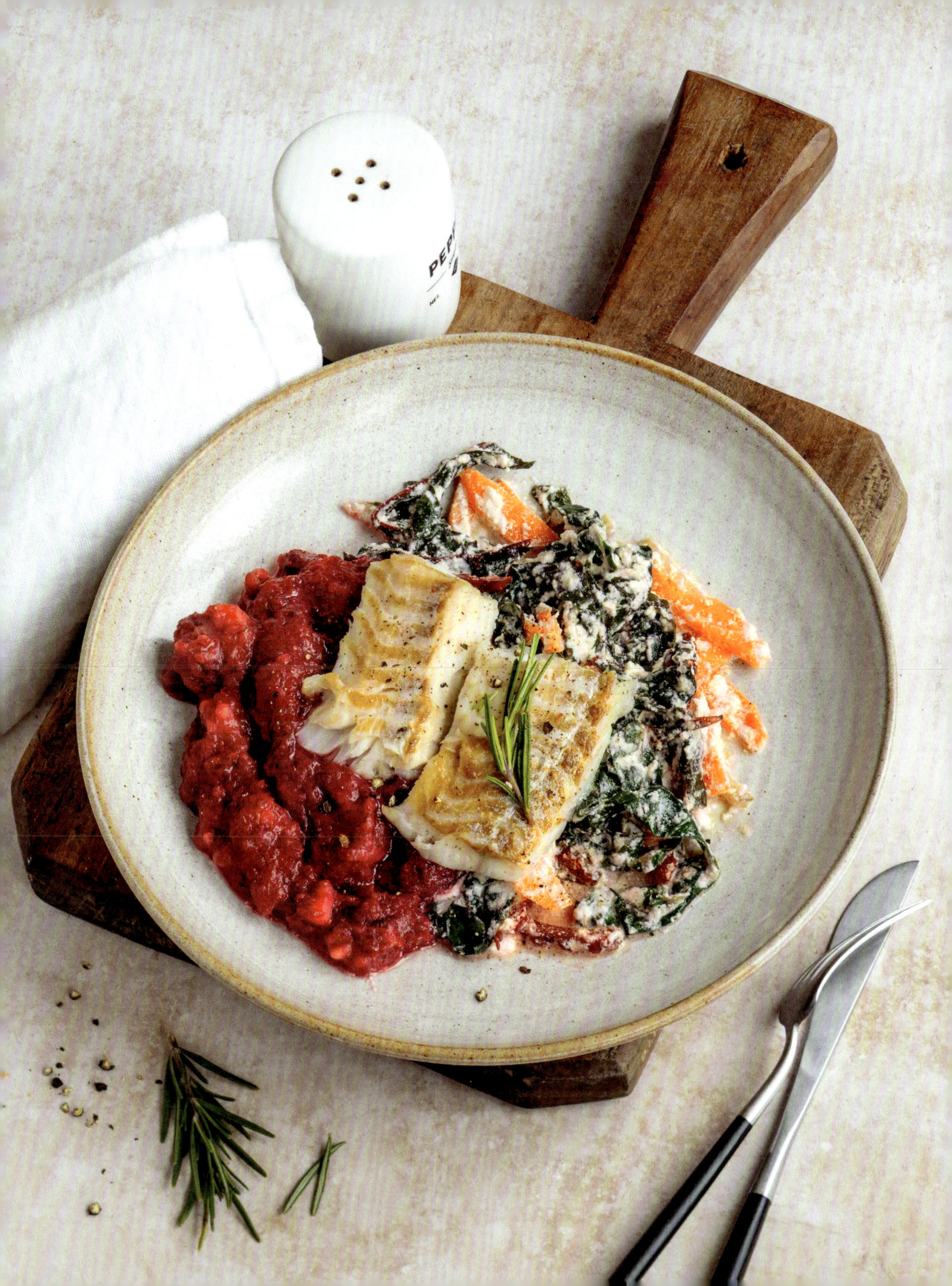

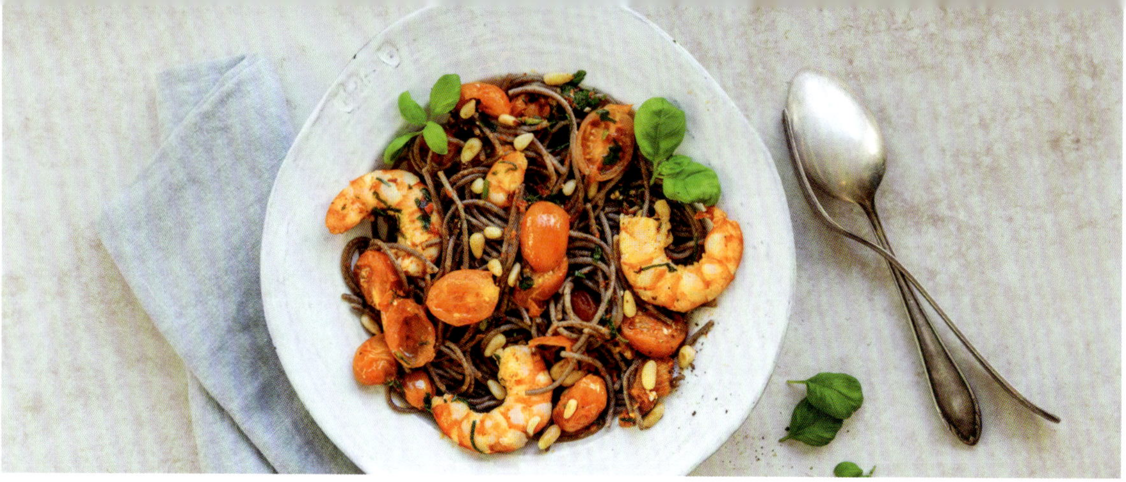

BUCHWEIZENNUDELN MIT GARNELEN

1. Die Pinienkerne in einer Pfanne ohne Fett leicht anrösten, herausnehmen und abkühlen lassen. Die Tomaten waschen und halbieren. Knoblauch schälen und in feine Scheiben schneiden. Petersilie waschen, trocken tupfen, Blätter abzupfen und fein hacken. Thymian waschen, trocken tupfen und die Blätter abzupfen. Die Garnelen in einem Sieb abbrausen, abtropfen lassen und quer halbieren.

2. Nudeln in reichlich kochendem Salzwasser nach Packungsanweisung bissfest garen. Währenddessen die Garnelen in einer großen Pfanne in 2 EL Öl bei mittlerer Hitze etwa 2 Minuten braten. Die Hälfte des Knoblauchs und den Thymian hinzufügen und etwa 2 Minuten mitbraten. Dann die Garnelen mit Salz und ¼ TL Chiliflocken würzen, aus der Pfanne nehmen und abgedeckt warm halten.

3. Die Pfanne mit Küchenpapier säubern und den restlichen Knoblauch darin im übrigen Öl (2 EL) bei mittlerer Hitze etwa 1 Minute dünsten. Die Tomaten und 50 ml Wasser hinzufügen und alles offen noch etwa 4 Minuten kochen. Mit Salz würzen, Garnelen und Petersilie untermischen.

4. Die Nudeln abgießen, kurz abtropfen lassen und unter die Garnelen mischen, mit Salz und Chiliflocken würzen. Die Garnelen-Pasta auf Tellern anrichten und zum Servieren mit den Pinienkernen und Basilikum bestreuen.

Für 2 Personen
Zubereitung: 30 Minuten

2 EL Pinienkerne
400 g Cocktailtomaten
2 Knoblauchzehen
½ Bund Petersilie
4 Zweige Thymian
200 g Garnelen
(ohne Kopf, geschält)
160 g Buchweizen-Spaghetti
Salz
4 EL Olivenöl
¼–½ TL Chiliflocken
einige Basilikumblätter zum
Garnieren

Pro Portion: ca. 730 kcal,
34 g EW, 36 g F, 61 g KH, 12 g BST

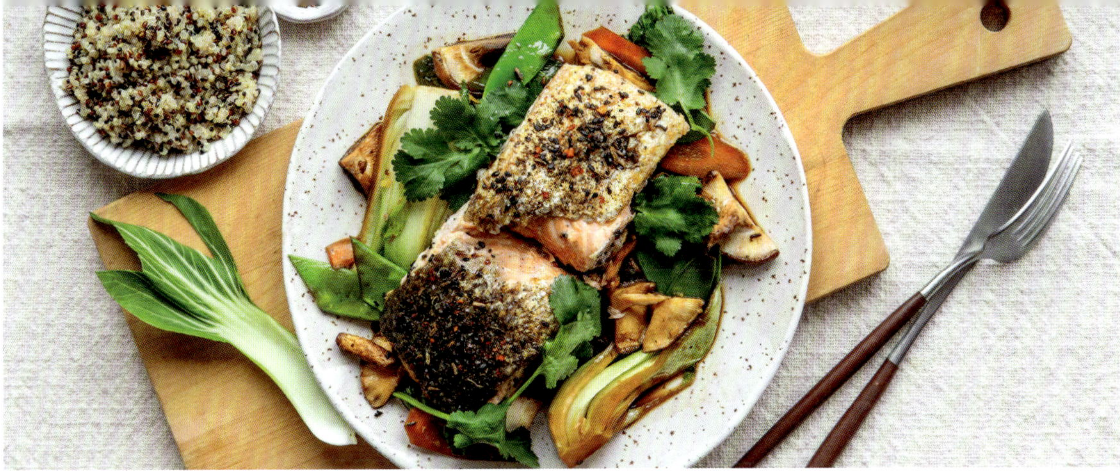

LACHS MIT SHIITAKE UND PAK CHOI

1. Die drei Samensorten in einer Pfanne ohne Fett anrösten. Herausnehmen, abkühlen lassen und im Mörser mit Chiliflocken und Salz zerstoßen. Fisch waschen, trocken tupfen und quer halbieren, salzen und pfeffern. Schalotte, Ingwer und Knoblauch schälen und fein würfeln. Die Möhren putzen, schälen, längs halbieren und schräg in dünne Scheiben schneiden. Die Zuckerschoten putzen, waschen und schräg halbieren. Die Pilze putzen, falls nötig, trocken abreiben, die Stiele kürzen, die Kappen halbieren oder vierteln. Pak Choi putzen, waschen und grob in Stücke schneiden.

2. Im Wok oder in einer Pfanne in 1 EL Öl Schalotte, Ingwer und Knoblauch etwa 2 Minuten anbraten. Erst die Möhren dazugeben und etwa 3 Minuten mitbraten, dann Zuckerschoten, Pilze und Pak Choi hinzufügen. Alles noch etwa 3 Minuten unter Rühren mitbraten. Brühe und Sojasauce dazugießen und das Gemüse mit geschlossenem Deckel bei schwacher Hitze etwa 2 Minuten ziehen lassen.

3. In der Zwischenzeit in einer kleinen beschichteten Pfanne den Fisch im restlichen Öl (1 EL) bei mittlerer Hitze auf jeder Seite 3 bis 4 Minuten braten. Dann mit der Hälfte der Würzmischung bestreuen. Gemüse und Lachs auf Tellern anrichten und mit dem Koriander bestreuen. Die restliche Würzmischung dazu reichen. Dazu passt pro Portion etwa 50 g (roh) bunte Quinoa.

Für 2 Personen
Zubereitung: 35 Minuten

2 TL ungeschälte Sesamsamen
1 TL Koriandersamen
½ TL Fenchelsamen
¼ TL Chiliflocken
Salz, Pfeffer aus der Mühle
2 Lachsfilets (à ca. 160 g)
1 Schalotte
20 g Ingwer
1 Knoblauchzehe
150 g Möhren
80 g Zuckerschoten
100 g Shiitake-Pilze
300 g Mini-Pak-Choi
2 EL helles Sesam- oder Rapsöl
100 ml Gemüsebrühe
2 EL Sojasauce
1 Handvoll Koriandergrünblätter

Pro Portion: ca. 560 kcal,
40 g EW, 35 g F, 21 g KH, 9 g BST

LACHS MIT KRÄUTERKRUSTE UND OFENGEMÜSE

Für 2 Personen
Zubereitung: 35 Minuten
Garen: 40 Minuten

250 g kleine festkochende Kartoffeln (z. B. Drillinge)
200 g grüner Spargel
je 1 kleine rote und gelbe Paprikaschote
2 kleine rote Zwiebeln
1 Knoblauchzehe
2 Zweige Rosmarin
4 EL Olivenöl
Salz, Pfeffer aus der Mühle
½ Bio-Limette
3 Stiele Basilikum
2 EL Vollkornpaniermehl
1 TL getr. Thymian
1 EL geschälte Hanfsamen
2 Lachsfilets (à ca. 150 g)
150 g Cocktailtomaten

Pro Portion: ca. 725 kcal, 39 g EW, 45 g F, 37 g KH, 8 g BST

1. Die Kartoffeln mit der Gemüsebürste gründlich waschen und längs halbieren oder vierteln. Den Spargel waschen, im unteren Drittel schälen und die holzigen Enden abschneiden. Die Spargelstangen in 4 bis 5 cm lange Stücke schneiden. Paprikaschoten längs vierteln, putzen, waschen und in mundgerechte Stücke schneiden. Die Zwiebeln schälen und in etwa 1 cm breite Spalten schneiden. Den Knoblauch schälen und in feine Scheiben schneiden. Den Rosmarin waschen, trocken tupfen, die Nadeln abzupfen und grob hacken.

2. Den Backofen auf 200 °C vorheizen. 3 EL Öl mit Rosmarin, Salz und Pfeffer in einer Schüssel verrühren. Die Kartoffeln und das vorbereitete Gemüse gut im Würzöl wenden, dann in einer Auflaufform verteilen und im Ofen auf der mittleren Schiene etwa 20 Minuten garen.

3. Inzwischen die Limette heiß waschen, abtrocknen und die Schale fein abreiben, dann die Limettenhälfte auspressen. Das Basilikum waschen und trocken tupfen, die Blätter von 2 Stielen abzupfen und grob hacken. Gehacktes Basilikum mit Limettenschale und -saft, Paniermehl, Thymian, Hanfsamen, übrigem Öl (1 EL) und Salz im Blitzhacker zu einer Paste zerkleinern. Die Lachsfilets waschen, trocken tupfen, mit Salz und Pfeffer würzen. Die Kräuterpaste gleichmäßig auf den Fischfilets verteilen und festdrücken. Die Tomaten waschen und halbieren.

4. Nach etwa 20 Minuten Garzeit den Fisch und die Tomaten zum Gemüse in die Form setzen. Alles noch etwa 20 Minuten im Ofen fertig garen. Von dem übrigen Basilikumstiel die Blätter abzupfen. Gemüse und Lachs aus dem Ofen nehmen, auf Tellern anrichten und mit Basilikum garnieren.

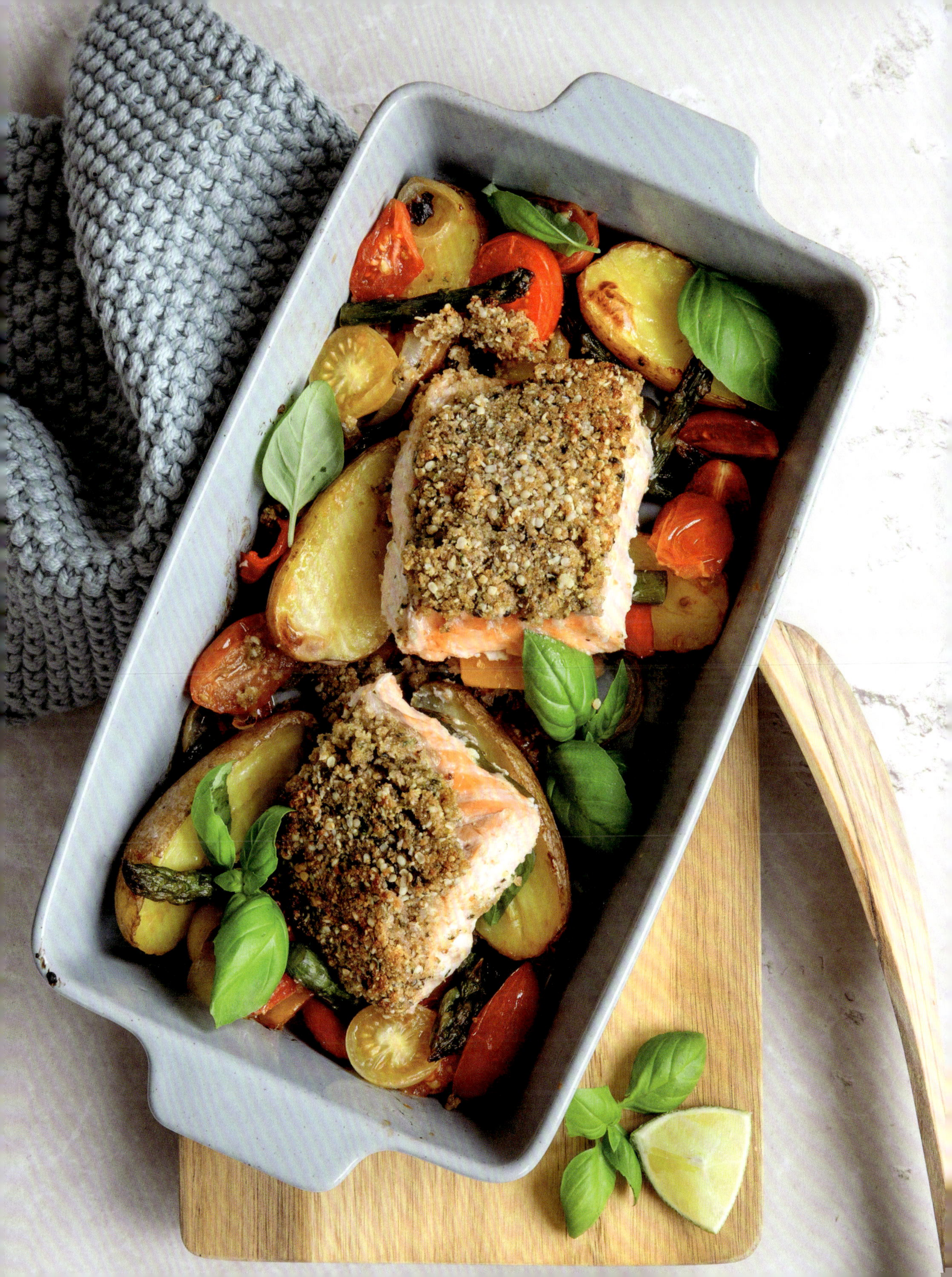

FORELLENPÄCKCHEN MIT SPARGELGEMÜSE

Für 2 Personen
Zubereitung: 35 Minuten
Garen: 20 Minuten

2 Forellen (à ca. 350 g; küchenfertig)
2 EL Olivenöl
Salz, Pfeffer aus der Mühle
1 Bio-Zitrone
400 g grüner Spargel
2 Möhren (ca. 150 g)
100 g Zuckerschoten
¼ l Gemüsebrühe
¼ TL Piment d'Espelette
(ersatzweise rosenscharfes Paprikapulver)
100 g Sahne
1 TL Johannisbrotkernmehl
6 Stiele Basilikum

Pro Portion: ca. 520 kcal,
32 g EW, 34 g F, 16 g KH, 9 g BST

1. Die Forellen innen und außen waschen, trocken tupfen, rundum mit Öl bestreichen und mit Salz und Pfeffer würzen. Die Zitrone heiß waschen, abtrocknen, 4 Scheiben aus der Mitte herausschneiden und in die Bauchhöhle der Fische stecken. Jeden Fisch mittig auf einen Bogen Backpapier (à ca. 38 x 42 cm) legen. Das Papier über dem Fisch zu einem Päckchen zusammenfalten, die Seiten wie bei einem Bonbon verdrehen und mit Küchengarn zubinden.

2. Den Backofen auf 220 °C vorheizen. Spargel waschen, im unteren Drittel schälen und die holzigen Enden abschneiden. Die Spargelstangen schräg in 3 bis 4 cm lange Stücke schneiden. Möhren putzen, schälen und schräg in dünne Scheiben schneiden. Die Zuckerschoten putzen, waschen und diagonal halbieren. Die Fischpäckchen auf ein Backblech setzen und im Ofen auf der 2. Schiene von unten etwa 20 Minuten garen.

3. Inzwischen die Brühe in einem Topf erhitzen und Spargel und Möhren darin mit geschlossenem Deckel bei mittlerer Hitze etwa 3 Minuten dünsten. Die Zuckerschoten hinzufügen und etwa 1 Minute mitdünsten. Die restlichen Zitronenhälften auspressen. Das Gemüse mit 2 TL Zitronensaft, Salz, Pfeffer und Piment d'Espelette abschmecken. Die Sahne mit dem Johannisbrotkernmehl glatt verrühren und zum Binden unter das Gemüse mischen.

4. Basilikum waschen, trocken tupfen und die Blätter abzupfen. Einige Blätter zum Garnieren beiseitelegen, den Rest in feine Streifen schneiden und unter das Gemüse heben. Die Forellenpäckchen aus dem Ofen nehmen und auf Teller setzen. Die Päckchen öffnen (Achtung, heißer Dampf entweicht!), das Gemüse daneben anrichten und alles mit Basilikumblättern bestreuen. Dazu passen kleine Pellkartoffeln – pro Person 200 g. Dann ist das Gericht allerdings nicht mehr Low Carb.

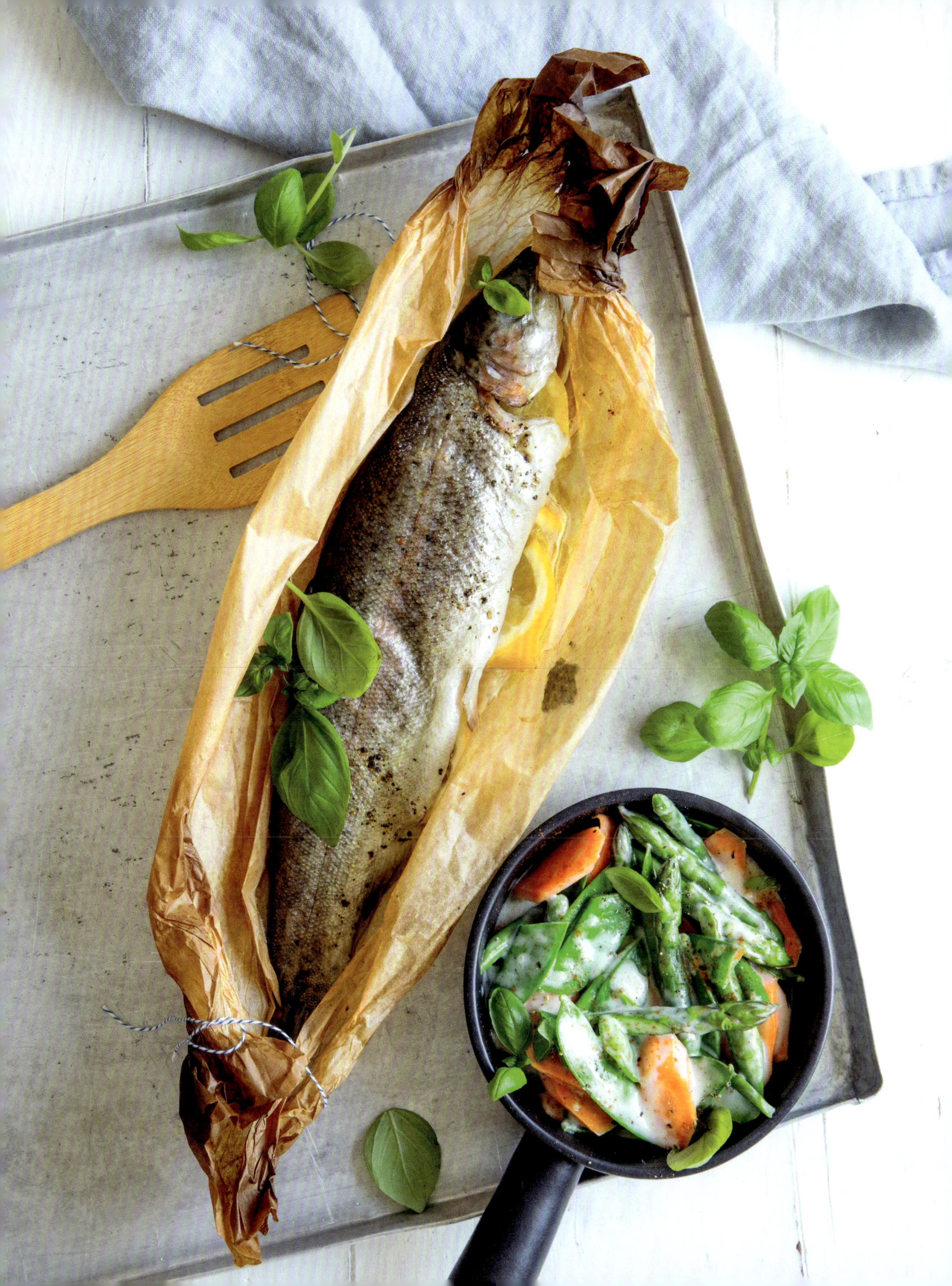

AUBERGINEN-PILZ-CURRY MIT HÄHNCHEN UND LIMETTENREIS

Für 2 Personen
Zubereitung: 45 Minuten

100 g Vollkorn-Basmatireis
Salz
1 Knoblauchzehe
2 Möhren (ca. 150 g)
1 Aubergine (ca. 300 g)
2 rote Zwiebeln
3 EL helles Sesam- oder Rapsöl
1½ EL rote Thai-Currypaste
200 ml vegane Gemüsebrühe
200 g fettarme Kokosmilch
Pfeffer aus der Mühle
250 g braune Champignons
250 g Hähnchenbrustfilet
½ Bio-Limette
¼ Bund Koriandergrün

Pro Portion: ca. 740 kcal,
42 g EW, 36 g F, 53 g KH, 8 g BST

1. Den Reis in einem Sieb gründlich kalt abbrausen. In einem Topf mit ¼ l kochendem Salzwasser mit geschlossenem Deckel bei schwacher Hitze etwa 35 Minuten garen. Den Reis in ein Sieb abgießen, abtropfen und abkühlen lassen.

2. Inzwischen den Knoblauch schälen und in feine Würfel schneiden. Die Möhren putzen, schälen, längs halbieren und schräg in dünne Scheiben schneiden. Die Aubergine putzen, waschen, längs vierteln und in etwa 2 cm große Stücke schneiden. Die Zwiebeln schälen, halbieren und in feine Spalten schneiden.

3. In einem großen Topf 2 EL Öl erhitzen und Currypaste und Knoblauch darin bei mittlerer Hitze 1 bis 2 Minuten anbraten. Dann Möhren, Aubergine und Zwiebeln hinzufügen und 2 bis 3 Minuten mitdünsten. Die Brühe und die Kokosmilch dazugießen, alles salzen und pfeffern und einmal kurz aufkochen. Danach mit geschlossenem Deckel bei schwacher Hitze etwa 15 Minuten sanft köcheln lassen.

4. In der Zwischenzeit die Pilze putzen, falls nötig, trocken abreiben und je nach Größe vierteln oder halbieren. Das Hähnchenfleisch waschen, trocken tupfen und in etwa ½ cm dicke Scheiben schneiden. Das übrige Öl (1 EL) in einer Pfanne erhitzen und das Fleisch darin bei mittlerer Hitze etwa 3 Minuten unter Wenden braten, mit Salz würzen. Pilze und Fleisch unter das Curry mischen und alles mit geschlossenem Deckel noch etwa 5 Minuten garen.

5. Die Limette heiß waschen, abtrocknen und die Schale fein abreiben, danach die Limettenhälfte auspressen. Den Koriander waschen, trocken tupfen und die Blätter abzupfen. Den Reis mit einer Gabel kurz auflockern und die Limettenschale untermischen. Das Curry mit Salz, Pfeffer und 2 EL Limettensaft abschmecken. Mit Koriander bestreuen und mit dem Limettenreis anrichten.

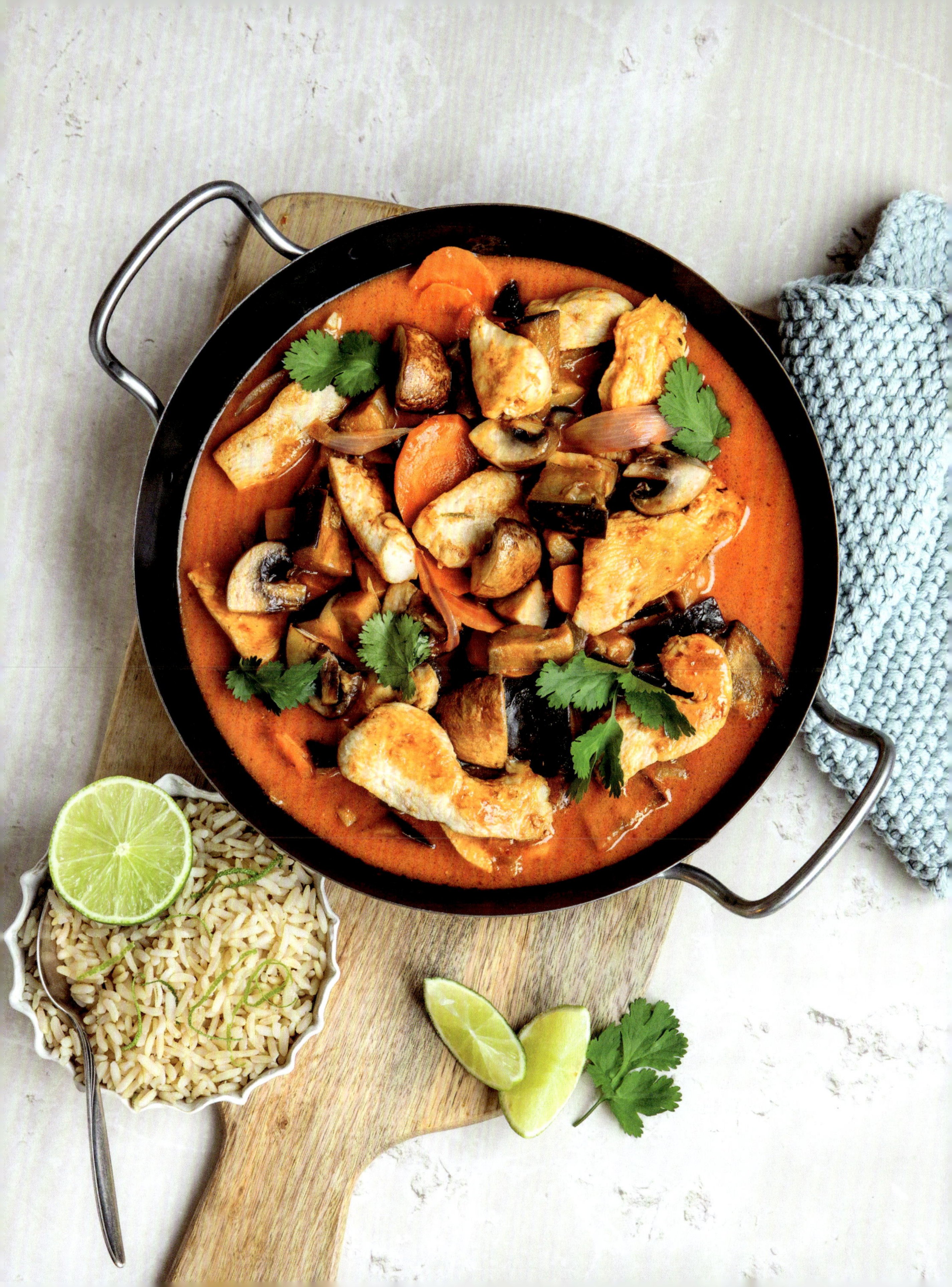

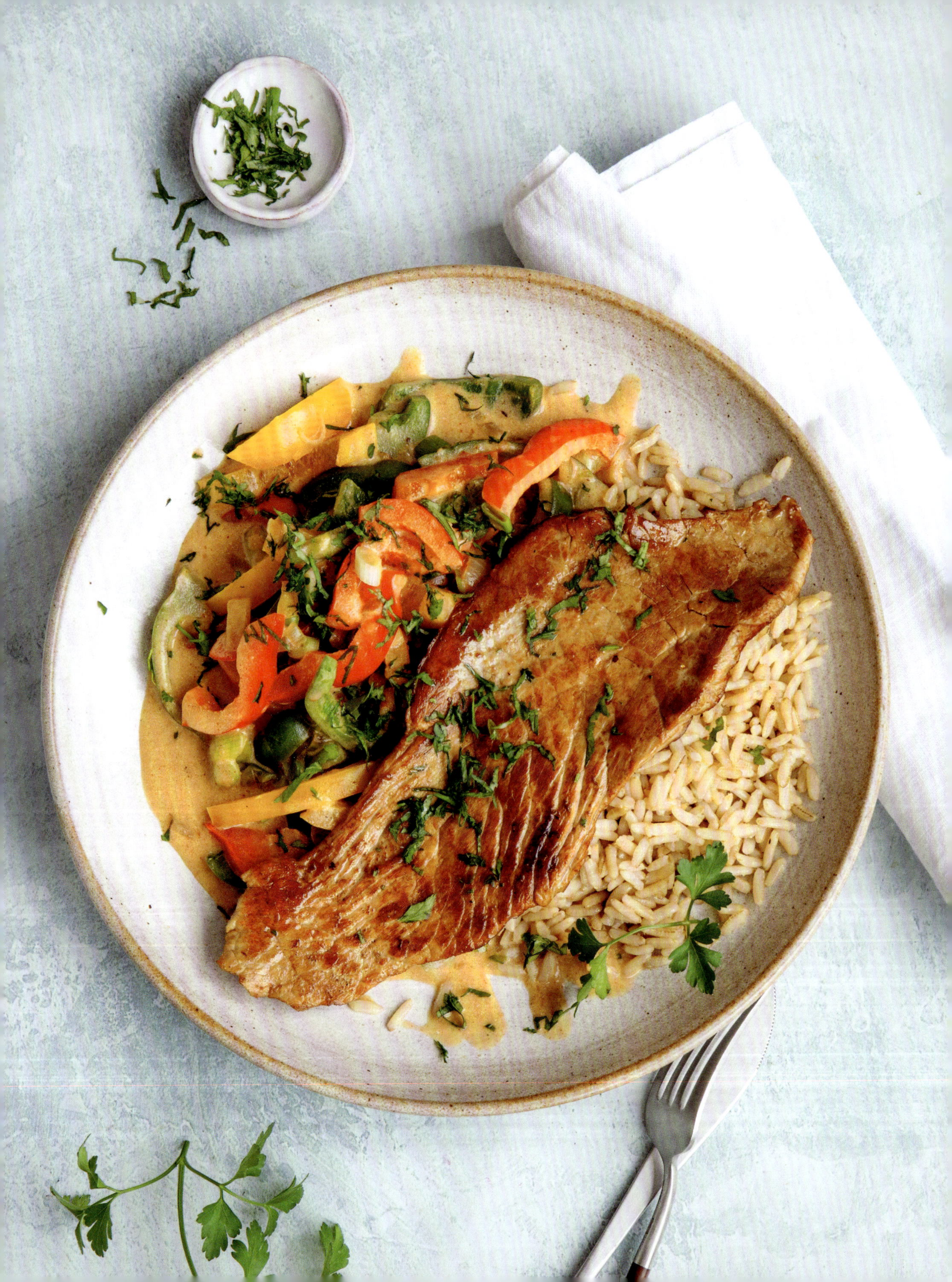

PAPRIKASCHNITZEL MIT PETERSILIENREIS

Für 2 Personen
Zubereitung: 40 Minuten

1 kleine Zwiebel
1 Knoblauchzehe
450 g bunte Paprikaschoten (rot, gelb, grün)
3 Frühlingszwiebeln
2 Kalbsschnitzel (à ca. 150 g)
Salz, Pfeffer aus der Mühle
125 g Vollkorn-Langkornreis
3 EL Rapsöl
1 EL Dinkelvollkornmehl
1 TL edelsüßes Paprikapulver
½ TL rosenscharfes Paprikapulver
¼ l Gemüsebrühe
2 EL Schmand (24 % Fett)
¼ Bund Petersilie

Pro Portion: ca. 710 kcal, 42 g EW, 30 g F, 63 g KH, 8 g BST

1. Zwiebel und Knoblauch schälen und separat fein würfeln. Paprikaschoten längs vierteln, putzen, waschen und quer in feine Streifen schneiden. Die Frühlingszwiebeln putzen, waschen und in dünne Ringe schneiden. Die Schnitzel waschen, trocken tupfen und mit dem Plattierer oder Topfboden flach klopfen. Die Schnitzel auf beiden Seiten mit Salz und Pfeffer würzen.

2. Ausreichend Salzwasser in einem Topf zum Kochen bringen und den Reis darin nach Packungsanweisung bei mittlerer Hitze etwa 35 Minuten bissfest garen.

3. In der Zwischenzeit 1 EL Öl in einer großen beschichteten Pfanne erhitzen und die Schnitzel darin bei mittlerer Hitze auf jeder Seite 1 bis 2 Minuten anbraten. Herausnehmen und abgedeckt warm halten.

4. Dann das übrige Öl (2 EL) in der Pfanne erhitzen und die Zwiebel darin bei mittlerer Hitze 2 bis 3 Minuten andünsten. Paprikastreifen, Frühlingszwiebeln und Knoblauch dazugeben und bei mittlerer Hitze etwa 5 Minuten dünsten. Das Mehl und beide Paprikapulver über das Gemüse stäuben und kurz anrösten.

5. Die Brühe dazugießen und alles einmal kurz unter Rühren aufkochen. Dann den Schmand unterrühren und alles mit Salz und Pfeffer abschmecken. Die Schnitzel wieder in die Pfanne legen und mit geschlossenem Deckel bei schwacher Hitze 2 bis 3 Minuten erwärmen.

6. Den Reis abgießen und offen kurz ausdampfen lassen. Die Petersilie waschen, trocken tupfen, die Blätter abzupfen und fein hacken. Die Schnitzel mit dem Gemüse und dem Reis auf Tellern anrichten und mit der Petersilie bestreuen.

GEMÜSE-PUTEN-TAJINE MIT KICHERERBSEN

1. Das Fleisch waschen, trocken tupfen, in etwa 4 cm große Stücke schneiden und mit Ras el-Hanout würzen. Die Zwiebel schälen und achteln, den Knoblauch schälen und in feine Scheiben schneiden. Die Möhren putzen, schälen, längs vierteln und in etwa 5 cm lange Stücke schneiden. Die Roten Beten putzen, schälen und in etwa 1 cm breite Spalten schneiden (Achtung, sie färben stark ab!). Sellerie putzen, waschen und in etwa 1 cm breite Stücke schneiden. Die Kichererbsen in einem Sieb abbrausen und gut abtropfen lassen.

2. In einer Tajine oder einem großen Topf 2 EL Öl erhitzen und das Fleisch darin bei mittlerer Hitze 4 bis 5 Minuten rundum anbraten, herausnehmen und beiseitestellen. Danach Zwiebel, Knoblauch und Gemüse in der Tajine im übrigen Öl (1 EL) etwa 3 Minuten unter Wenden anbraten.

3. Die Kichererbsen dazugeben und das Fleisch wieder hinzufügen, mit Salz und Pfeffer würzen. Das Tomatenpüree und die Brühe dazugießen und alles mit geschlossenem Deckel bei mittlerer Hitze noch etwa 30 Minuten schmoren.

4. In der Zwischenzeit die Petersilie waschen, trocken tupfen, die Blätter abzupfen und fein hacken. Den Topf öffnen, die Gemüse-Puten-Tajine mit Zitronenschale, Salz und Pfeffer würzen und auf Tellern anrichten. Mit Petersilie und Chiliflocken bestreuen und den Joghurt dazu reichen.

Für 2 Personen
Zubereitung: 20 Minuten
Garen: 30 Minuten

300 g Putenbrustfilet
1½ TL Ras el-Hanout
1 rote Zwiebel
2 Knoblauchzehen
200 g Möhren
2 kleine Rote Beten (ca. 250 g)
150 g Staudensellerie
1 Dose Kichererbsen
(240 g Abtropfgewicht)
3 EL Olivenöl
Salz, Pfeffer aus der Mühle
200 ml passierte Tomaten
(aus Glas oder Dose)
100 ml Gemüsebrühe
½ Bund Petersilie
½ TL abgeriebene Bio-Zitronenschale
¼–½ TL Chiliflocken
150 g Joghurt (1,5 % Fett)

Pro Portion: ca. 650 kcal,
52 g EW, 26 g F, 45 g KH, 14 g BST

Die Ernährungs-Docs

Die meisten denken zuerst an Fleisch, wenn es um eiweißreiches Essen geht. Steaks und Filet liefern gut 20 Prozent Protein – und das von höchster biologischer Wertigkeit (siehe Seite 8). Allerdings enthält rotes Fleisch auch ungesunde Substanzen wie Arachidonsäure, die Entzündungen im Körper befeuert, oder Eisen, das in zu hoher Menge Krebs fördern kann. Deshalb ist es die bessere Wahl, auf weißes Geflügelfleisch zurückzugreifen.

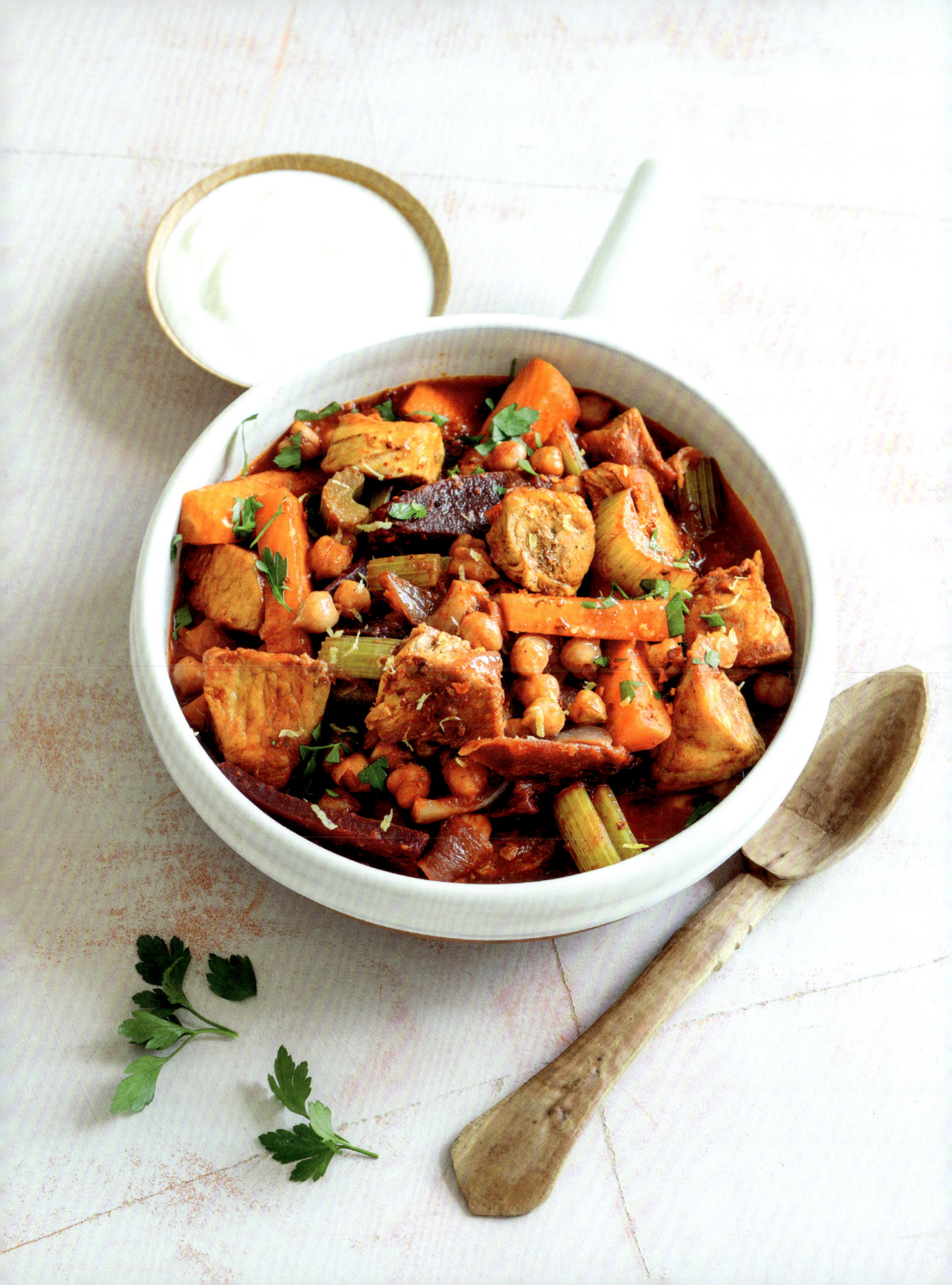

HARISSA-HÄHNCHEN MIT ROSENKOHL UND KICHERERBSEN

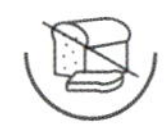

Für 2 Personen
Zubereitung: 30 Minuten
Garen: 30 Minuten

2 Hähnchenbrustfilets (à ca. 175 g)
3 EL Olivenöl
1–2 TL Harissa-Paste
Salz, Pfeffer aus der Mühle
1 Süßkartoffel (ca. 250 g)
250 g Rosenkohl
200 g Knollensellerie
1 rote Zwiebel
1 kleines Glas Kichererbsen (130 g Abtropfgewicht)
½ TL rosenscharfes Paprikapulver
1 Knoblauchzehe
150 g Joghurt nach griech. Art (2 % Fett)
1 Stiel Minze
4 Stiele Koriandergrün
1–2 EL Zitronensaft

Pro Portion: ca. 670 kcal, 57 g EW, 24 g F, 47 g KH, 15 g BST

1. Die Hähnchenfilets waschen und trocken tupfen. 1 EL Öl mit Harissa, Salz und Pfeffer verrühren und das Fleisch damit rundum bestreichen. Das Fleisch so lange marinieren, bis das Gemüse vorbereitet ist.

2. Den Backofen auf 200 °C vorheizen und ein Backblech mit Backpapier belegen. Die Süßkartoffel schälen, waschen und in etwa 2 cm große Würfel schneiden. Rosenkohl putzen und die äußeren Blätter entfernen, den Rosenkohl waschen und nach Belieben halbieren. Den Sellerie putzen, schälen und ebenfalls etwa 2 cm groß würfeln. Die Zwiebel schälen, halbieren und in Spalten schneiden. Die Kichererbsen in einem Sieb abbrausen und gut abtropfen lassen.

3. In einer Schüssel das restliche Öl (2 EL), Salz, Pfeffer und Paprikapulver verrühren. Den Knoblauch schälen und dazupressen. Süßkartoffel, Rosenkohl, Sellerie, Zwiebel und Kichererbsen im Würzöl wenden. Die Mischung gleichmäßig auf dem Blech verteilen, das Hähnchenfleisch danebensetzen und alles im Ofen auf der mittleren Schiene etwa 30 Minuten garen. Dabei das Gemüse nach etwa 15 Minuten wenden.

4. In der Zwischenzeit den Joghurt mit Salz und Pfeffer würzen. Die Kräuter waschen, trocken tupfen, die Blätter abzupfen, fein hacken und unter den Joghurt rühren. Gemüse und Hähnchen aus dem Ofen nehmen und mit Zitronensaft beträufeln. Das Hähnchenfilet schräg in dickere Scheiben schneiden und mit dem Gemüse auf Tellern anrichten, den Kräuterjoghurt dazu servieren.

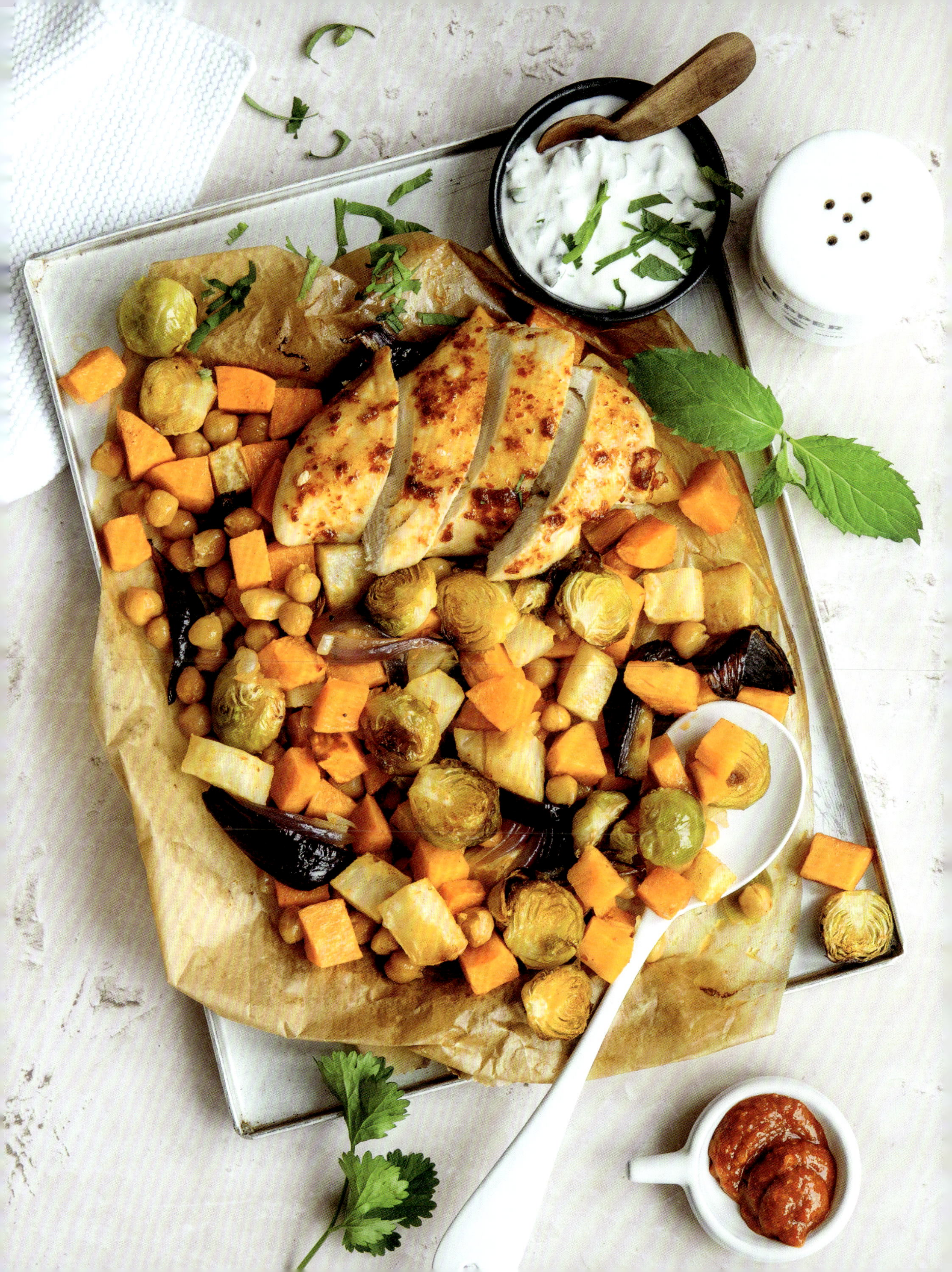

KLEINE GERICHTE

Hier erwarten Sie Protein-Booster für kalorienarme Tage, die sich auch gut als leichte Abendessen eignen. Im Fokus stehen Suppen und Salate, Eiergerichte und kleine Mahlzeiten, die für reichlich Abwechslung und Eiweiß auf dem Teller sorgen und die Verdauung gerade am Abend nicht zu sehr belasten.

CREMIGE KÄSESUPPE MIT PILZ-TOFU-TOPPING

1. Milch und Frischkäse in einen Topf geben. Den Knoblauch schälen und dazupressen. Das Lorbeerblatt hinzufügen und alles mit einem Schneebesen glatt rühren. Kurz aufkochen und dann mit geschlossenem Deckel bei schwacher Hitze etwa 10 Minuten sanft köcheln lassen.

2. In der Zwischenzeit den Käse fein reiben. Die Pilze putzen, falls nötig, trocken abreiben und klein schneiden. Zucchini putzen, waschen und ebenso wie den Räuchertofu in etwa ½ cm große Würfel schneiden. Thymian waschen, trocken tupfen, die Blätter abzupfen und grob hacken.

3. Das Öl in einer Pfanne erhitzen und die Tofuwürfel darin bei mittlerer Hitze etwa 3 Minuten anbraten, herausnehmen und beiseitestellen. Pilze und Zucchini in der Pfanne im verbliebenen Bratfett 2 bis 3 Minuten unter Wenden braten. Dann Tofu und Thymian unter den Pilz-Zucchini-Mix mischen und alles salzen und pfeffern. Vom Herd nehmen und abgedeckt warm halten.

4. Das Lorbeerblatt aus der Milchmischung entfernen. Den Topf vom Herd nehmen, den geriebenen Montello dazugeben und alles im Topf mit dem Stabmixer fein pürieren. Mit Salz, Cayennepfeffer und Zitronensaft abschmecken. Die Suppe in tiefen Tellern oder Schalen anrichten und jeweils die Hälfte der Pilz-Zucchini-Mischung daraufsetzen. Zum Servieren mit dem Walnussöl beträufeln. Dazu passt pro Person 1 Scheibe Vollkornbrot (à ca. 50 g).

Für 2 Personen
Zubereitung: 30 Minuten

¼ l Milch (1,5 % Fett)
125 g Frischkäse (Halbfettstufe)
1 Knoblauchzehe
1 Lorbeerblatt
75 g Montello (am Stück)
100 g Pfifferlinge
(ersatzweise braune Champignons)
100 g Zucchini
50 g geräucherter Tofu
2 Zweige Thymian
1 EL Olivenöl
Salz, Pfeffer aus der Mühle
1 Msp. Cayennepfeffer
1 TL Zitronensaft
1 EL Walnussöl

Pro Portion: ca. 430 kcal,
31 g EW, 29 g F, 11 g KH, 3 g BST

Die Ernährungs-Docs

Das Pilz-Tofu-Topping ergänzt nicht nur cremige Suppen, sondern verpasst auch jedem Salat einen pflanzlichen Protein-Kick. Greifen Sie ruhig öfter zu Tofu – der „Sojakäse“ liefert gut 16 Prozent hochwertiges Eiweiß. Noch proteinreicher ist übrigens Tempeh (ca. 19 g EW pro 100 g), der besonders wertvoll ist, weil er aus fermentierten Bohnen besteht und daher nützliche Bakterien enthält, die das Mikrobiom unterstützen.

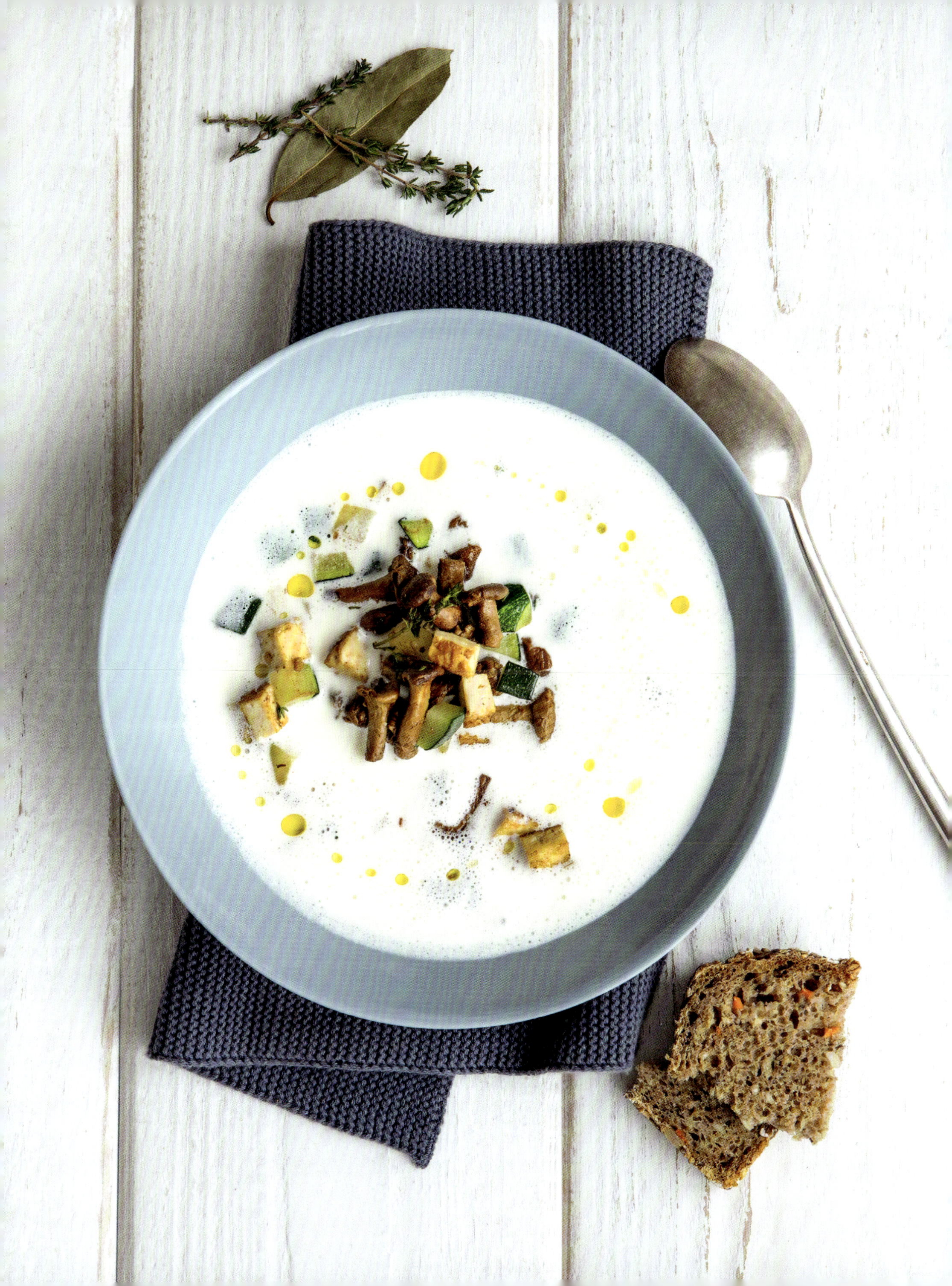

MISO-NUDELSUPPE MIT TOFU UND ERDNÜSSEN

Für 2 Personen
Zubereitung: 30 Minuten

100 g Emmervollkorn-Spaghetti (ersatzweise Dinkelvollkorn-Spaghetti)
Salz
1 TL dunkles Sesamöl
3 Frühlingszwiebeln
2 Mini-Salatgurken
75 g junger Spinat
200 g Tofu natur
50 g Mungobohnensprossen
10 g Ingwer
1 rote Chilischote
¾ l vegane Gemüsebrühe
1 EL helle Miso-Paste
Pfeffer aus der Mühle
1 EL geröstete Erdnusskerne (ungesalzen)
4 Stiele Koriandergrün

Pro Portion: ca. 510 kcal, 28 g EW, 21 g F, 46 g KH, 16 g BST

1. Die Nudeln nach Packungsanweisung in Salzwasser bissfest garen, dann in ein Sieb abgießen, kalt abbrausen und gut abtropfen lassen. Mit dem Sesamöl mischen.

2. Inzwischen die Frühlingszwiebeln putzen, waschen und in dünne Ringe schneiden. Die Gurken putzen, waschen und in etwa 4 cm lange Stifte schneiden. Den Spinat verlesen, waschen und trocken schleudern, dabei grobe Stiele entfernen. Den Tofu trocken tupfen und in etwa 1 ½ cm große Würfel schneiden. Die Sprossen in einem Sieb abbrausen und gut abtropfen lassen.

3. Den Ingwer schälen und in dünne Scheiben schneiden. Die Chilischote längs aufschneiden, putzen, waschen und klein würfeln. Beides mit der Brühe in einen Topf geben, einmal kurz aufkochen und danach offen bei mittlerer Hitze etwa 5 Minuten sanft köcheln lassen.

4. Nudeln, Frühlingszwiebeln, Gurken und Tofu in die Brühe geben und alles einmal kurz aufkochen. Die Miso-Paste mit 3 EL Wasser glatt rühren, in die Suppe geben und erhitzen, aber nicht mehr kochen. Den Spinat und die Sprossen hinzufügen und die Suppe mit Salz und Pfeffer abschmecken.

5. Erdnüsse grob hacken. Koriander waschen, trocken tupfen und die Blätter abzupfen. Die Suppe in Schalen oder tiefen Tellern anrichten und mit den Erdnüssen und dem Koriander bestreut servieren.

Die Ernährungs-Docs

Die Sprossen der Mungobohnen sind hierzulande die bekanntesten Keimlinge. Aber auch Radieschen, Rettich oder Brokkoli lassen sich einfach zum Sprießen bringen. Der Vorteil der sogenannten Micro-Greens: Sie liefern eine breite Palette an unentbehrlichen Aminosäuren (siehe Seite 11). Die Samen können Sie zu Hause selbst ziehen und nach nur wenigen Tagen die Sprossen ernten.

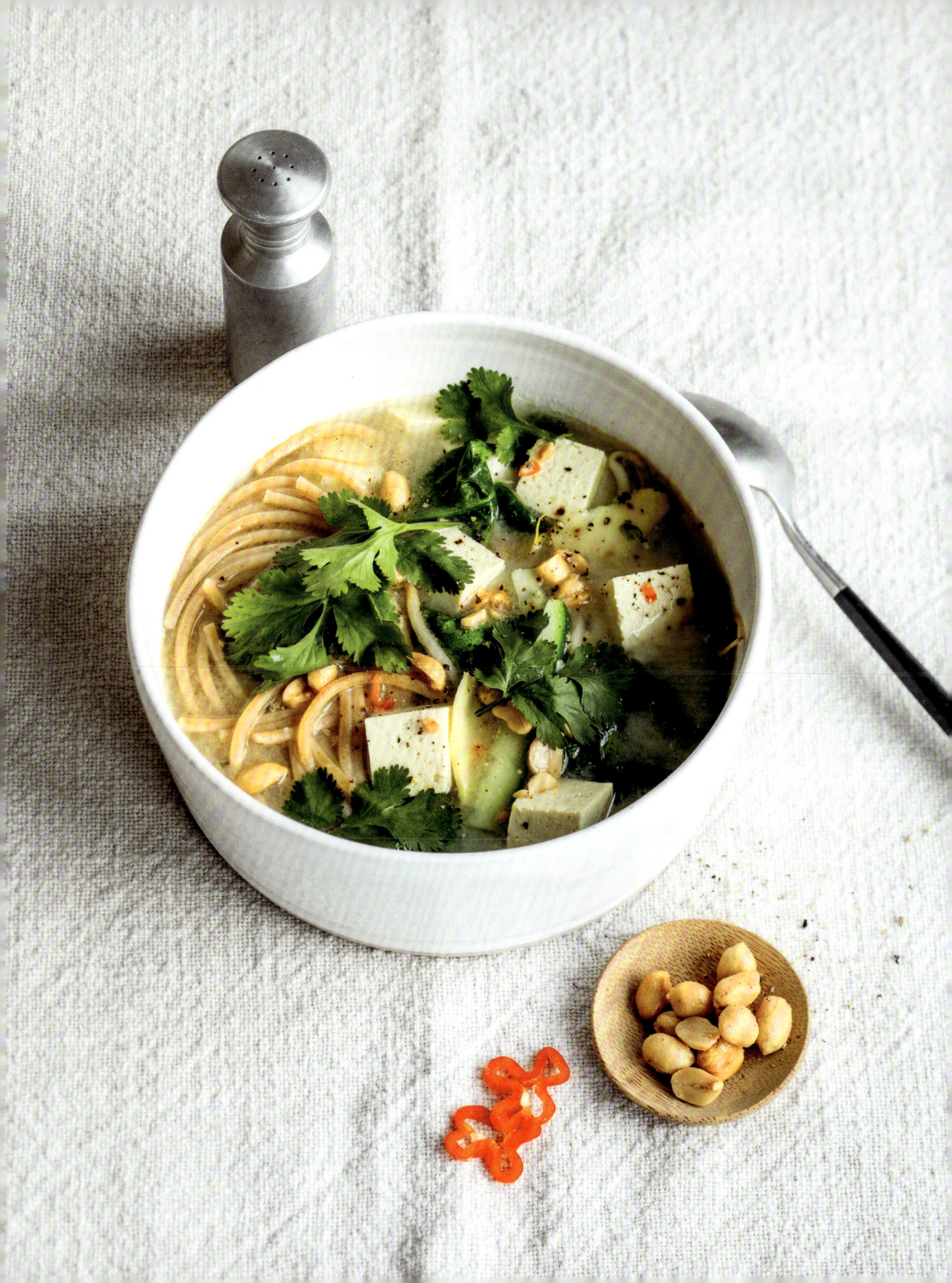

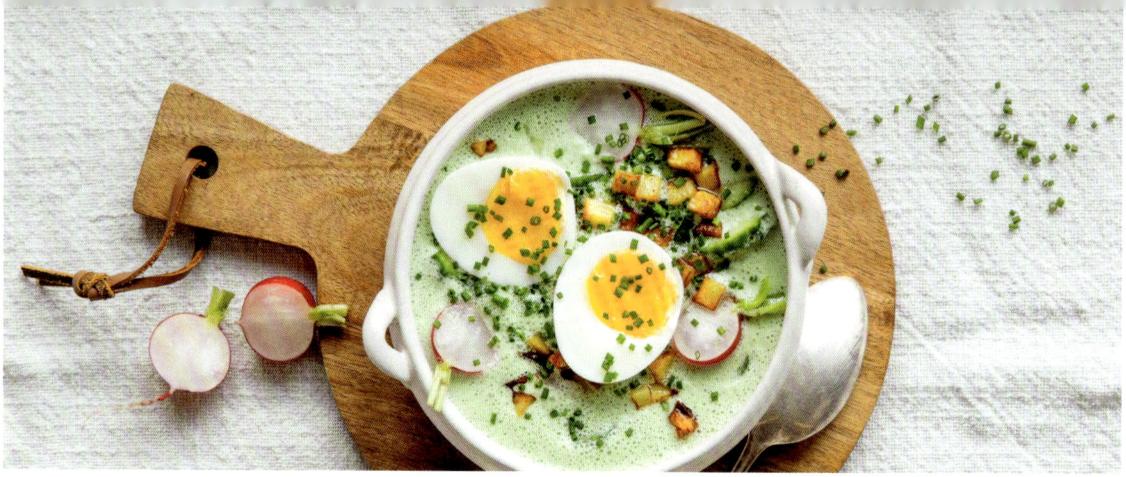

KEFIR-GEMÜSEKALTSCHALE MIT EI

1. Eventuell am Vorabend die Gurke putzen, waschen und 100 g zum Garnieren beiseitestellen. Den Rest längs halbieren, entkernen und grob in Stücke schneiden. Den Schnittlauch waschen, trocken tupfen und in Röllchen schneiden, die Hälfte ebenfalls zum Garnieren beiseitestellen. Gurkenstücke und Schnittlauch mit Kefir und Joghurt in einem hohen Rührbecher mit dem Stabmixer sehr fein pürieren. Die Kaltschale mit Salz, Pfeffer und Zitronensaft würzen und abgedeckt im Kühlschrank mindestens 4 Stunden, am besten über Nacht, durchziehen lassen.

2. Am nächsten Tag etwa 15 Minuten vor dem Servieren die Kartoffel schälen, waschen und in etwa 1 cm große Würfel schneiden. Das Öl in einer beschichteten Pfanne erhitzen und die Kartoffelwürfel darin bei mittlerer Hitze unter Wenden etwa 10 Minuten goldbraun braten. Mit Salz und Pfeffer würzen

3. In der Zwischenzeit die Eier in kochendem Wasser 6 bis 8 Minuten wachsweich garen. Radieschen putzen, waschen und in Scheiben schneiden. Die beiseitegelegte Gurke längs vierteln und quer in etwa ½ cm dicke Scheiben schneiden. Die Eier kalt abschrecken, pellen und längs halbieren. Die Kaltschale mit Radieschen, Gurkenscheiben und Kartoffel-Croûtons anrichten und jeweils 2 Eierhälften daraufsetzen. Mit dem übrigen Schnittlauch bestreut servieren.

Für 2 Personen
Zubereitung: 40 Minuten
Kühlen: 4 Stunden (über Nacht)

1 Salatgurke (ca. 400 g)
½ Bund Schnittlauch
400 ml Kefir (1,5 % Fett;
oder reine Buttermilch)
150 g griech. Joghurt (10 % Fett)
Salz, Pfeffer aus der Mühle
2 EL Zitronensaft
1 festkochende Kartoffel (ca. 150 g)
1 EL Rapsöl
2 Eier (Größe L)
4 Radieschen

Pro Portion: ca. 440 kcal,
20 g EW, 27 g F, 24 g KH, 3 g BST

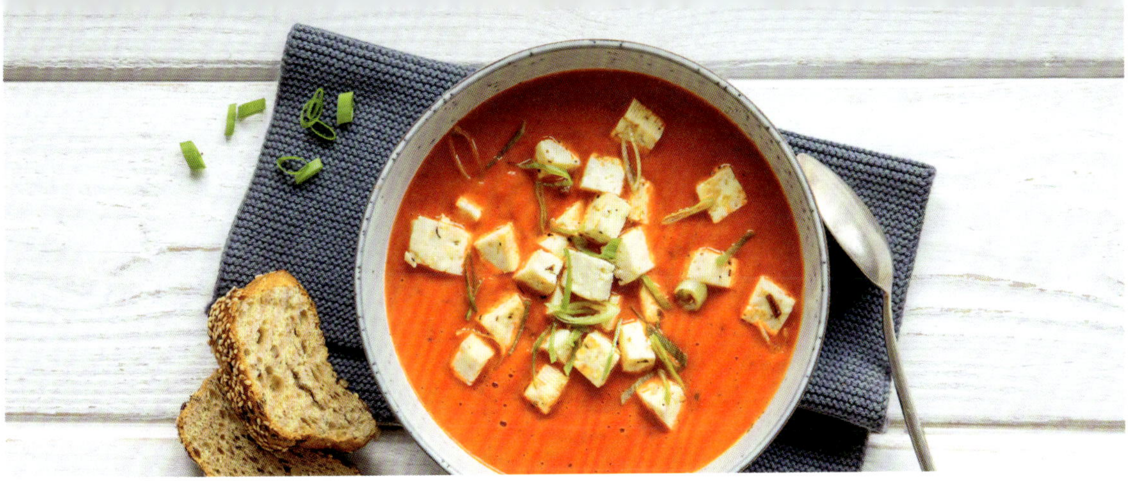

PAPRIKASUPPE MIT HALLOUMI

1. Zwiebel und Knoblauch schälen und fein würfeln. Die Paprikaschoten vierteln, putzen, waschen und in kleine Würfel schneiden. In einem Topf 2 EL Öl erhitzen und Zwiebel und Knoblauch darin bei mittlerer Hitze etwa 3 Minuten andünsten. Dann Tomatenmark und ¾ TL Oregano dazugeben und kurz andünsten. Die Paprikawürfel hinzufügen und alles mit geschlossenem Deckel etwa 5 Minuten dünsten, dabei ab und zu umrühren.

2. Die stückigen Tomaten und die Brühe dazugeben, die Suppe einmal kurz aufkochen und mit geschlossenem Deckel bei schwacher Hitze etwa 20 Minuten köcheln lassen.

3. In der Zwischenzeit den Halloumi trocken tupfen und etwa ½ cm groß würfeln. Mit dem übrigen Öl (1 EL) und dem restlichen Oregano (¼ TL) mischen und etwa 10 Minuten marinieren. Währenddessen die Frühlingszwiebel putzen, waschen und in dünne Ringe schneiden. Eine beschichtete Pfanne ohne Fett erhitzen und den Halloumi-Mix darin bei mittlerer Hitze etwa 5 Minuten unter Wenden braten.

4. Die Suppe vom Herd nehmen und im Topf mit dem Stabmixer fein pürieren. Mit Salz und Pfeffer abschmecken und in Schalen oder tiefen Tellern anrichten. Mit dem Halloumi-Mix und den Frühlingszwiebeln bestreuen. Dazu passt pro Person 1 Scheibe Vollkorn-Baguette (à ca. 25 g).

Für 2 Personen
Zubereitung: 45 Minuten

1 weiße Zwiebel
1 Knoblauchzehe
2 kleine rote Paprikaschoten (à ca. 150 g)
3 EL Olivenöl
1 TL Tomatenmark
1 TL getr. Oregano
1 Dose stückige Tomaten (400 g)
400 ml Gemüsebrühe
120 g Halloumi (Grillkäse) oder Feta
1 Frühlingszwiebel
Salz, Pfeffer aus der Mühle

Pro Portion: ca. 510 kcal, 20 g EW, 40 g F, 12 g KH, 6 g BST

TOM YAM GUNG – THAI-GARNELENSUPPE

Für 2 Personen
Zubereitung: 25 Minuten

20 g Ingwer
1 Knoblauchzehe
1 rote Pfefferschote (Peperoni)
1 weiße Zwiebel
100 g Shiitake-Pilze
2 EL helles Sesam- oder Rapsöl
1 Bio-Limette
2 TL rote Thai-Currypaste
½ l Gemüsebrühe
1 große Tomate (ca. 100 g)
1 Frühlingszwiebel
200 g Garnelen
(ohne Kopf; geschält)
Salz, Pfeffer aus der Mühle
2 EL Fischsauce
(ersatzweise Sojasauce)
4 Stiele Koriandergrün

Pro Portion: ca. 335 kcal,
22 g EW, 19 g F, 15 g KH, 4 g BST

1. Ingwer und Knoblauch schälen und fein würfeln. Die Pfefferschote längs halbieren, putzen, waschen und in feine Streifen schneiden. Zwiebel schälen, halbieren und ebenfalls in feine Streifen schneiden. Die Shiitake-Pilze putzen, falls nötig, trocken abreiben, die Stiele kürzen und die Kappen halbieren oder vierteln.

2. Das Öl in einem Topf erhitzen und alle vorbereiteten Zutaten darin bei mittlerer Hitze dünsten. Die Limette heiß waschen, abtrocknen, von der Schale 2 Streifen abschälen und mit der Currypaste unter die Pilze rühren, kurz mitdünsten. Die Brühe dazugießen und alles einmal aufkochen, danach die Suppe offen bei schwacher Hitze 6 bis 8 Minuten sanft köcheln lassen.

3. In der Zwischenzeit die Tomate waschen und klein würfeln, dabei den Stielansatz entfernen. Die Frühlingszwiebel putzen, waschen und in dünne Ringe schneiden.

4. Die Garnelen in einem Sieb abbrausen und abtropfen lassen. Mit den Tomatenwürfeln in die Suppe geben und mit geschlossenem Deckel bei schwacher Hitze etwa 3 Minuten mitgaren. Mit Salz, Pfeffer und Fischsauce würzen.

5. Koriander waschen, trocken tupfen und die Blätter abzupfen. Die Suppe in Schalen anrichten, mit Frühlingszwiebelringen und Koriander bestreuen. Die restliche Limette in Spalten schneiden und dazu reichen.

Die Ernährungs-Docs

Garnelen punkten mit denselben Gesundheits-Benefits wie Meeresfische: viel hochwertiges Eiweiß, kaum Kalorien, wenig Fett, aber reichlich Omega-3-Fettsäuren. Allerdings spielt die Herkunft eine große Rolle. Während Tropengarnelen oft mit Grundschleppnetzen gefangen werden, sind Zuchtgarnelen aus Kreislaufanlagen ökologisch deutlich verträglicher. Achten Sie daher beim Kauf möglichst auf Ware mit ASC-Siegel.

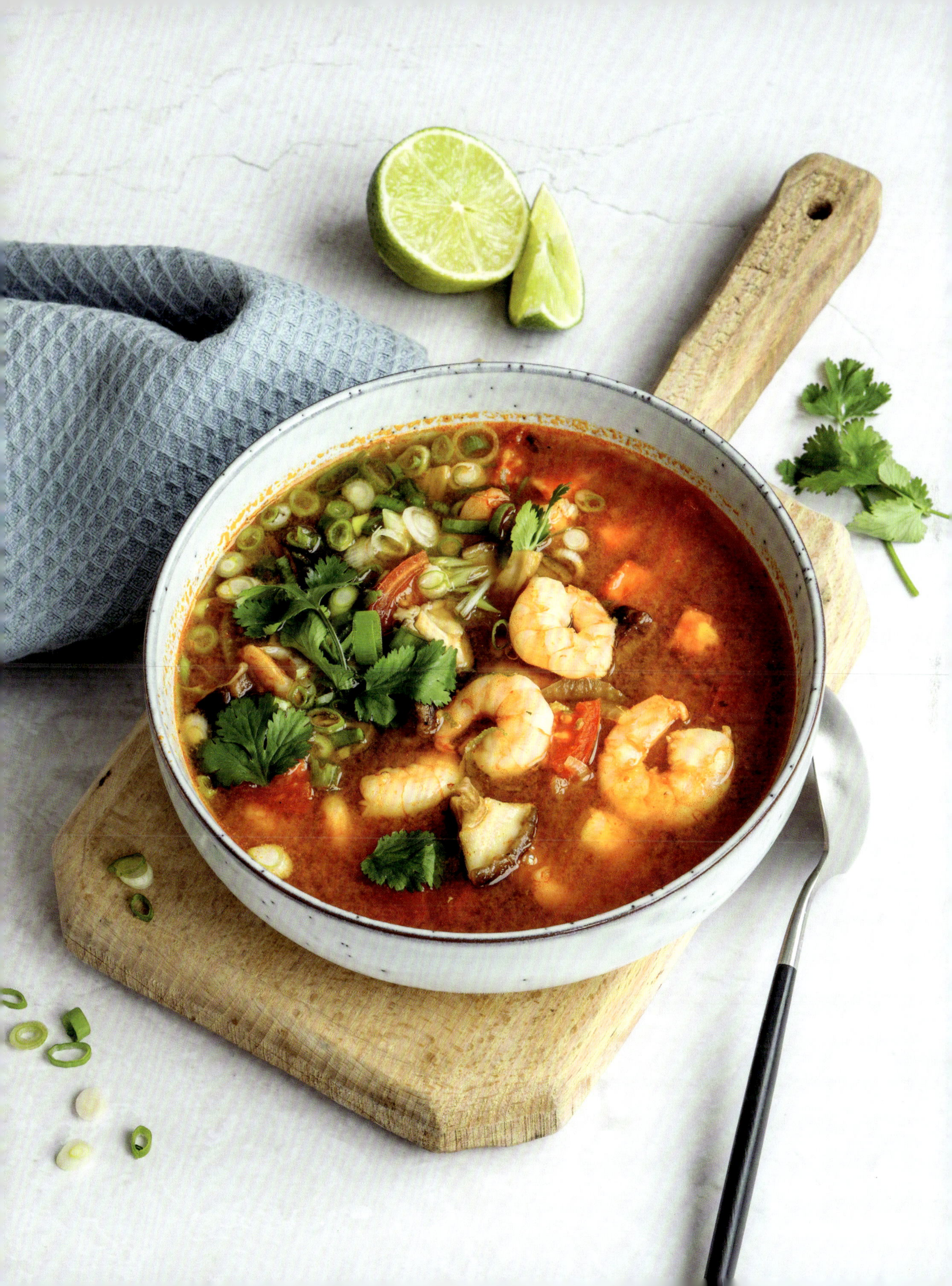

ROTE-BETE-RADICCHIO-SALAT MIT FETA-NUSS-TOPPING

1. Für das Topping die Walnüsse und Pistazien in einer Pfanne ohne Fett leicht anrösten. Herausnehmen und abkühlen lassen, dann grob hacken. Den Feta grob zerbröseln und mit dem Nuss-Mix mischen. Abgedeckt beiseitestellen.

2. Die Rote Bete in etwa 3 mm dünne Scheiben hobeln oder schneiden (Achtung, sie färbt stark ab!). Radicchio putzen, waschen und den harten Strunk entfernen, die Blätter in etwa 2 cm breite Streifen schneiden. Blattsalate verlesen, waschen, trocken schleudern und in mundgerechte Stücke zupfen. 1 Orange so großzügig schälen, dass auch die weiße Haut mit entfernt wird. Dann die Orange halbieren und in dünne Scheiben schneiden.

3. Für die Vinaigrette die übrige ½ Orange auspressen. In einer kleinen Schüssel 50 ml Orangensaft mit dem Essig, Senf, Salz und Pfeffer verrühren, zuletzt das Öl unterschlagen. Die Pfefferschote längs halbieren, putzen, waschen, sehr klein würfeln und unter die Vinaigrette mischen.

4. Rote Bete, Radicchio, Blattsalate und Orangenscheiben auf Tellern anrichten und mit der Vinaigrette beträufeln. Mit dem Nuss-Käse-Topping bestreuen. Dazu passt pro Person 1 Scheibe Hafer-Hüttenkäse-Brot (à ca. 50 g; siehe Seite 44) oder ein anderes Vollkornbrot.

Für 2 Personen
Zubereitung: 30 Minuten

25 g Walnusskerne
1 EL Pistazienkerne (ungesalzen)
150 g Feta (Schafskäse; Halbfettstufe)
150 g Rote Bete (vorgegart und vakuumiert)
100 g Radicchio
75 g gemischte Blattsalate (z. B. Lollo rosso, Eichblattsalat, Rucola)
1 ½ Orangen
2 EL Weißweinessig
1 TL Dijon-Senf
Salz, Pfeffer aus der Mühle
2 EL Olivenöl
½ rote Pfefferschote (Peperoni)

Pro Portion: ca. 480 kcal, 21 g EW, 32 g F, 21 g KH, 7 g BST

Die Ernährungs-Docs

Walnüsse und Pistazien dürfen in der eiweißbewussten Küche nicht fehlen. Beide Nusssorten strotzen nur so vor gesundem Pflanzeneiweiß und bringen noch weitere Health-Booster mit: wertvolle Fettsäuren, sättigende Ballaststoffe und wichtige Mikronährstoffe. Walnüsse enthalten unter anderem Cholin und Lecithin, Nährstoffe, die nachweislich die Gehirnfunktion unterstützen – echtes Brainfood also! Und Pistazien sind nicht nur für Veganer und Vegetarier hervorragende Eisenlieferanten.

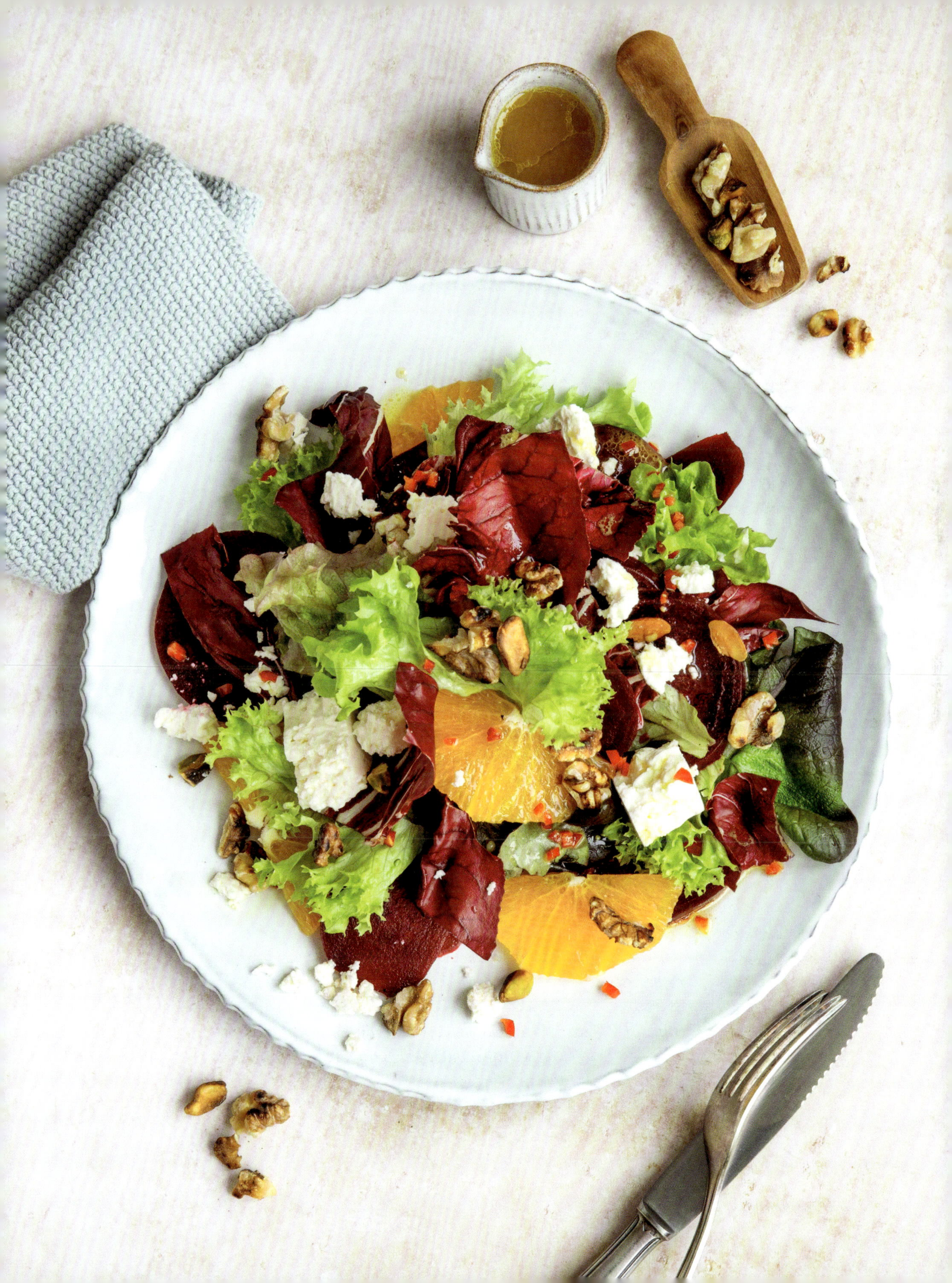

QUINOA-ROHKOST-SALAT MIT CASHEW-DRESSING

1. Quinoa in einem Sieb heiß abbrausen und in einem Topf in der Brühe mit geschlossenem Deckel bei schwacher Hitze etwa 20 Minuten garen.

2. In der Zwischenzeit die Brokkoliröschen putzen, waschen und in einem Topf in kochendem Salzwasser etwa 3 Minuten blanchieren. In ein Sieb abgießen, kalt abschrecken und gut abtropfen lassen. Die Quinoa ebenfalls abgießen und in einem Sieb abtropfen lassen.

3. Die Möhre putzen, schälen und in dünne Stifte schneiden oder auf der Gemüsereibe grob raspeln. Den Apfel waschen, vierteln, entkernen und ebenfalls in dünne Stifte schneiden oder raspeln. Die Apfelstifte sofort mit ½ EL Zitronensaft beträufeln, damit sie sich nicht bräunlich verfärben.

4. Für die Vinaigrette in einer Salatschüssel Essig, Salz, Pfeffer und Öl verrühren. Den Schnittlauch waschen, trocken tupfen und in feine Röllchen schneiden, zwei Drittel davon unter die Vinaigrette mischen. Dann Quinoa, Brokkoliröschen, Möhren- und Apfelstifte locker unter die Vinaigrette mischen. Den Salat mit Salz und Pfeffer abschmecken. Die Mandeln grob hacken.

5. Den Seidentofu mit dem Cashewmus, dem übrigem Zitronensaft (1 EL), Salz und Cayennepfeffer in einem hohen Rührbecher mit dem Stabmixer zu einem Dressing pürieren. Den Salat auf Tellern anrichten und mit den Mandeln und dem restlichen Schnittlauch bestreuen. Das Dressing extra dazu reichen.

★ Für einen Sattmacher-Salat können Sie zusätzlich noch 130 g Kichererbsen (aus Glas oder Dose) untermischen.

Für 2 Personen
Zubereitung: 35 Minuten

60 g bunte Quinoa (z. B. Tricolore)
300 ml Gemüsebrühe
200 g Brokkoliröschen
Salz
1 große Möhre (ca. 100 g)
½ säuerlicher Apfel (z. B. Elstar; ca. 100 g)
1½ EL Zitronensaft
2 EL Weißweinessig
Pfeffer aus der Mühle
2 EL Olivenöl
½ Bund Schnittlauch
20 g Mandeln
150 g Seidentofu
1 EL Cashewmus
1 Msp. Cayennepfeffer

Pro Portion: ca. 510 kcal, 17 g EW, 31 g F, 36 g KH, 10 g BST

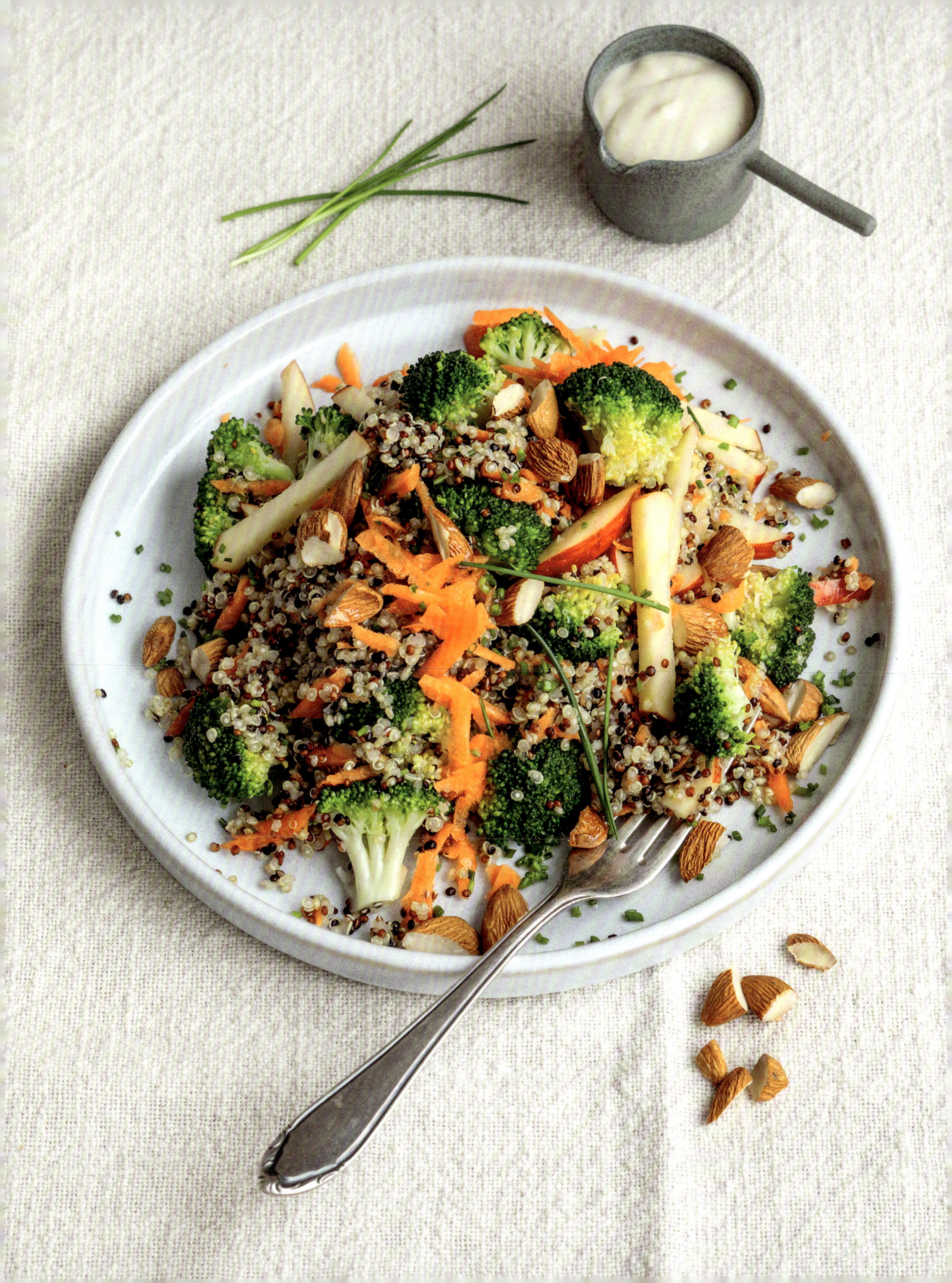

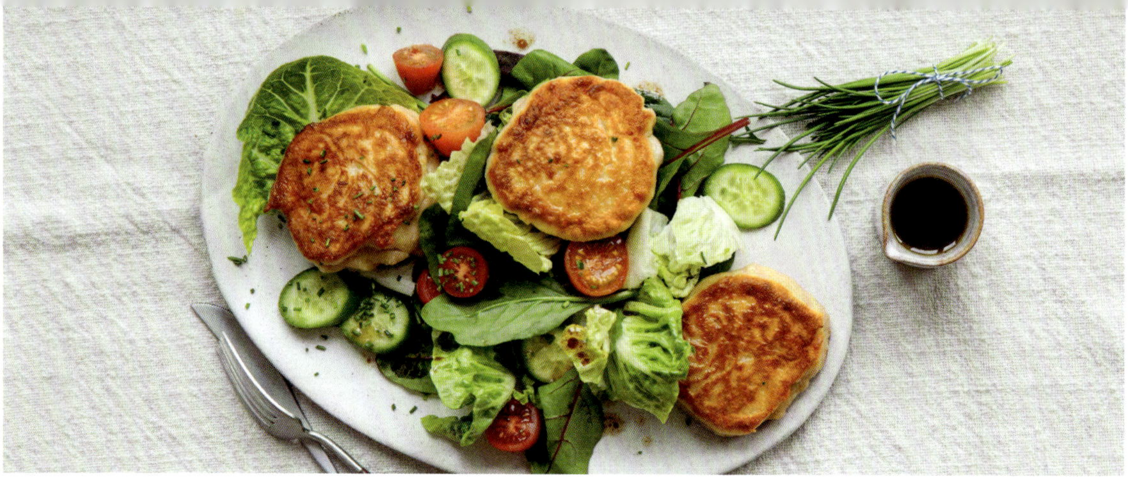

BUNTER SALAT MIT RICOTTA-KÜCHLEIN

1. Für die Küchlein den Käse fein reiben. Dann in einer Rührschüssel mit Ricotta, Quark, Dinkelmehl und Eigelb mit den Quirlen des Handrührgeräts mischen, salzen und pfeffern. Aus der Masse mit angefeuchteten Händen 6 gleich große Kugeln formen und zu Küchlein flach drücken. Auf einen Teller legen und etwa 10 Minuten ruhen lassen.

2. Inzwischen die Salate verlesen, waschen, trocken schleudern und in mundgerechte Stücke zupfen. Gurke putzen, waschen und quer in dünne Scheiben schneiden. Tomaten waschen und halbieren.

3. Das Rapsöl in einer großen beschichteten Pfanne erhitzen und die Ricotta-Küchlein darin bei mittlerer Hitze auf jeder Seite 3 bis 4 Minuten goldbraun braten. Aus der Pfanne nehmen und auf Küchenpapier abtropfen lassen.

4. Währenddessen für die Vinaigrette beide Essigsorten mit 2 EL Wasser, Salz, Pfeffer und Olivenöl in einer Salatschüssel verrühren. Salate, Gurken und Tomaten untermischen.

5. Schnittlauch waschen, trocken tupfen und in feine Röllchen schneiden. Den Salat mit den Ricotta-Küchlein auf Tellern anrichten und mit dem Schnittlauch bestreuen.

Für 2 Personen
Zubereitung: 30 Minuten

30 g Montello (am Stück)
125 g Ricotta (oder körniger Frischkäse, Halbfettstufe)
2 EL Magerquark
50 g Dinkelvollkornmehl
1 Eigelb (Größe M)
Salz, Pfeffer aus der Mühle
120 g gemischte Blattsalate (z. B. Eichblatt, Romana, Pflücksalat)
1 Mini-Salatgurke
100 g Cocktailtomaten
1 EL Rapsöl
1 EL Rotweinessig
1 EL Aceto balsamico
2 EL Olivenöl
½ Bund Schnittlauch

Pro Portion: ca. 510 kcal, 21 g EW, 35 g F, 25 g KH, 4 g BST

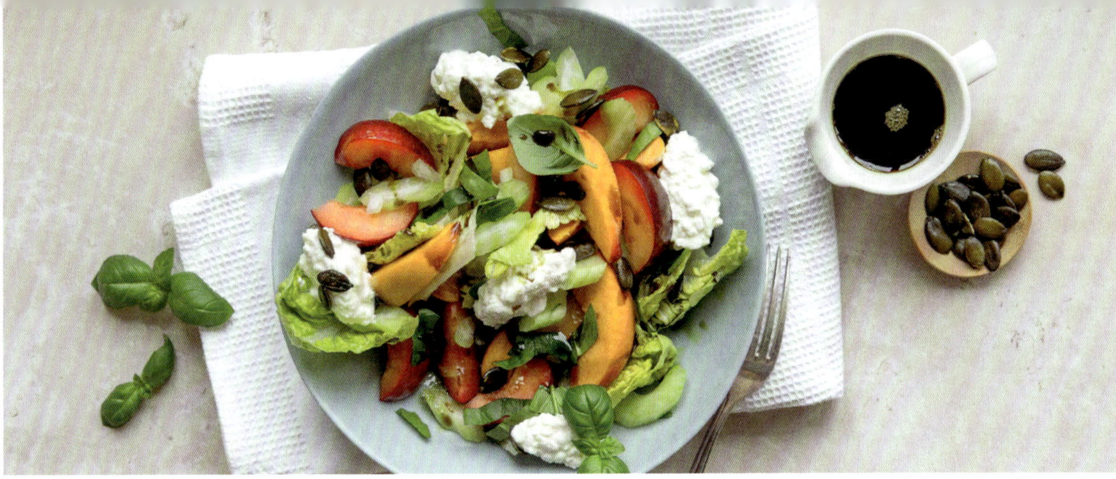

PFIRSICHSALAT MIT HÜTTENKÄSE

1. Die Kürbiskerne in einer Pfanne ohne Fett leicht anrösten, herausnehmen und abkühlen lassen. Den Pfirsich und die Pflaumen waschen, halbieren, entsteinen und die Hälften in Spalten schneiden. Den Sellerie putzen, waschen und quer in dünne Scheiben schneiden. Den Salat in Blätter teilen, waschen, trocken schleudern und in mundgerechte Stücke zupfen. Die Zwiebel schälen und fein würfeln. Das Basilikum waschen, trocken tupfen und die Blätter abzupfen. Etwa die Hälfte der Blätter in feine Streifen schneiden, den Rest zum Garnieren beiseitelegen.

2. Pfirsich, Pflaumen, Sellerie, Salat und Zwiebelwürfel mischen und auf Teller verteilen. Vom Hüttenkäse mit zwei Teelöffeln Nocken abstechen und daraufsetzen.

3. Für die Vinaigrette den Zitronensaft mit Essig, Salz und Pfeffer sowie dem Kürbiskern- und Olivenöl verrühren, zuletzt die Basilikumstreifen untermischen.

4. Den Salat mit der Vinaigrette beträufeln, mit den beiseitegelegten Basilikumblättern und Kürbiskernen bestreuen. Dazu passt pro Person noch 1 Scheibe Hafer-Hüttenkäse-Brot (à ca. 50 g; siehe Seite 44; oder ein anderes Vollkornbrot) – das Gericht ist dann jedoch nicht mehr Low Carb.

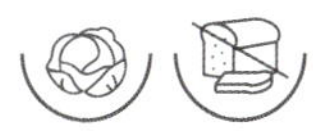

Für 2 Personen
Zubereitung: 30 Minuten

2 EL Kürbiskerne
1 gelbfleischiger Pfirsich oder Nektarine (ca. 150 g)
2 rote Pflaumen
1 Stange Staudensellerie
1 Mini-Romanasalat
1 kleine rote Zwiebel
4 Stiele Basilikum
250 g körniger Frischkäse (Hüttenkäse; Halbfettstufe)
1 EL Zitronensaft
1 EL Balsamico bianco
Salz, Pfeffer aus der Mühle
1 EL Kürbiskernöl
2 EL Olivenöl

Pro Portion: ca. 450 kcal, 21 g EW, 28 g F, 23 g KH, 5 g BST

ORIENTALISCHER SALAT MIT AUBERGINEN UND LUPINEN

Für 2 Personen
Zubereitung: 40 Minuten
Garen: 20 Minuten

1 Aubergine (ca. 300 g)
2 Möhren (ca. 150 g)
1 Knoblauchzehe
4 EL Olivenöl
½ TL gemahlener Kreuzkümmel
Salz, Pfeffer aus der Mühle
1 EL Mandeln
1 kleine rote Zwiebel
2 Medjoul-Datteln
200 g Süßlupinenkerne
(in Lake; aus dem Glas)
150 g Sojajoghurt
1 EL Zitronensaft
1 EL Rotweinessig
½ Bund Koriandergrün
¼ TL Chiliflocken

Pro Portion: ca. 500 kcal, 17 g EW, 32 g F, 30 g KH, 13 g BST

1. Den Backofen auf 200 °C vorheizen und ein Backblech mit Backpapier belegen. Die Aubergine putzen, waschen und etwa 2 cm groß würfeln. Die Möhren putzen, schälen und in etwa 3 mm dünne Scheiben schneiden. Den Knoblauch schälen und fein würfeln.

2. Die vorbereiteten Zutaten in einer Schüssel mit 3 EL Öl, Kreuzkümmel, Salz und Pfeffer mischen. Auf dem Blech verteilen und im Ofen auf der 2. Schiene von unten etwa 20 Minuten garen, dabei einmal wenden. Dann herausnehmen und etwa 10 Minuten abkühlen lassen.

3. Inzwischen die Mandeln in einer Pfanne ohne Fett leicht anrösten, herausnehmen, kurz abkühlen lassen und grob hacken. Zwiebel schälen, halbieren und in feine Streifen schneiden. Datteln aufschneiden, entsteinen und quer in Streifen schneiden. Die Lupinenkerne in einem Sieb abbrausen und abtropfen lassen. Den Joghurt mit 2 EL Wasser, Zitronensaft, Salz und Pfeffer verrühren.

4. Den Auberginen-Mix mit Zwiebelstreifen, Datteln, Lupinenkernen, Essig und restlichem Öl (1 EL) in einer Salatschüssel mischen, mit Salz und Pfeffer abschmecken. Den Koriander waschen, trocken tupfen, die Blätter abzupfen und grob hacken.

5. Den Salat auf Tellern anrichten und die Hälfte der Joghurtsauce darüberträufeln. Mit Mandeln, Koriander und Chiliflocken bestreuen. Die restliche Joghurtsauce separat dazu reichen.

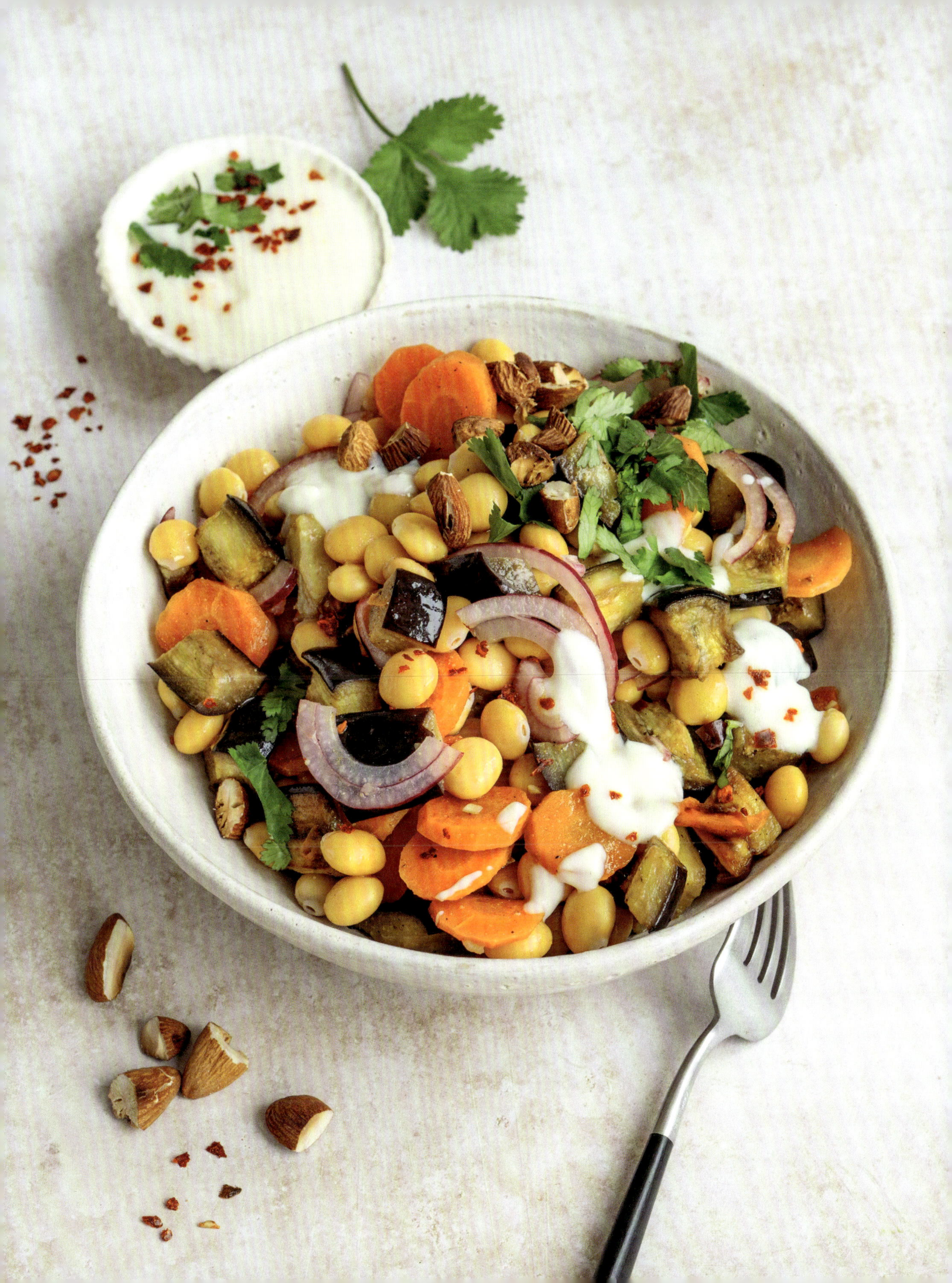

KIDNEYBOHNEN-PILZ-FALAFELN MIT GRÜNEM SALAT

Für 2 Personen
Zubereitung: 30 Minuten
Backen: 20 Minuten

1 kleine rote Zwiebel
1 Knoblauchzehe
200 g Champignons
3 EL Olivenöl
1 Dose Kidneybohnen (240 g Abtropfgewicht)
4 Stiele Petersilie
40 g Kichererbsenmehl
2–3 EL Dinkelvollkornmehl
½ TL gemahlener Kreuzkümmel
¼ TL Chiliflocken
Salz, Pfeffer aus der Mühle
1 EL Limettensaft
1 EL ungeschälte Sesamsamen
1 Mini-Romanasalat
100 g Feldsalat
2 EL Apfelessig

Pro Portion: ca. 500 kcal, 23 g EW, 23 g F, 41 g KH, 18 g BST

1. Zwiebel und Knoblauch schälen und separat fein würfeln. Die Pilze putzen, falls nötig, trocken abreiben und in kleine Würfel schneiden oder hacken. 1 EL Öl in einer Pfanne erhitzen und die Zwiebelwürfel darin bei mittlerer Hitze etwa 3 Minuten andünsten. Pilze und Knoblauch dazugeben und 2 bis 3 Minuten mitdünsten. Alles in eine Schüssel füllen und etwas abkühlen lassen.

2. Den Backofen auf 200 °C vorheizen und ein Backblech mit Backpapier belegen. Die Kidneybohnen in einem Sieb abbrausen, abtropfen lassen und in einem hohen Rührbecher mit dem Stabmixer grob pürieren – es dürfen noch Stücke sichtbar sein.

3. Die Petersilie waschen, trocken tupfen, die Blätter abzupfen und fein hacken. Bohnen und Petersilie zur Pilzmasse geben. Das Kichererbsen- und Dinkelmehl sowie 1 EL Öl hinzufügen und alles gründlich mischen. Mit Kreuzkümmel, Chiliflocken, Salz, Pfeffer und Limettensaft würzen.

4. Aus der weichen Masse mit angefeuchteten Händen 8 bis 10 kleine Kugeln (à ca. 50 g) formen, leicht flach drücken und nebeneinander auf das Blech legen. Mit 1 EL Wasser bestreichen und mit dem Sesam bestreuen, dann im Ofen auf der mittleren Schiene 15 bis 20 Minuten backen.

5. Inzwischen den Romana- und Feldsalat verlesen, putzen, waschen, trocken schleudern und in mundgerechte Stücke zupfen. Für das Dressing Essig, 2 EL Wasser, Salz, Pfeffer und das übrige Öl (1 EL) in einer Salatschüssel verrühren und die Salate untermischen.

6. Die Pilz-Falafeln aus dem Ofen nehmen und mit dem Salat auf Tellern anrichten.

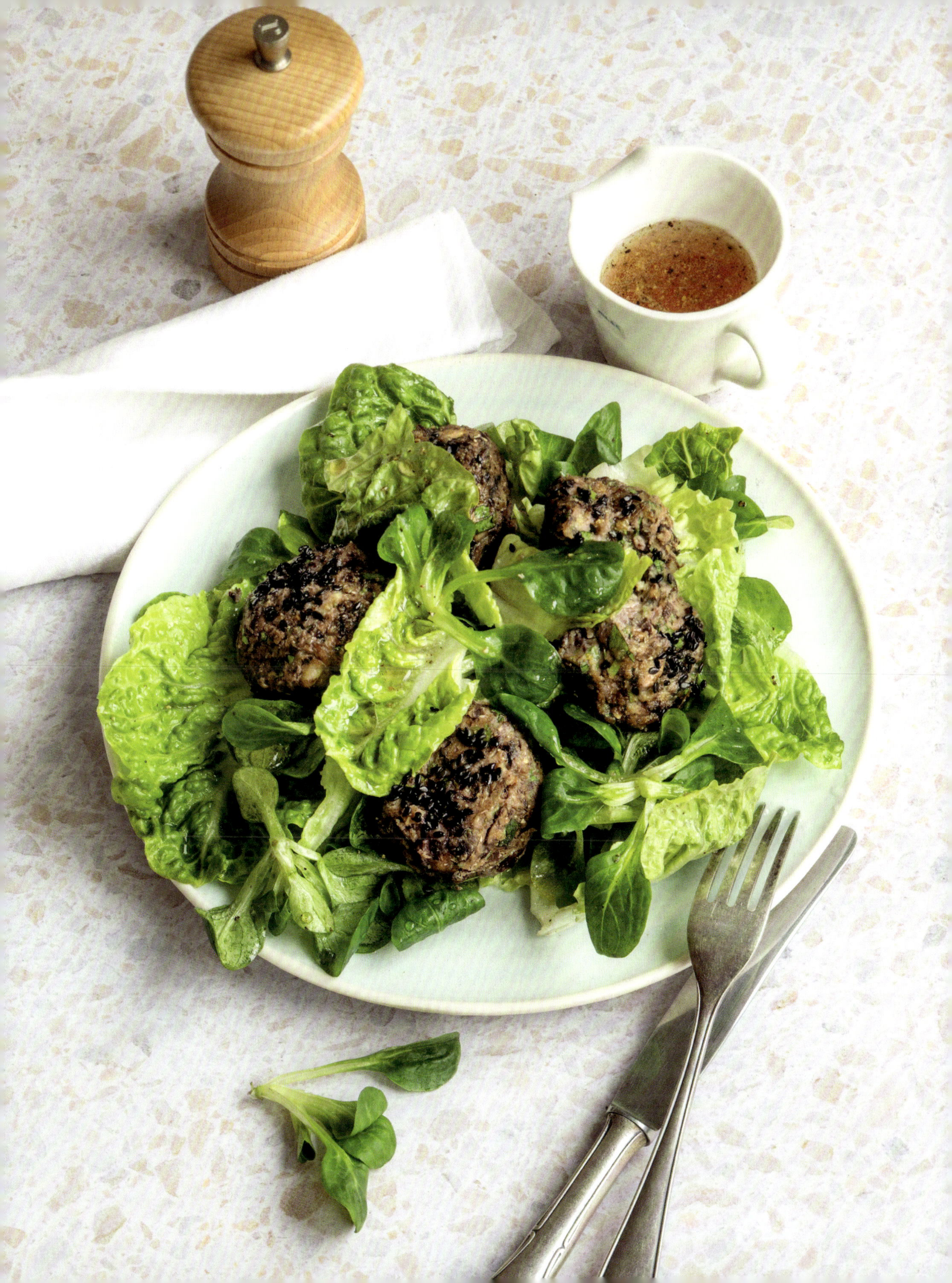

FRAGEN UND ANTWORTEN: WERDEN SIE ZUM EIWEISS-PROFI

Sollte ich rohe Eier „ausschlürfen“ wie einst Sylvester Stallone? Was hat es mit dem Protein-Leverage-Effekt auf sich? Ist es gefährlich, wenn ich zu viel Eiweiß esse? Im Alltag tauchen häufiger Fragen zum Thema Eiweiß auf. Hier gibt es die Antworten dazu.

KANN ICH EIWEISS FALSCH ZUBEREITEN, SODASS ES WENIGER WERTVOLL WIRD?

Nein, darüber müssen Sie sich keine Sorgen machen. Ob Sie beispielsweise ein Spiegelei braten oder ob sich bei der Herstellung eines Produkts die Konsistenz verändert, spielt keine Rolle. Die Aminosäuren bleiben dabei erhalten und bewahren ihre positiven Eigenschaften. In manchen Fällen wird Eiweiß durch fachgerechtes Zubereiten sogar leichter verdaulich.

LOHNT ES SICH, EIN ROHES EI AUSZUTRINKEN?

Besser nicht. Auch wenn Sylvester Stallone als Boxer Rocky Balboa und andere Prominente darauf schwören, sollte man es nicht nachmachen. Die positive Wirkung durch das „Ausschlürfen“ roher Eier basiert allenfalls auf dem Placebo-Effekt. Richtig ist: Ob gebraten, gekocht oder roh – Eier liefern immer hochwertiges Eiweiß, ihr roher Verzehr ist aber mit großen Risiken verbunden. Denn dann besteht die Gefahr, sich mit Salmonellen zu vergiften. Beim Erhitzen werden potenziell gefährliche Erreger abgetötet.

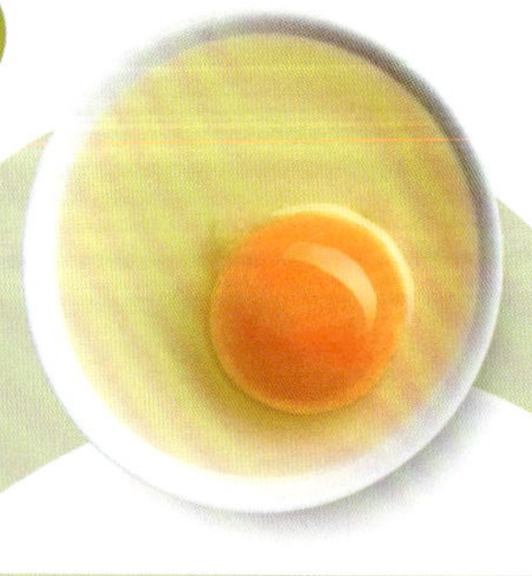

WAS IST DER PROTEIN-LEVERAGE-EFFEKT?

Dabei handelt es sich um einen Zustand, in dem der Körper Hunger signalisiert und nach mehr Nahrung verlangt, wenn er zu wenig Protein bekommt. Das Phänomen kann dazu führen, dass man zu viele Kalorien aus Fett und Kohlenhydraten aufnimmt und dadurch übergewichtig wird. Entdeckt wurde der Effekt von den Biologen David Raubenheimer und Stephen Simpson, die seit den Achtzigerjahren das Essverhalten von Menschen und Tieren erforschten. Der von den Wissenschaftlern belegte „Hebeleffekt“ des Proteins sorgt dafür, dass unser Gehirn erst Sättigungssignale sendet, wenn der Körper genug Eiweiß bekommt.

SCHADET ZU VIEL EIWEISS?

Ja, das kann in bestimmten Fällen passieren. Wie erwähnt, liegen Sie mit 0,8 bis 1 Gramm Eiweiß pro Kilogramm Körpergewicht genau richtig. Wer seine tägliche Dosis nach dem Motto „Mehr bringt mehr“ ohne individuellen Grund weiter erhöht, geht ein Risiko ein. Denn ein Zuviel an tierischem Eiweiß führt nicht nur ins Leere, sondern kann auch die Nieren stark belasten. Kritisch können vor allem Fleisch, Fisch, Eier oder Milchprodukte werden, weil man diese Proteinquellen leichter überdosiert. Ein Zuviel an tierischem Eiweiß wird in Speicherfett umgebaut.

KANN EIWEISSMANGEL ZU HAARAUSFALL FÜHREN?

Das ist nicht ausgeschlossen. Haare bestehen hauptsächlich aus dem Protein Keratin, einem Grundbaustein der Haarfasern. Bekommt der Körper nicht genug Eiweiß, konzentriert er sich mit dem Protein, das ihm zur Verfügung steht, zuerst einmal auf lebenswichtige Funktionen und vernachlässigt die Haarproduktion – mit der Folge, dass Haare brüchig werden und verstärkt ausfallen.

BRAUCHEN MENSCHEN EXTRA-EIWEISS, WENN SIE VEGAN LEBEN?

Nicht zwangsläufig. Wer keine tierischen Lebensmittel essen möchte, kann sich auch ausschließlich aus pflanzlichen Quellen gut mit Protein versorgen. Am besten gelingt das, wenn Sie verschiedene pflanzliche Nahrungsmittel über den Tag verteilen und die Proteinquellen so kombinieren, dass sie die Bioverfügbarkeit erhöhen (siehe Seite 8). Vorsicht ist bei veganen Fleischersatzprodukten geboten. Die sind für Veganerinnen und Veganer keineswegs Pflicht, um den Eiweißbedarf zu decken. Im Gegenteil: Häufig greifen die Hersteller auf ungesunde Verdickungsmittel, Aromen, Zusatzstoffe, Zucker und Salz zurück, um die Produkte schmackhafter zu machen. Das darin enthaltene pflanzliche Eiweiß wird dafür aus seiner gesunden Hülle gelöst. Viel besser bei „Fleischhunger“: Bereiten Sie Veggie-Schnitzel und Co. auf pflanzlicher Basis selbst zu.

WORAN MERKE ICH, WENN ICH ZU WENIG EIWEISS ESSE?

Das merken Sie nicht sofort. Unser Körper hat keine Alarmglocken, die schrillen, wenn es an Protein fehlt. Doch es gibt typische Anzeichen. Dazu gehören anhaltende Müdigkeit, Heißhungerattacken mit starkem Verlangen nach Süßigkeiten, schlechte Laune und manchmal auch Wasseransammlungen in Gewebe, die zu Schwellungen führen können. Zudem baut der Organismus körpereigenes Protein aus den Vorräten ab, die nicht überlebenswichtig sind – unter anderem aus den Muskeln. Reicht auch das nicht mehr, um genug Aminosäuren bereitzustellen, werden der Stoffwechsel und andere Organe in ihren Funktionen beeinträchtigt.

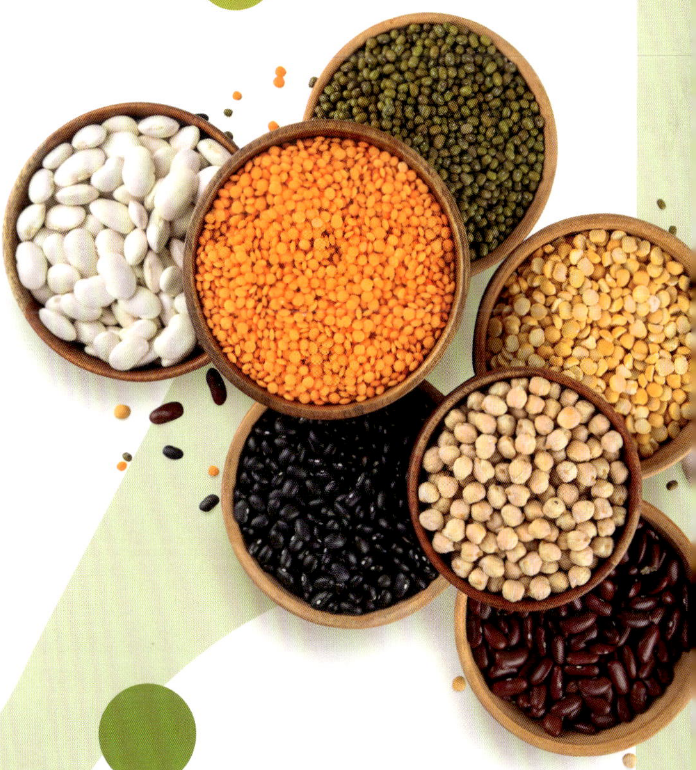

PILZ-BROT-SALAT MIT RUCOLA

Für 2 Personen
Zubereitung: 30 Minuten

100 g Hafer-Hüttenkäse-Brot (siehe Seite 44) oder ein anderes Vollkornbrot
3 EL Olivenöl
1 weiße Zwiebel
300 g kleine gemischte Pilze (z. B. Austernpilze, Champignons, Kräuterseitlinge)
150 g geröstete rote Paprika (gehäutet; aus dem Glas)
Salz, Pfeffer aus der Mühle
½ TL getr. Thymian
2 EL Weißweinessig
1 EL Balsamico bianco
100 ml Gemüsebrühe
75 g Rucola
40 g Montello

Pro Portion: ca. 480 kcal, 22 g EW, 30 g F, 25 g KH, 8 g BST

1. Das Brot in etwa 1½ cm große Würfel schneiden und in einer Pfanne in 1 EL Öl bei mittlerer Hitze etwa 5 Minuten hellbraun rösten, dabei ab und zu wenden. Das Brot herausnehmen und auf einem Teller abkühlen lassen.

2. Zwiebel schälen, halbieren und in feine Halbringe schneiden. Die Pilze putzen, falls nötig, trocken abreiben und halbieren oder grob in Stücke schneiden. Die Paprika abtropfen lassen und etwa 2 cm groß würfeln.

3. Das übrige Öl (2 EL) in einer beschichteten Pfanne erhitzen und Zwiebel und Pilze darin bei mittlerer Hitze etwa 5 Minuten braten, mit Salz, Pfeffer und Thymian würzen. Beide Essigsorten und die Brühe dazugießen und alles einmal kurz aufkochen. Dann die Pilz-Zwiebel-Mischung aus der Pfanne nehmen und auf einem tiefen Teller lauwarm abkühlen lassen.

4. Rucola verlesen, waschen und trocken schleudern, dabei grobe Stiele entfernen. In einer Salatschüssel den Pilz-Mix mit Paprika und Rucola mischen und die Brotwürfel locker unterheben.

5. Den Salat nochmals mit Salz und Pfeffer abschmecken und auf Tellern anrichten. Den Käse mit dem Sparschäler fein hobeln und über den Salat streuen.

★ Montello ähnelt Parmesan, bei seiner Herstellung kommt aber kein tierisches Lab zum Einsatz. Daher gilt er als vegetarisch – Parmesan dagegen streng genommen nicht.

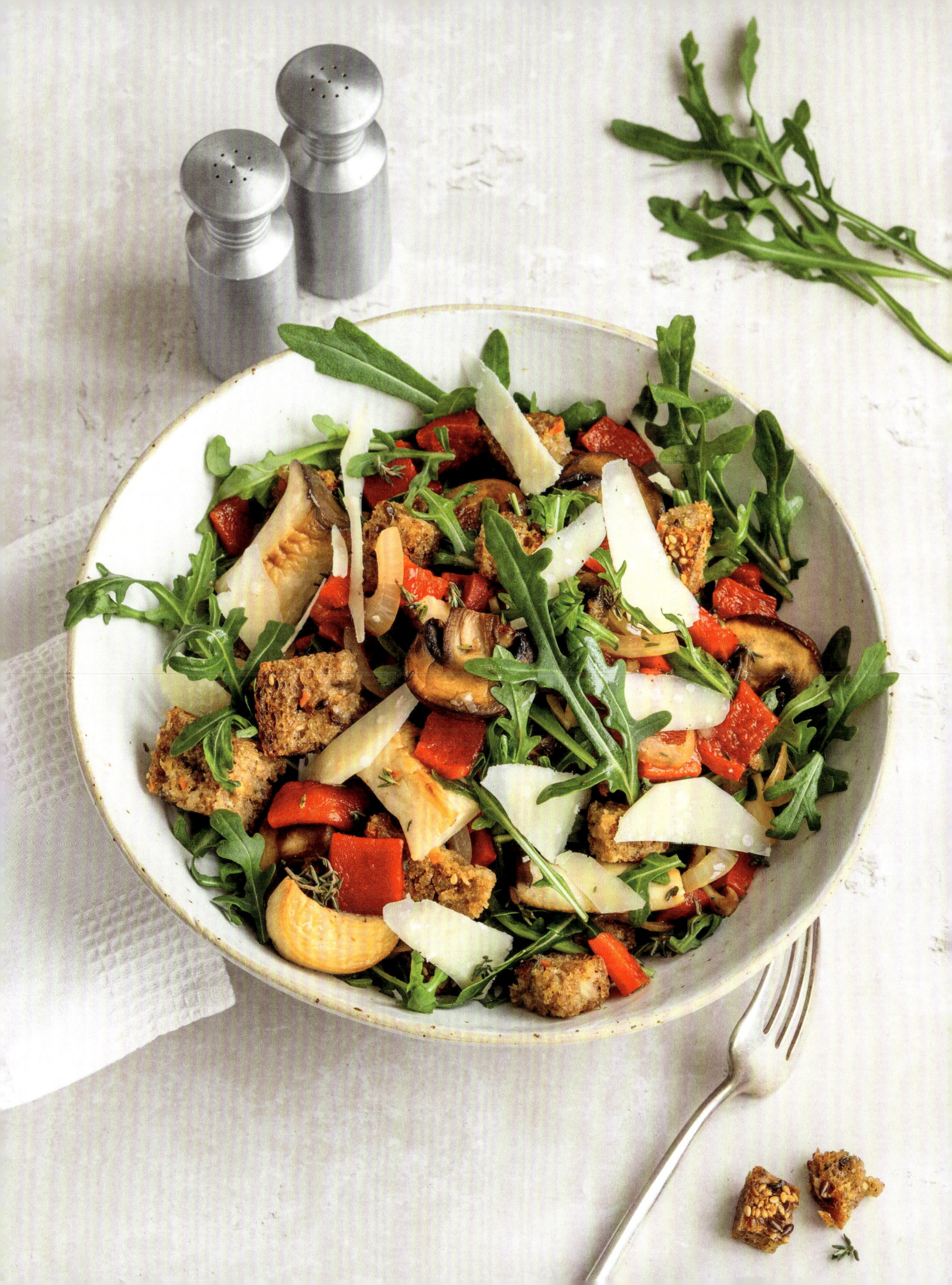

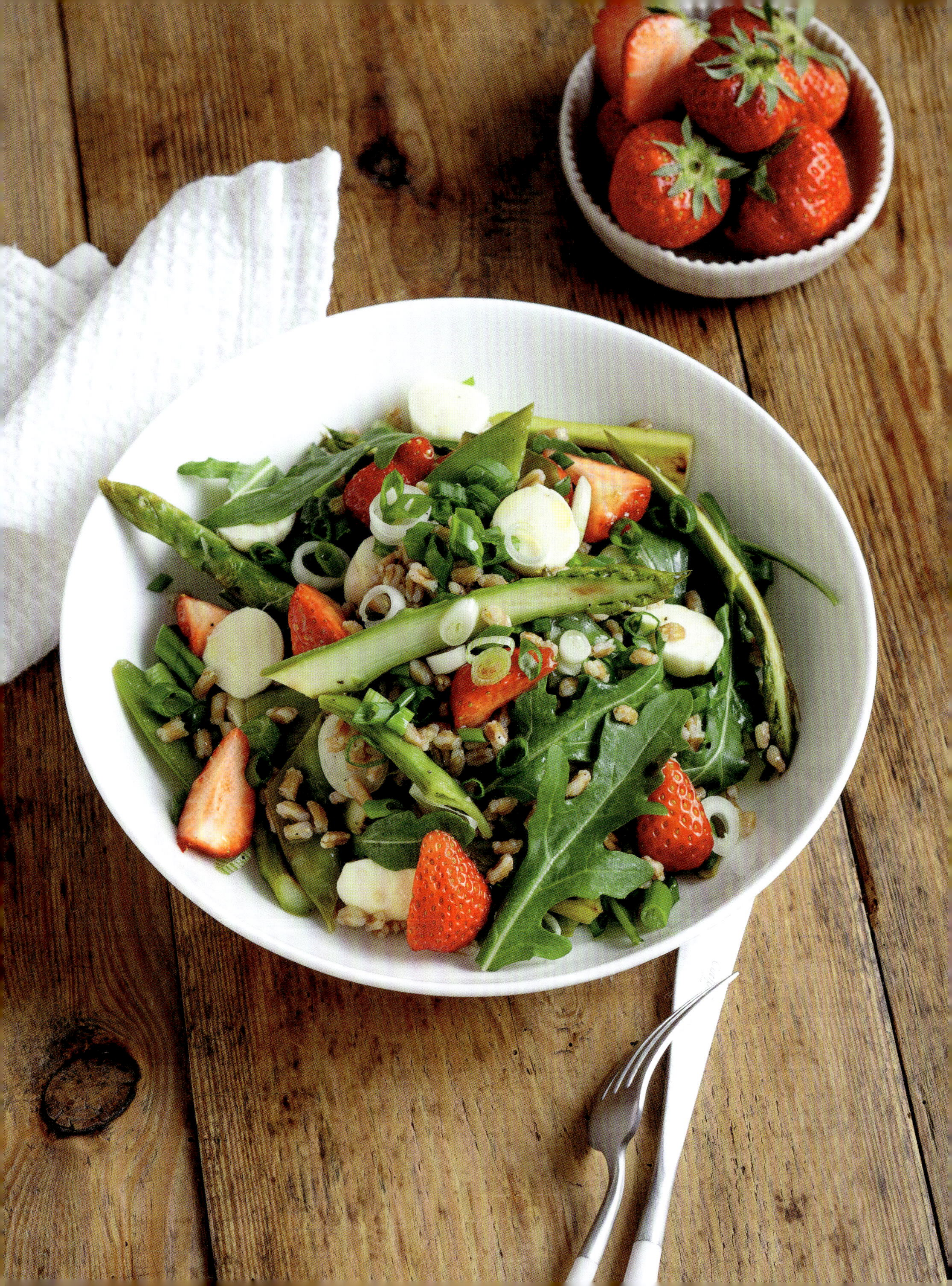

GRÜNER SPARGELSALAT MIT ERDBEEREN UND DINKEL

Für 2 Personen
Zubereitung: 30 Minuten

100 g Dinkel-wie-Reis (Zartdinkel)
Salz
250 g grüner Spargel
100 g Zuckerschoten
2 EL Olivenöl
1 EL Weißweinessig
1 EL Balsamico bianco
75 ml Gemüsebrühe
Pfeffer aus der Mühle
120 g Mini-Mozzarellakugeln (Halbfettstufe)
2 Frühlingszwiebeln
50 g Rucola
100 g Erdbeeren

Pro Portion: ca. 450 kcal,
21 g EW, 17 g F, 47 g KH, 11 g BST

1. Dinkel in reichlich kochendem Salzwasser nach Packungsanweisung etwa 20 Minuten garen. In ein Sieb abgießen, kalt abbrausen und gut abtropfen lassen.

2. Inzwischen den Spargel waschen und im unteren Drittel schälen, die holzigen Enden abschneiden. Den Spargel schräg in etwa 4 cm lange Stücke schneiden. Die Zuckerschoten putzen, waschen und schräg halbieren. Das Öl in einer Pfanne erhitzen und den Spargel darin bei mittlerer Hitze etwa 5 Minuten unter Wenden braten. Die Zuckerschoten dazugeben und 1 bis 2 Minuten mitbraten.

3. Das Gemüse mit beiden Essigsorten und der Brühe ablöschen, mit Salz und Pfeffer würzen und vom Herd nehmen. In einer Salatschüssel den Dinkel noch warm mit dem Spargel-Zuckerschoten-Mix samt Marinade mischen und etwa 10 Minuten ziehen lassen.

4. Den Mozzarella abtropfen lassen, größere Kugeln halbieren. Die Frühlingszwiebeln putzen, waschen und in dünne Ringe schneiden. Rucola verlesen, waschen und trocken schütteln, dabei grobe Stiele entfernen. Erdbeeren waschen, putzen und vierteln.

5. Mozzarella, Frühlingszwiebeln, Rucola und Erdbeeren vorsichtig unter den Salat heben. Den Spargelsalat auf Tellern anrichten.

Die Ernährungs-Docs

Erdbeeren gehören zum Gesündesten, was der Sommer zu bieten hat. Dank reichlich Folsäure, Vitamin C und anderen Antioxidantien sind die Früchte super für unser Immunsystem. Außerdem verfügen sie über einen hohen Anteil an sekundären Pflanzenstoffen, die entzündungshemmend wirken.

BUNTE GEMÜSENUDELN MIT ERDNUSSSAUCE

Für 2 Personen
Zubereitung: 30 Minuten

3–4 große Möhren (ca. 300 g)
2 kleine Zucchini (ca. 250 g)
½ Bund Koriandergrün
2 EL geröstete Erdnusskerne (ungesalzen)
10 g Ingwer
1 Schalotte
1½ EL Rapsöl
¼ l ungesüßter Sojadrink
1½ EL Erdnussmus
1 EL Sojasauce
½ TL Sambal Oelek
Salz, Pfeffer aus der Mühle
1–2 EL Limettensaft

1. Die Möhren putzen und schälen, die Zucchini putzen und waschen. Beides separat mit dem Spiralschneider in dünne Streifen schneiden. Den Koriander waschen, trocken tupfen, die Blätter abzupfen und fein hacken. Die Erdnüsse grob hacken.

2. Ingwer und Schalotte schälen, fein würfeln und in einem kleinen Topf in ½ EL Öl bei mittlerer Hitze etwa 2 Minuten andünsten. Den Sojadrink und das Erdnussmus dazugeben, alles mit Sojasauce und Sambal Oelek würzen. Die Sauce aufkochen und bei schwacher Hitze etwa 3 Minuten unter Rühren köcheln lassen. Vom Herd nehmen, im Topf mit dem Stabmixer fein pürieren und warm halten.

3. Das restliche Öl (1 EL) in einer großen beschichteten Pfanne erhitzen und die Möhren darin bei mittlerer Hitze etwa 2 Minuten unter Wenden andünsten. Die Zucchinistreifen hinzufügen und etwa 1 Minute mitdünsten, mit Salz und Pfeffer würzen. Die Gemüsenudeln mit etwa 50 ml Wasser ablöschen und mit geschlossenem Deckel noch 2 bis 3 Minuten bissfest garen. Mit Limettensaft abschmecken.

4. Die Gemüsenudeln mit der Erdnussauce auf Schalen oder tiefe Teller verteilen und mit dem Koriander und den Erdnüssen bestreut servieren.

Pro Portion: ca. 400 kcal, 17 g EW, 26 g F, 19 g KH, 10 g BST

Die Ernährungs-Docs

Mit etwa 25 Gramm Eiweiß pro 100 Gramm stehen Erdnüsse auf der Rangliste der proteinreichen Nusskerne ganz oben. Außerdem sind sie wertvolle Mineralstofflieferanten. Da sie aber auch viel Fett (ca. 50 Prozent) und damit Kalorien haben, sollten Sie am besten immer zu ungesalzenen Nüssen und 100-prozentigem Erdnussmus greifen und beides nur in Maßen genießen.

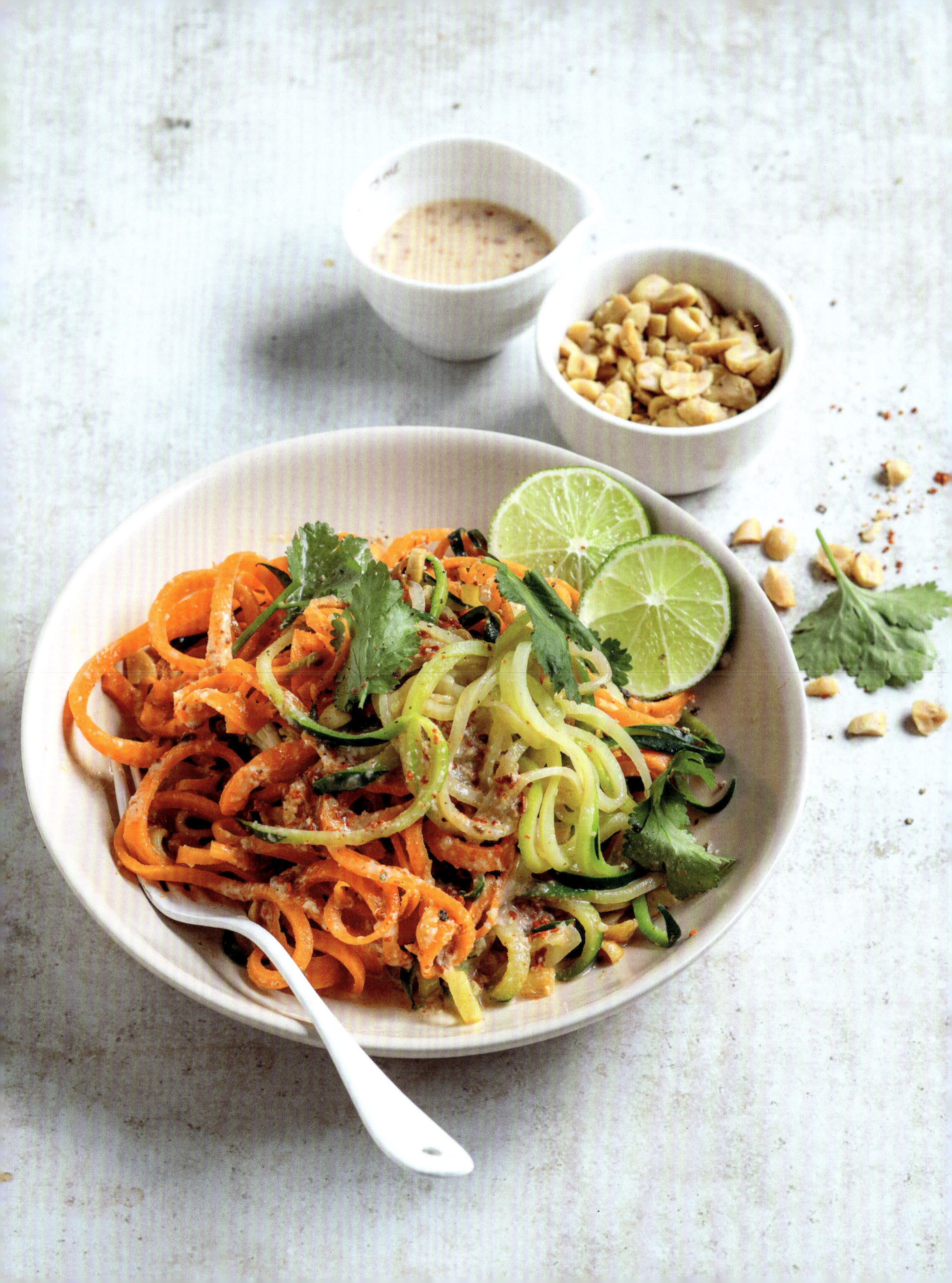

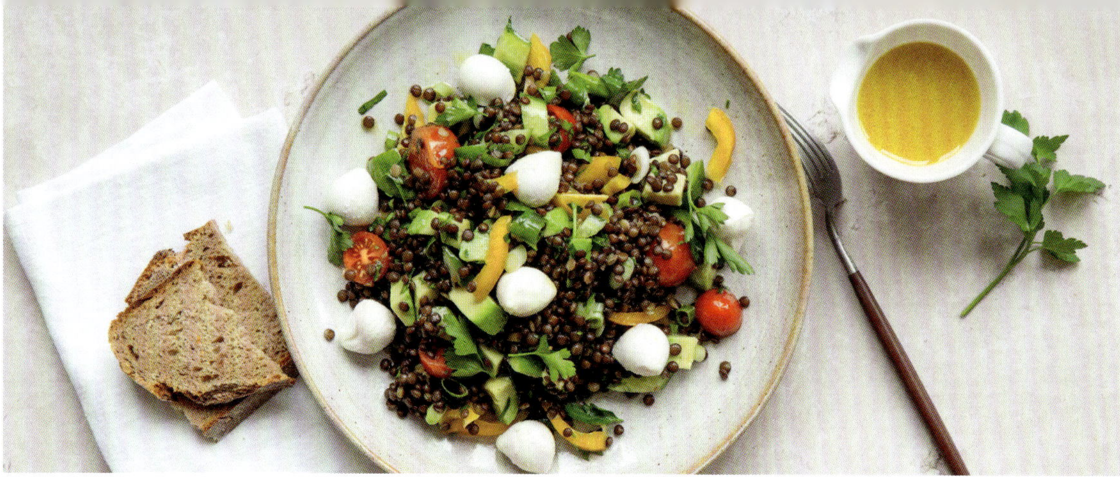

LINSENSALAT MIT MOZZARELLA

1. Die Linsen in einem Sieb abbrausen und in einem Topf in kochendem Wasser ohne (!) Salz etwa 15 Minuten bissfest garen, gegen Ende der Garzeit salzen. Dann die Linsen in ein Sieb abgießen, abtropfen und abkühlen lassen.

2. Inzwischen die Gurke putzen, waschen, erst quer halbieren, dann längs vierteln. Die Gurkenviertel entkernen und quer in etwa ½ cm breite Scheiben schneiden. Tomaten waschen und halbieren. Paprika längs halbieren, putzen, waschen und in dünne Streifen schneiden. Frühlingszwiebeln putzen, waschen und in dünne Ringe schneiden. Die Avocado halbieren, entkernen, schälen und etwa 1 cm groß würfeln, sofort mit Zitronensaft beträufeln. Die Petersilie waschen, trocken tupfen, die Blätter abzupfen und hacken.

3. Eine Salatschüssel mit der halbierten Knoblauchzehe ausreiben. Darin für die Vinaigrette die beiden Essigsorten mit Senf, Öl, Salz und Pfeffer verrühren. Linsen, Gurke, Tomaten, Paprika und Frühlingszwiebeln untermischen. Zuletzt die Avocado und die Hälfte der Petersilie unterheben.

4. Den Mozzarella abtropfen lassen. Den Salat nochmals abschmecken und mit dem Mozzarella auf Tellern anrichten, mit der übrigen Petersilie bestreuen. Dazu passt pro Person 1 Scheibe Vollkornbrot (à ca. 50 g) – der Salat ist dann aber nicht mehr Low Carb.

Für 2 Personen
Zubereitung: 30 Minuten

100 g Belugalinsen
Salz
½ Salatgurke (ca. 200 g)
100 g Cocktailtomaten
1 gelbe Spitzpaprikaschote
2 Frühlingszwiebeln
1 kleine Avocado (ca. 130 g)
2 TL Zitronensaft
½ Bund Petersilie
½ Knoblauchzehe für die Salatschüssel
2 EL Weißweinessig
1 EL Balsamico bianco
1 TL scharfer Senf
Pfeffer aus der Mühle
2 EL Olivenöl
100 g Mini-Mozzarellakugeln (Halbfettstufe)

Pro Portion: ca. 455 kcal, 21 g EW, 22 g F, 37 g KH, 11 g BST

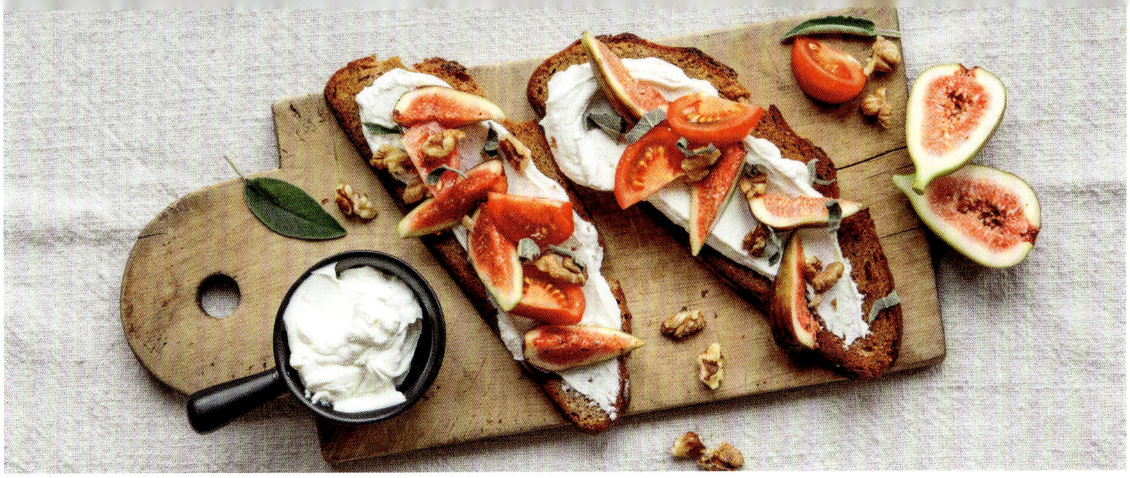

ZIEGENKÄSE-BRUSCHETTE MIT FEIGEN

1. Die Salbeiblätter abreiben und in feine Streifen schneiden. Die Nüsse hacken und in einer Pfanne ohne Fett leicht anrösten. Den Salbei dazugeben und kurz mitbraten. Den Salbei-Nuss-Mix aus der Pfanne nehmen und auf einem Teller abkühlen lassen.

2. Feigen vorsichtig waschen, trocken tupfen und jeweils in 6 Spalten schneiden, dabei die Stielansätze entfernen. Tomaten waschen und sechsteln, dabei die Stielansätze ebenfalls entfernen. Feigen und Tomaten in einer Schüssel mit Essig, Salz, Pfeffer und 1 EL Öl mischen.

3. Eine große beschichtete Pfanne ohne Fett erhitzen und die Brotscheiben darin bei mittlerer Hitze auf jeder Seite etwa 5 Minuten rösten. Inzwischen Ziegenkäse und Quark gut verrühren und mit Zitronensaft, Salz und Pfeffer würzen.

4. Die Brotscheiben aus der Pfanne nehmen, kurz abkühlen lassen, oben mit der halbierten Knoblauchzehe einreiben und mit dem restlichen Öl (½ EL) beträufeln. Mit der Ziegenkäse-Quark-Creme bestreichen, mit dem Feigen-Tomaten-Mix belegen und mit dem Salbei-Nuss-Mix bestreuen.

Für 2 Personen
Zubereitung: 30 Minuten

4 Salbeiblätter
20 g Walnusskerne
2 Feigen (80–90 g)
125 g kleine Strauchtomaten
2 TL Balsamico bianco
Salz, Pfeffer aus der Mühle
1½ EL Olivenöl
2 Scheiben Roggensauerteigbrot (à ca. 50 g)
50 g Ziegenfrischkäse (mind. 45 % Fett i. Tr.)
150 g Magerquark
1–2 TL Zitronensaft
½ Knoblauchzehe für das Brot

Pro Portion: ca. 470 kcal, 20 g EW, 22 g F, 44 g KH, 8 g BST

ASIA-NUDELSALAT MIT GEBRATENEM TEMPEH

1. Den Tempeh in 6 Scheiben schneiden. 1 EL Sojasauce in einem tiefen Teller mit den Chiliflocken verrühren, den Knoblauch schälen und dazupressen. Den Tempeh in der Sauce wenden und etwa 1 Stunde marinieren.

2. Inzwischen die Nudeln in reichlich kochendem Salzwasser nach Packungsanweisung etwa 8 Minuten bissfest garen. Die Zuckerschoten putzen, waschen, schräg halbieren und etwa 2 Minuten vor Ende der Garzeit zu den Nudeln ins Kochwasser geben und mitgaren. Anschließend die Nudeln und Zuckerschoten in ein Sieb abgießen, kalt abschrecken, abtropfen und abkühlen lassen.

3. Währenddessen die Möhre putzen, schälen und in etwa 5 cm lange, feine Streifen schneiden. Paprika längs halbieren, putzen, waschen und in Streifen schneiden. Frühlingszwiebeln putzen, waschen und in dünne Ringe schneiden. Erdnüsse grob hacken. Koriander waschen, trocken tupfen, die Blätter abzupfen und grob hacken.

4. Für das Dressing den Ingwer schälen und fein würfeln. In einer Salatschüssel Ingwer, Limettensaft, Essig, restliche Sojasauce (2 EL), Agavendicksaft und 1 EL Öl verrühren, mit Pfeffer abschmecken. Nudeln, Gemüse und Koriander zum Dressing geben und mischen.

5. Den Tempeh aus der Marinade nehmen und in einer beschichteten Pfanne im restlichen Öl (1 EL) bei mittlerer Hitze auf beiden Seiten etwa 5 Minuten hellbraun braten. Den Salat mit dem Tempeh auf Tellern anrichten und mit den Erdnüssen bestreuen.

Für 2 Personen
Zubereitung: 40 Minuten
Marinieren: 1 Stunde

100 g Tempeh
2 EL Sojasauce
¼ TL Chiliflocken
1 Knoblauchzehe
50 g Emmervollkornnudeln (z. B. Spaghetti)
Salz
100 g Zuckerschoten
1 große Möhre (ca. 100 g)
1 rote Spitzpaprikaschote
3 Frühlingszwiebeln
2 EL geröstete Erdnusskerne (ungesalzen)
½ Bund Koriandergrün
10 g Ingwer
2 EL Limettensaft
2 EL Reisessig (ersatzweise Apfelessig)
1 TL Agavendicksaft
2 EL helles Sesam- oder Rapsöl
Pfeffer aus der Mühle

Pro Portion: ca. 510 kcal, 22 g EW, 26 g F, 39 g KH, 13 g BST

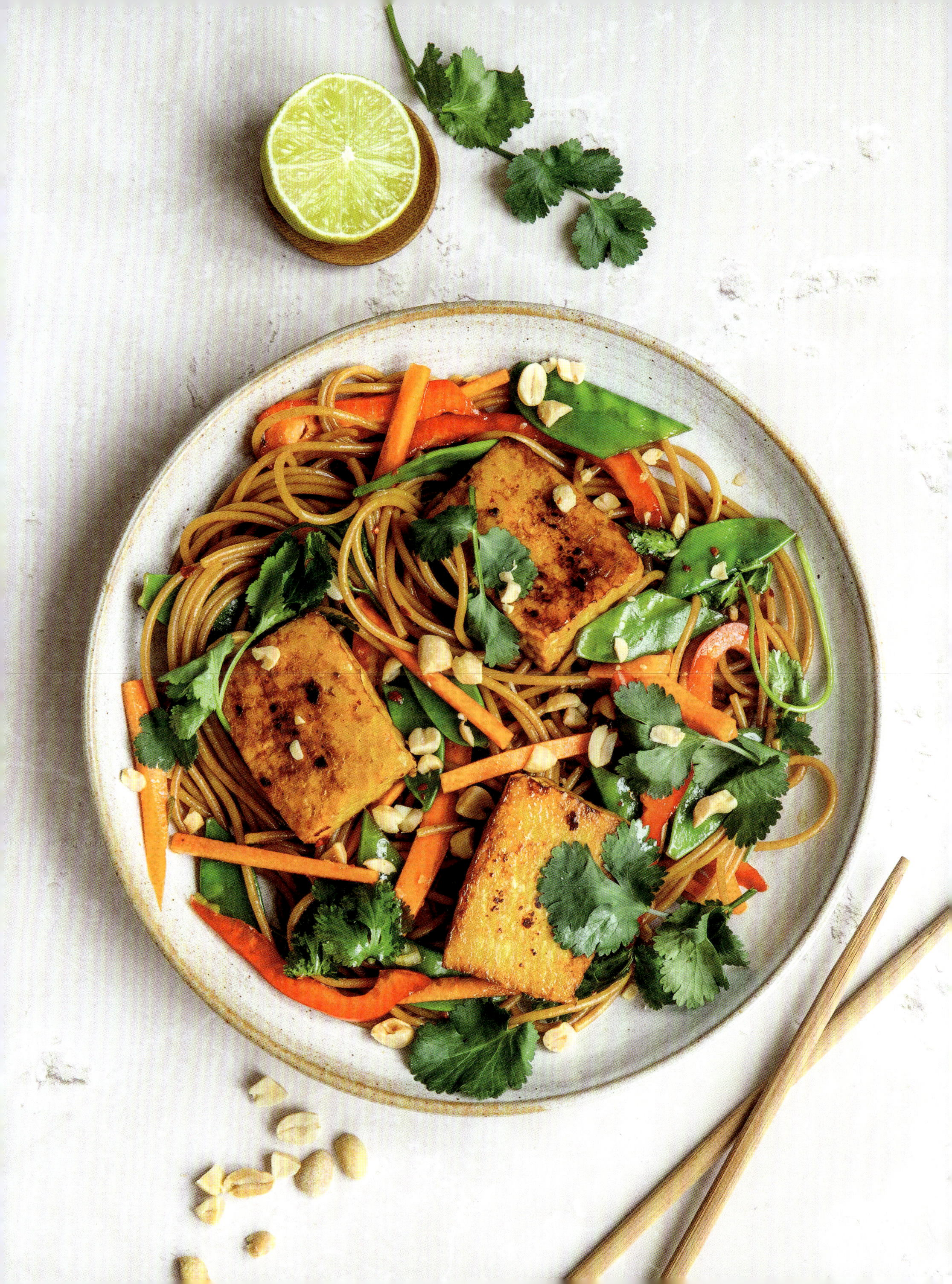

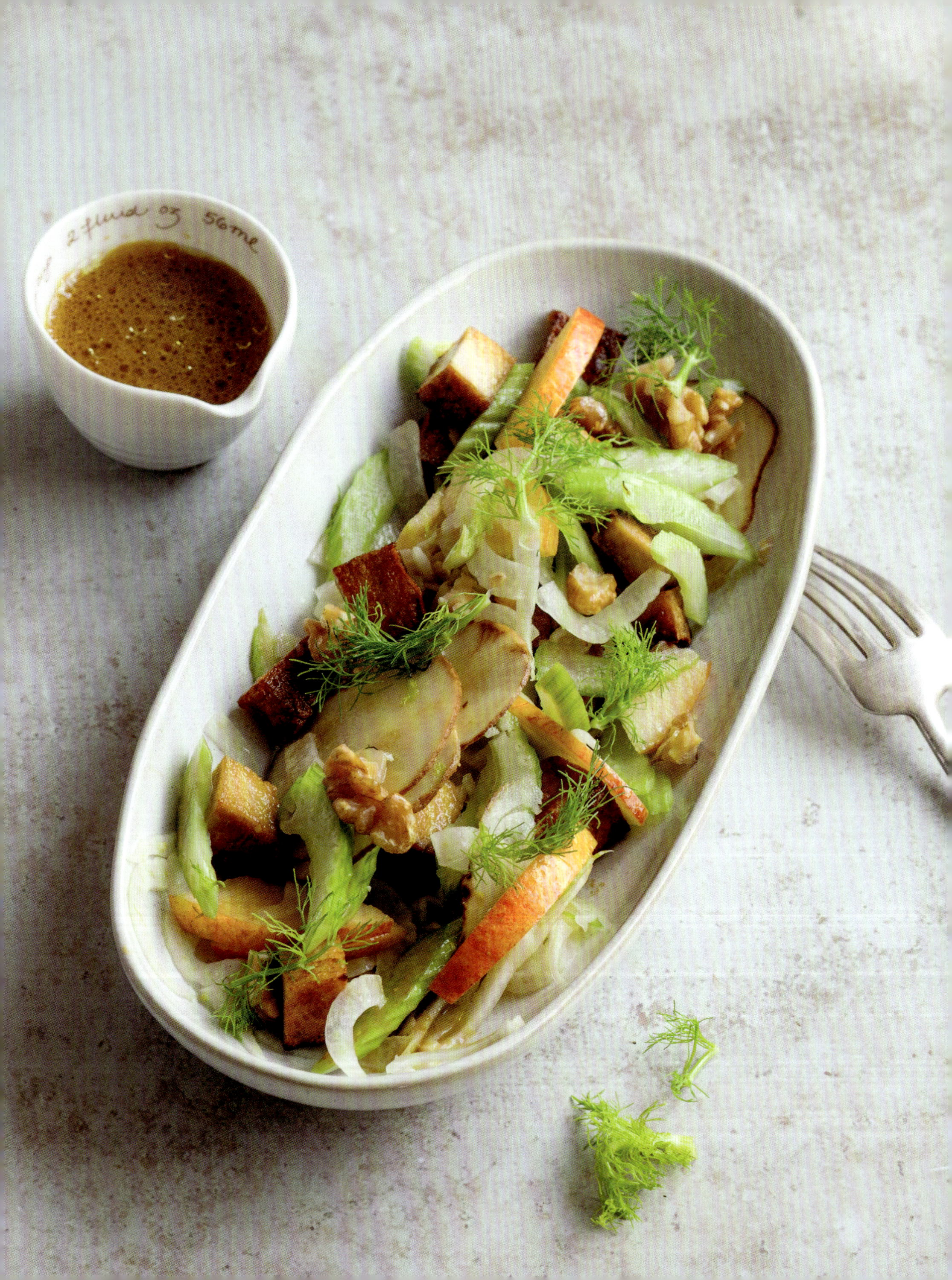
2 fluid oz 56ml

FENCHEL-TOPINAMBUR-SALAT MIT RÄUCHERTOFU

1. Den Fenchel putzen, waschen und vierteln, das zarte Grün zum Garnieren beiseitelegen. Den harten Strunk entfernen und die Viertel auf der Gemüsereibe quer in feine Streifen hobeln. Den Fenchel mit etwas Salz bestreuen und mit den Händen etwa 2 Minuten durchkneten.

2. Topinambur mit der Gemüsebürste gründlich waschen, eventuell dünn schälen und in feine Scheiben schneiden oder hobeln. Den Sellerie putzen, waschen und in dünne Scheiben schneiden. Den Apfel waschen, vierteln, entkernen und ebenfalls in dünne Scheiben schneiden. Sofort mit Zitronensaft beträufeln, damit die Apfelscheiben sich nicht bräunlich verfärben.

3. Für die Vinaigrette in einer Salatschüssel beide Essigsorten mit 2 EL Wasser, Senf, Salz und Pfeffer verrühren, zuletzt 2 EL Öl unterschlagen. Fenchel, Topinambur, Sellerie und Apfel dazugeben und mit der Vinaigrette mischen.

4. Den marinierten Tofu trocken tupfen und etwa 1 cm groß würfeln. In einer kleinen Pfanne im übrigen Öl (1 EL) etwa 3 Minuten unter Rühren anbraten. Die Nüsse grob hacken.

5. Den Salat auf Tellern anrichten, mit den Tofuwürfeln und Nüssen bestreuen und mit dem beiseitegelegten Fenchelgrün garnieren.

Für 2 Personen
Zubereitung: 20 Minuten

1 kleine Fenchelknolle (mit Grün)
Salz
150 g Topinambur
(ersatzweise Pastinake)
2 Stangen Staudensellerie
1 kleiner säuerlicher Apfel
(z. B. Elstar)
2 TL Zitronensaft
1 EL Weißweinessig
1 EL Balsamico bianco
1 TL Dijon-Senf
Pfeffer aus der Mühle
3 EL Olivenöl
200 g geräucherter Tofu
20 g Walnusskerne

Pro Portion: ca. 485 kcal,
21 g EW, 31 g F, 21 g KH, 15 g BST

Die Ernährungs-Docs

Ballaststoffe zählen zu den Nährstoffen, von denen Sie nie zu viel aufnehmen bzw. essen können. Topinambur enthält einen besonderen Vertreter der Pflanzenfasern, das Inulin. Dieser Ballaststoff zählt zu den sogenannten Präbiotika, die im Dickdarm den nützlichen Bakterien als „Futter" dienen und damit das Mikrobiom stärken. Außerdem kann der Körper Inulin verwerten, ohne dass dafür Insulin zum Einsatz kommt.

LINSENNUDEL-SALAT MIT GRÜNKOHL

1. Den Sellerie putzen, schälen und etwa 1 cm groß würfeln. Die Möhren putzen, schälen und schräg in dünne Scheiben schneiden. Grünkohl verlesen, waschen und gut abtropfen lassen, die Blätter von den dicken Stielen zupfen und grob hacken.

2. In einem großen Topf 1 EL Öl erhitzen und Sellerie, Möhren und Grünkohl darin bei mittlerer Hitze etwa 2 Minuten unter Rühren anbraten, salzen und pfeffern. Die Hitze reduzieren, die Brühe dazugießen und das Gemüse mit geschlossenem Deckel bei mittlerer Hitze noch 10 bis 12 Minuten dünsten, dabei ab und zu umrühren. Dann vom Herd nehmen und offen abkühlen lassen.

3. Währenddessen die Nudeln in reichlich kochendem Salzwasser nach Packungsanweisung 6 bis 8 Minuten bissfest garen (Achtung, Nudeln aus Hülsenfrüchten garen schnell weich!). Die Nudeln in ein Sieb abgießen, kalt abschrecken und gut abtropfen lassen.

4. Für die Vinaigrette Essig, Senf, Salz, Pfeffer und das übrige Öl (2 EL) in einer Salatschüssel verrühren. Die Grünkohl-Gemüse-Mischung, die Nudeln und 1 EL Granatapfelkerne dazugeben und untermischen.

5. Den Nudelsalat auf Tellern anrichten und mit den übrigen Granatapfelkernen garnieren.

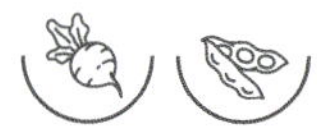

Für 2 Personen
Zubereitung: 30 Minuten

200 g Knollensellerie
175 g Möhren
200 g Grünkohl (ohne harten Strunk)
3 EL Olivenöl
Salz, Pfeffer aus der Mühle
100 ml vegane Gemüsebrühe
120 g kurze rote Linsennudeln
(z. B. Spirelli)
2 EL Weißweinessig
1 TL körniger Senf
2 EL Granatapfelkerne
(frisch oder tiefgekühlt)

Pro Portion: ca. 460 kcal,
18 g EW, 21 g F, 43 g KH, 11 g BST

Die Ernährungs-Docs

Es muss nicht immer Pasta aus Getreide sein! Im Supermarkt gibt es mittlerweile eine große Auswahl an Hülsenfrucht-Pasta. Die neuen Produkte sehen aus wie herkömmliche Spiralnudeln oder Spaghetti, werden aber aus Linsen, Kichererbsen, Erbsen und Co. hergestellt. Das Gute: Sie enthalten im Vergleich zu Getreidenudeln weniger schnelle Kohlenhydrate, liefern aber fast genauso viel pflanzliches Protein wie ihr Ausgangsprodukt. Achten Sie darauf, dass die Nudeln wirklich zu 100 Prozent aus Hülsenfrüchten bestehen!

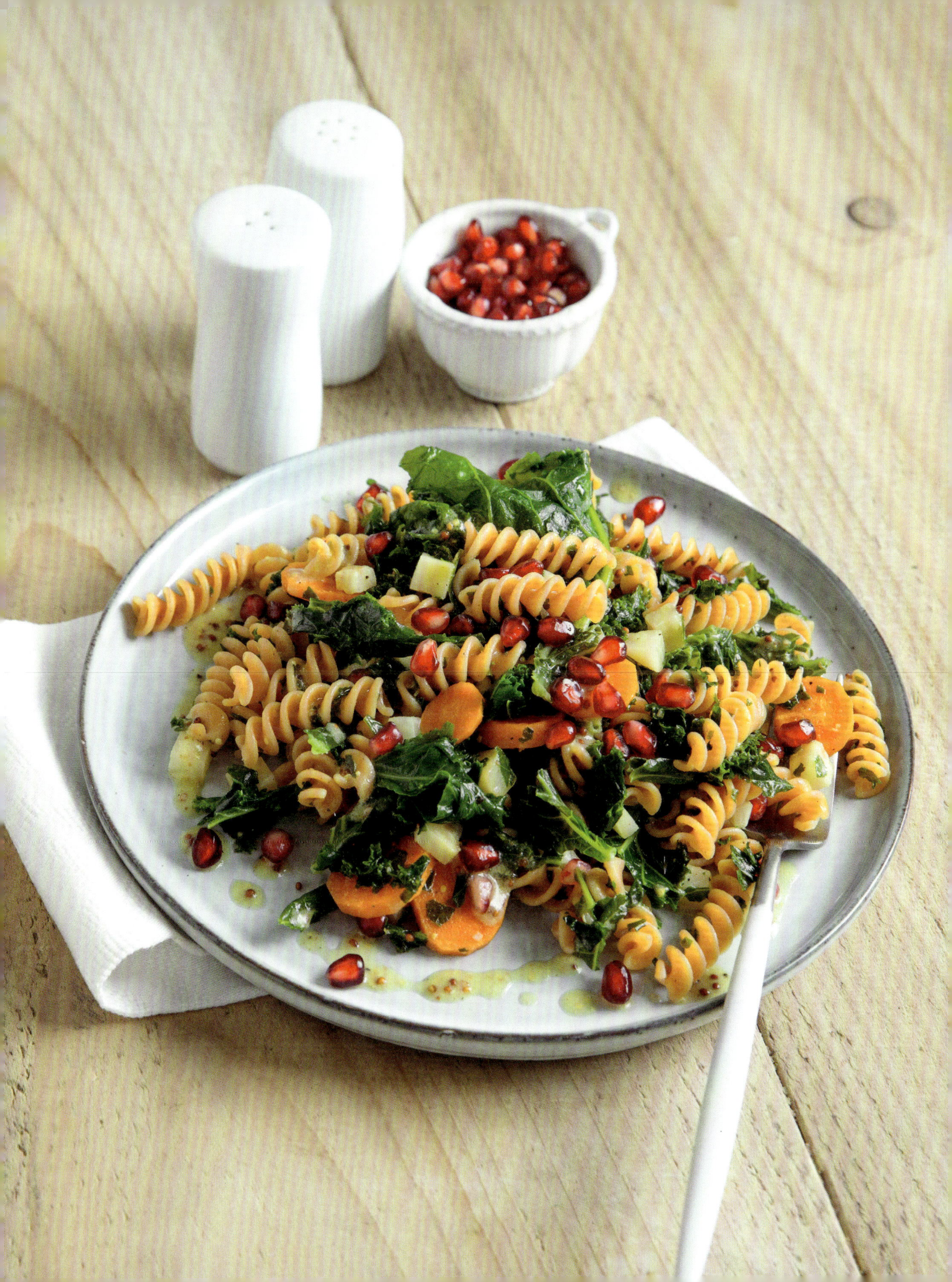

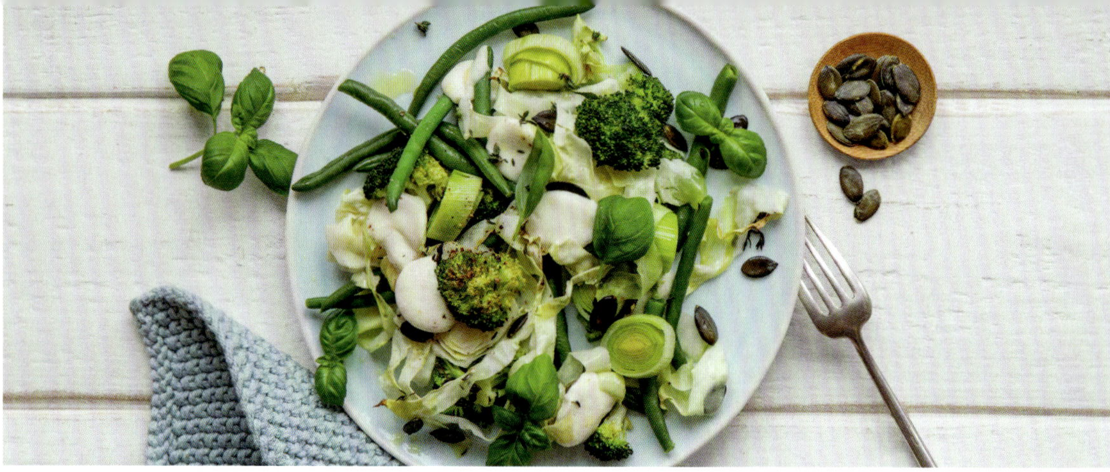

GRÜNES GEMÜSE MIT MOZZARELLA

Für 2 Personen
Zubereitung: 25 Minuten
Garen: 25 Minuten

150 g tiefgekühlte grüne Bohnen
Salz
250 g Spitzkohl
200 g Brokkoliröschen
1 dünne Stange Lauch (ca. 150 g)
4 Zweige Thymian
3 EL Olivenöl
Pfeffer aus der Mühle
125 g Mini-Mozzarellakugeln (Halbfettstufe)
2 EL Kürbiskerne
4 Stiele Basilikum

Pro Portion: ca. 400 kcal, 21 g EW, 26 g F, 14 g KH, 10 g BST

1. Den Backofen auf 180 °C vorheizen. Die Bohnen in einem Topf in kochendem Salzwasser 2 bis 3 Minuten blanchieren. Anschließend in ein Sieb abgießen, kalt abschrecken und abtropfen lassen.

2. Inzwischen den Spitzkohl putzen, waschen und in etwa 2 cm breite Streifen schneiden. Die Brokkoliröschen putzen, waschen und größere Exemplare kleiner schneiden. Den Lauch putzen, gut waschen und in etwa 1 cm breite Scheiben schneiden. Den Thymian waschen, trocken tupfen, die Blätter abzupfen und fein hacken.

3. Das Gemüse mit Thymian, Öl, Salz und Pfeffer mischen, auf einem Backblech verteilen und im Ofen auf der mittleren Schiene etwa 20 Minuten garen, dabei einmal wenden.

4. Die Mozzarellakugeln abtropfen lassen und mit den Kürbiskernen nach etwa 20 Minuten Garzeit auf dem Gemüse verteilen. Alles im Ofen noch etwa 5 Minuten fertig garen.

5. Basilikum waschen, trocken tupfen und die Blätter abzupfen. Das Gemüse aus dem Ofen nehmen und auf Tellern anrichten. Mit dem Basilikum garniert servieren.

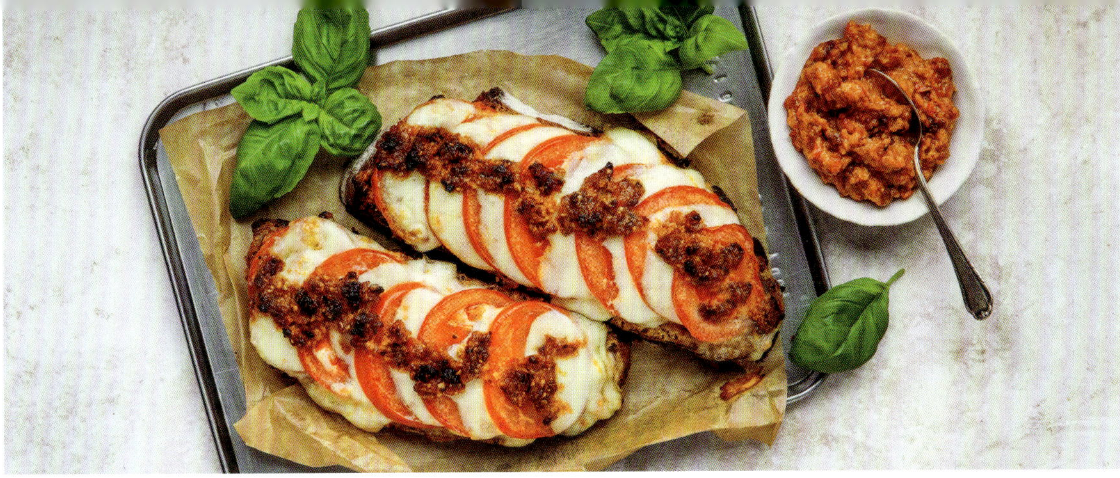

ÜBERBACKENE CAPRESE-SCHNITTEN

1. Die Sonnenblumenkerne in einer Pfanne ohne Fett leicht anrösten. Herausnehmen und abkühlen lassen. Die Tomaten abtropfen lassen und grob schneiden. Die Pfefferschote längs halbieren, putzen, waschen und klein würfeln. Den Knoblauch schälen und in feine Würfel schneiden. Die vorbereiteten Zutaten mit dem Öl im Blitzhacker fein zerkleinern. Dann das Pesto mit den Hefeflocken verrühren und mit Salz und Pfeffer würzen.

2. Ein Backblech mit Backpapier belegen, die Brotscheiben darauf verteilen und auf der mittleren Schiene in den kalten Ofen scheiben. Etwa 10 Minuten beim Aufheizen im Ofen auf 200 °C mitrösten. Die Tomaten waschen und in etwa ½ cm dicke Scheiben schneiden, dabei die Stielansätze entfernen. Mozzarella abtropfen lassen und ebenfalls in dünne Scheiben schneiden.

3. Das Blech aus dem Ofen nehmen und auf einem Kuchengitter abstellen. Vom Pesto 1 EL beiseitestellen, das übrige Pesto auf den Broten verstreichen. Die Brote abwechselnd mit Tomaten- und Mozzarellascheiben belegen und mit dem beiseitegestellten Pesto beträufeln. Dann im Ofen auf der mittleren Schiene nochmals etwa 10 Minuten backen.

4. Das Basilikum waschen, trocken tupfen und die Blätter abzupfen. Die Caprese-Schnitten aus dem Ofen nehmen und mit Basilikum garniert auf Tellern anrichten.

Für 2 Personen
Zubereitung: 30 Minuten
Backen: 10 Minuten

1 EL Sonnenblumenkerne
30 g getr. Tomaten (in Öl)
½ rote Pfefferschote (Peperoni)
1 kleine Knoblauchzehe
2 EL Olivenöl
1 EL Hefeflocken
Salz, Pfeffer aus der Mühle
2 Scheiben Roggen-Sauerteigbrot (à ca. 75 g)
2 Tomaten (ca. 160 g)
125 g Mozzarella (Halbfettstufe)
2 Stiele Basilikum

Pro Portion: ca. 505 kcal, 20 g EW, 18 g F, 58 g KH, 11 g BST

KARTOFFEL-GEMÜSE-SALAT MIT EDAMAME UND EI

Für 2 Personen
Zubereitung: 40 Minuten

250 g kleine festkochende Kartoffeln (z. B. Drillinge)
Salz
250 g Blumenkohl
2 Möhren (ca. 150 g)
100 g tiefgekühlte Edamamekerne
2 Eier (Größe M)
100 g bunte Cocktailtomaten (rot, gelb)
1 Mini-Romanasalat
50 g saure Sahne (10 % Fett)
1 EL Weißweinessig
2 TL Zitronensaft
1 TL scharfer Senf
Pfeffer aus der Mühle
1 EL Leinöl
je 4 Stiele Dill und Petersilie

Pro Portion: ca. 410 kcal, 20 g EW, 19 g F, 35 g KH, 10 g BST

1. Kartoffeln mit der Gemüsebürste gründlich waschen und in einem Topf in Salzwasser mit geschlossenem Deckel bei mittlerer Hitze 20 bis 25 Minuten garen. Danach abgießen, offen ausdampfen und lauwarm abkühlen lassen.

2. In der Zwischenzeit den Blumenkohl putzen, waschen und in Röschen teilen, den Strunk schälen und in kleine Würfel schneiden. Die Möhren putzen, schälen und schräg in dünne Scheiben schneiden. Die Edamame antauen lassen.

3. Zuerst den Blumenkohl in einem Topf in kochendem Salzwasser etwa 3 Minuten blanchieren. Danach Möhren und Edamame ins Kochwasser dazugeben und etwa 3 Minuten mitgaren. Alles in ein Sieb abgießen, kalt abschrecken und abtropfen lassen.

4. Die Eier in kochendem Wasser 7 bis 8 Minuten wachsweich garen, kalt abschrecken, pellen und längs halbieren. Tomaten waschen und halbieren. Romanasalat putzen, waschen, trocken schleudern und die Blätter kleiner zupfen.

5. Für das Dressing die saure Sahne, 2 EL Wasser, Essig, Zitronensaft, Senf, Salz, Pfeffer und Leinöl in einer Salatschüssel verrühren. Die Kräuter waschen, trocken tupfen, die Blätter abzupfen und fein hacken. Etwa zwei Drittel der gehackten Kräuter unter das Dressing mischen.

6. Die Kartoffeln nach Belieben pellen, je nach Größe längs halbieren oder vierteln und mit dem vorbereiteten Gemüse unter das Dressing mischen. Den Romana unterheben.

7. Den Salat nochmals abschmecken, mit den Eiern auf Tellern anrichten und mit den restlichen Kräutern bestreuen. Nach Belieben lauwarm oder abgekühlt servieren.

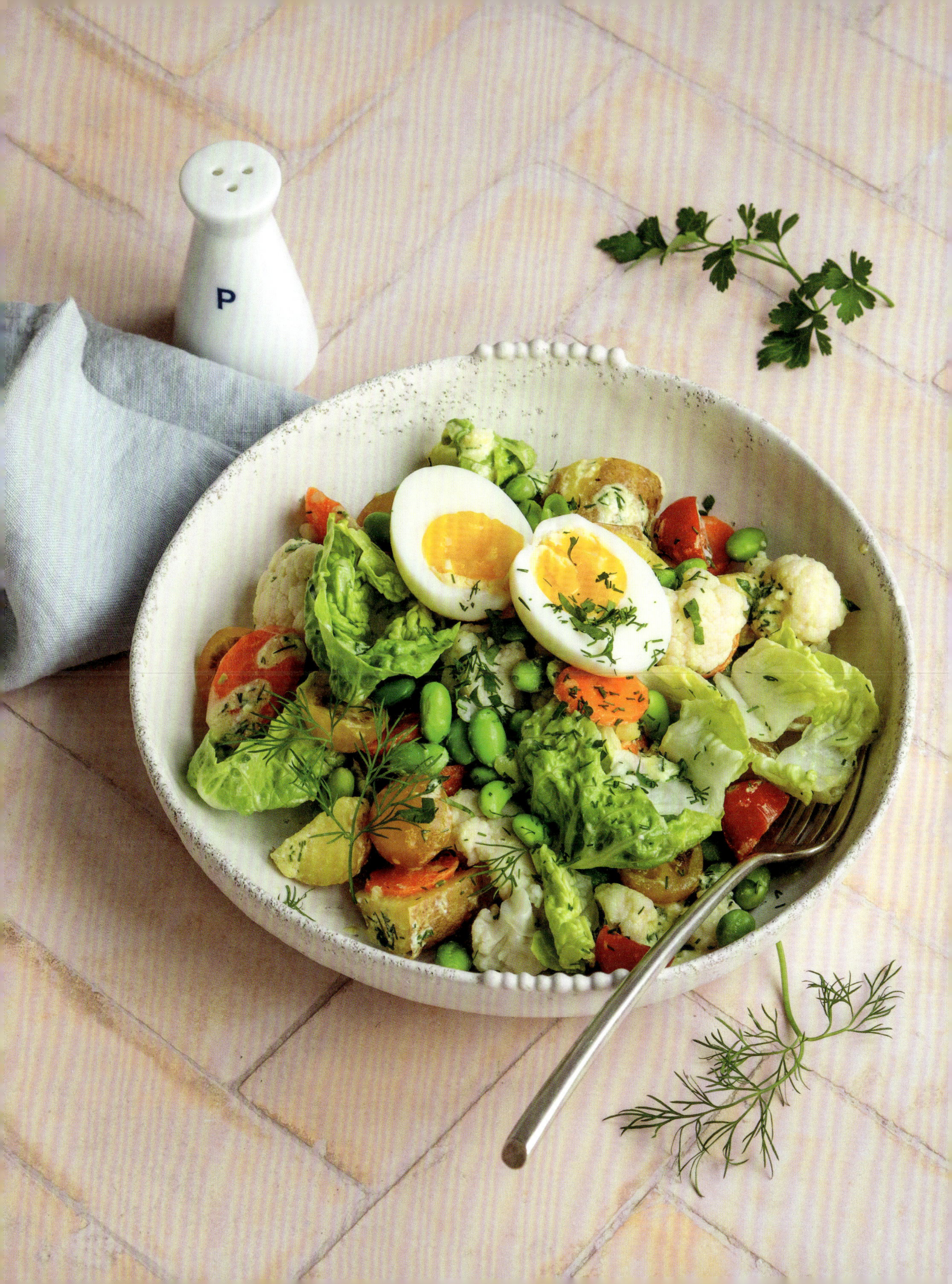
P

GUT ESSEN, GESUND LEBEN

Ausreichend Eiweiß aufzunehmen, ist unerlässlich, um fit und vital zu sein. Aber es ist längst nicht alles, was Ihnen guttut. Wenn Sie zusätzlich ein paar wichtige Regeln in Sachen Ernährung und Lebensstil beachten, sind Sie auf der sicheren Seite.

1 GEMÜSE UND OBST: JE BUNTER, DESTO BESSER

Mit viel frischem unverarbeitetem Gemüse und etwas weniger zuckerarmem Obst können Sie nichts falsch machen. Dabei gilt: je bunter, desto besser. Ob Ballaststoffe, Vitamine, Mineralstoffe, Spurenelemente oder sekundäre Pflanzenstoffe: Möhren, Kohl, Beeren, Paprikaschoten, Zitrusfrüchte und Co. liefern die geballte Power wichtiger Nährstoffe.

▶ **To do:** 400 bis 500 Gramm frisches Gemüse sollten Sie idealerweise jeden Tag auf den Teller bringen und dabei alle Farben des Regenbogens genießen. Ein Drittel davon darf roh sein. Ergänzen Sie Ihren Speiseplan mit 150 Gramm Obst, das nicht zu süß sein sollte. Faustregel zur Orientierung: 30 verschiedene pflanzliche Lebensmittel pro Woche sind optimal.

2 DAS BESTE FETT WÄHLEN

Auch wenn es aus der schlanken Küche häufig verbannt wird: Fett ist ein unverzichtbarer Teil einer gesunden Ernährung. Speziell ungesättigte Fettsäuren können Cholesterin regulieren, Entzündungen reduzieren und Herzerkrankungen vorbeugen. Fette allgemein helfen, bestimmte Vitamine (A, D, E und K) besser aufzunehmen.

▶ **To do:** Reduzieren Sie tierische Fette wie Butter, Sahne und fettes Fleisch. Meiden Sie Transfette aus industriell hergestellten Backwaren und Frittierfett. Legen Sie Ihren Fokus stattdessen auf ungesättigte Fettsäuren aus hochwertigen Pflanzenölen wie Oliven-, Raps-, Lein- und Walnussöl.

3 AUF KOMPLEXE KOHLENHYDRATE SETZEN

Einfache Kohlenhydrate stecken meist in den Lebensmitteln, die wir besonders gerne mögen: in Weißbrot, Pommes, Nudeln, Kuchen, Knabberkram, Softdrinks und Co. Leider sind diese „schnellen Carbs“ echte Dickmacher. Trotzdem sollte niemand auf Kohlenhydrate verzichten. Schließlich zählen sie mit Fett und Eiweiß zu den drei Grundnährstoffen.

▶ **To do:** Setzen Sie auf komplexe Kohlenhydrate aus Gemüse, Hülsenfrüchten, Nüssen, Kernen und Haferflocken und greifen Sie bei Brot, Reis und Nudeln zu den Vollkornvarianten.

4 RICHTIG TRINKEN

Wenn Sie Ihre Eiweißzufuhr erhöhen möchten, sollten Sie nicht nur ans Essen, sondern auch ans Trinken denken. Mit dem Proteinbedarf steigt nämlich der Flüssigkeitsbedarf, weil der Körper für den Abbau von Eiweiß mehr Wasser benötigt. Vor allem ältere Menschen, die kaum Durst spüren, müssen unbedingt darauf achten.

▶ **To do:** Trinken Sie täglich 30 ml Wasser oder ungesüßten Tee pro Kilo Körpergewicht – und zwar über den Tag verteilt. Verzichten Sie auf Softdrinks, Alkohol und andere Getränke, die Zucker, Aromen oder Zusatzstoffe enthalten.

5 SCHLUSS MIT FERTIGGERICHTEN

Leider haben heute industriell verarbeitete Fertiggerichte einen festen Platz in der Ernährung der meisten Menschen eingenommen. Sie sind zwar praktisch, aber ungesund. Denn sie enthalten oft schädliche Zusatzstoffe wie Farb-, Aroma- und Süßstoffe, reichlich Zucker, zu viel Salz oder Geschmacksverstärker. Zur Orientierung: Nahrungsmittel, die aus mehr als fünf Zutaten bestehen, sollten Sie meiden.

▶ To do: Essen Sie möglichst „clean", also frische, vollwertige und unverarbeitete Lebensmittel wie Gemüse, Obst, Hülsenfrüchte, hochwertige Fette und Öle, Vollkorn- und Pseudogetreide sowie Samen und Nüsse.

6 ESSPAUSEN STATT SNACKS

Hier und da mal ein kleiner Snack in Form von Schokolade und Co. – das kann doch nicht schaden, oder? Leider doch. Jeder süße Happen zwischendurch löst eine Insulinausschüttung aus, die auf Dauer dick macht. Gewöhnen Sie sich schlechte Imbisse ab oder setzen Sie, wenn Sie zwischen den Mahlzeiten etwas brauchen, auf gesunde Snacks wie 1 Handvoll Mandeln, ein Stück mageren Käse oder 1 Becher Magerquark.

▶ To do: Nehmen Sie täglich drei Mahlzeiten zu sich und essen Sie zwischendurch möglichst gar nichts. Starten Sie mit einem eiweißreichen Frühstück, das hält Sie lange satt. Reduzieren Sie vor allem abends die Kohlenhydrate, um die Fettverbrennung in der Nacht nicht zu stören.

7 GEWICHT IM BLICK BEHALTEN

Achten Sie auf Ihr Gewicht. Wenn Sie zu viel auf die Waage bringen, ist eine gesunde vollwertige Kost die beste Basis. Nutzen Sie dabei Eiweiß als Abnehm-Supporter. Das wirkt auf vielen Ebenen: Eiweiß stabilisiert den Blutzucker und verhindert Heißhunger. Wir kommen mit weniger Kalorien aus. Außerdem fördert der Nährstoff den Fettabbau und trägt zum Aufbau und Erhalt der Muskulatur bei – was dafür sorgt, dass man auch im Ruhehezustand mehr Kalorien verbraucht.

▶ To do: Nehmen Sie genügend Eiweiß zu sich, wie es in diesem Buch empfohlen wird: täglich 0,8 bis 1 Gramm Protein aus überwiegend pflanzlichen Quellen – bei besonderem Bedarf auch mehr (siehe Seite 7).

8 REGELMÄSSIG BEWEGEN

Bewegen bringt Segen! Daran führt kein Weg vorbei. Wer dauerhaft gesund leben möchte, muss immer wieder in Schwung kommen. Idealerweise gestalten Sie Ihren Alltag so, dass Sie sich nicht nur zwischen Bett, Esstisch und Bildschirm hin und her bewegen, sondern regelmäßig körperlich aktiv sind. Zusätzlich brauchen Sie einen Mix aus Ausdauer-, Kraft- und Beweglichkeitstraining.

▶ To do: Ob schnelle Spaziergänge, Joggen, Radfahren oder Schwimmen, suchen Sie sich einen Sport, mit dem Sie mindestens 150 Minuten pro Wochen etwas für Ihre Ausdauer tun. Zusätzlich sollten Sie zwei- bis dreimal wöchentlich alle Muskelgruppen mit Krafttraining stärken und sich mit Dehnübungen beweglich halten. Ausreichend Eiweiß unterstützt vor allem beim Kraftaufbau.

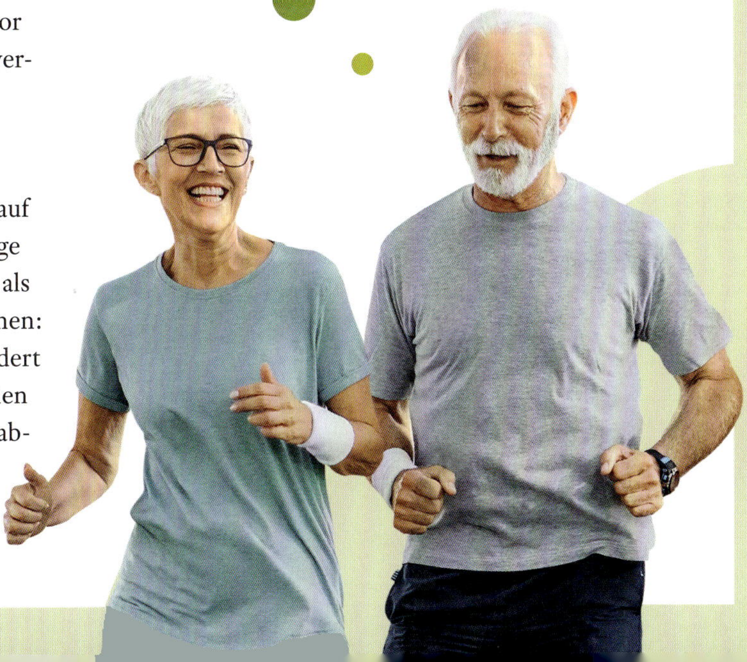

WIRSING VOM BLECH MIT KRÄUTERREMOULADE

1. Wirsing putzen, waschen und längs in 6 Spalten schneiden. Dabei den harten Strunk bei jeder Kohlspalte so entfernen, dass die Blätter unten noch zusammenhängen. Die Kohlspalten nebeneinander auf das Blech legen. Das Öl mit der Zitronenschale, Muskatnuss und Salz verrühren. Den Wirsing mit dem Würzöl beträufeln und im Ofen auf der mittleren Schiene etwa 25 Minuten garen.

2. Währenddessen für die Remoulade die Eier in kochendem Wasser etwa 10 Minuten hart kochen, kalt abschrecken, pellen und fein hacken. Die Cornichons abtropfen lassen und sehr fein würfeln. Petersilie und Schnittlauch waschen und trocken tupfen, die Petersilienblätter abzupfen und fein hacken, den Schnittlauch in feine Röllchen schneiden.

3. In einer Schüssel Quark und Joghurt mit dem Gurkeneinlegewasser, Salz und Pfeffer verrühren. Den Apfel waschen, vierteln, entkernen und klein würfeln. Sofort mit den Cornichons und den Kräutern unter die Sauce rühren.

4. Die Wirsingspalten aus dem Ofen nehmen, auf Teller setzen und zum Servieren nach Belieben mit edelsüßem Paprikapulver bestäuben. Die Kräuterremoulade dazu reichen und alles mit dem gehackten Ei bestreuen.

Für 2 Personen
Zubereitung: 30 Minuten
Garen: 25 Minuten

1 kleiner Wirsing (ca. 600 g)
3 EL Olivenöl
1 TL abgeriebene Bio-Zitronenschale
¼ TL frisch geriebene Muskatnuss
Salz
2 Eier (Größe M)
2 Cornichons (mit 2 EL Einlegewasser)
½ Bund Petersilie
½ Bund Schnittlauch
100 g Magerquark
2 EL Joghurt (1,5 % Fett)
Pfeffer aus der Mühle
1 kleiner roter Apfel (z. B. Elstar)

Pro Portion: ca. 400 kcal, 21 g EW, 25 g F, 18 g KH, 8 g BST

Die Ernährungs-Docs

Wirsing ist perfekt für die kalte Jahreszeit: In den krausen Blättern steckt viel Vitamin C, das im Doppelpack mit Vitamin E unsere Immunpower stärkt. Auch zum Abnehmen eignet sich der Kohl. Er liefert viele Ballaststoffe und im Vergleich zu anderen Gemüsesorten auch einiges an Eiweiß (ca. 3 g EW pro 100 g) – beides hält lange satt. Außerdem enthält Wirsing reichlich Bitterstoffe, die die Verdauung fördern und den Süßhunger reduzieren.

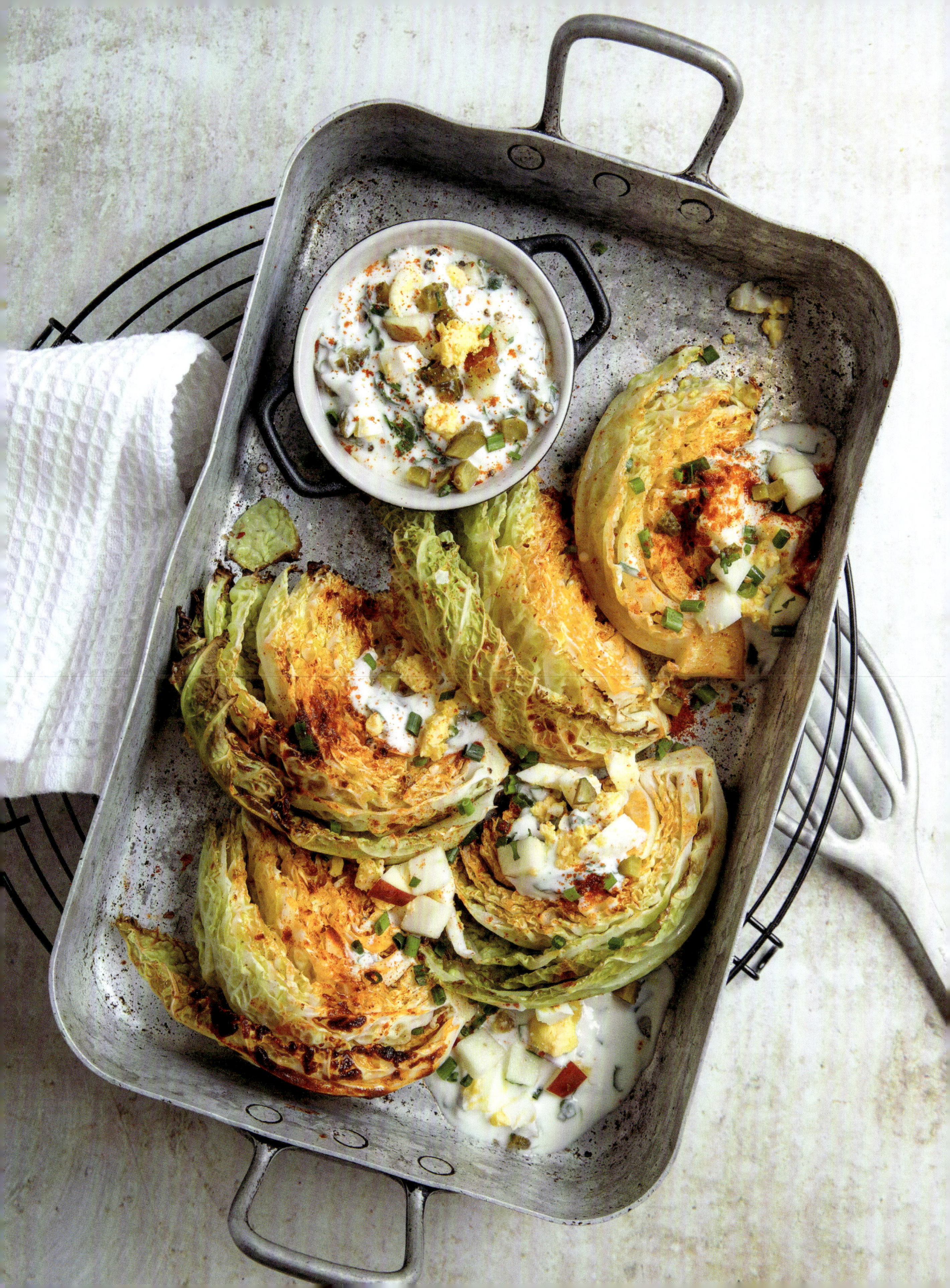

MEDITERRANE PÄCKCHEN MIT GEMÜSE UND TOFU

Für 2 Personen
Zubereitung: 30 Minuten
Garen: 20 Minuten

1 gelbe Paprikaschote
1 Zucchini (ca. 200 g)
200 g kleine Tomaten
2 Knoblauchzehen
1 Zweig Rosmarin
4 Zweige Thymian
3 EL Olivenöl
Salz, Pfeffer aus der Mühle
200 g geräucherter Tofu (oder Tofu rosso)
50 g Mandeln
¼ Bund Petersilie
¼ TL Chiliflocken

Pro Portion: ca. 505 kcal, 25 g EW, 38 g F, 12 g KH, 8 g BST

1. Paprika vierteln, putzen und waschen. Zucchini putzen und waschen. Paprika in etwa 2 cm große Stücke schneiden, Zucchini längs halbieren und die Hälften jeweils in etwa ½ cm dicke Scheiben schneiden. Tomaten waschen und in Spalten schneiden, dabei die Stielansätze entfernen. Den Knoblauch schälen und in feine Scheiben schneiden. Rosmarin und Thymian waschen und trocken tupfen, die Nadeln bzw. Blätter abzupfen und grob hacken.

2. Den Backofen auf 200 °C vorheizen. In einer großen Schüssel die Paprika, Zucchini, Tomaten, Knoblauch, Rosmarin und Thymian mit dem Öl mischen und mit Salz und Pfeffer würzen. Räuchertofu trocken tupfen und in etwa 1 cm große Würfel schneiden oder grob zerbröckeln. Die Mandeln grob hacken.

3. Zwei Bögen Backpapier (à ca. 38 x 42 cm) auf der Arbeitsfläche auslegen. Je die Hälfte des Gemüses mittig darauf verteilen und mit Tofu und Mandeln bestreuen. Das Papier über dem Gemüse zusammenfalten und gut verschließen, dabei die Enden mit Küchengarn zusammenbinden. Die Päckchen nebeneinander auf ein Backblech setzen und im Ofen auf der mittleren Schiene etwa 20 Minuten garen.

4. In der Zwischenzeit die Petersilie waschen, trocken tupfen, die Blätter abzupfen und fein hacken. Die Päckchen aus dem Ofen nehmen, auf Teller setzen und vorsichtig öffnen (Achtung, heißer Dampf entweicht!). Mit Petersilie und Chiliflocken bestreuen. Dazu passen pro Portion 2 Scheiben Vollkorn-Baguette (à ca. 25 g).

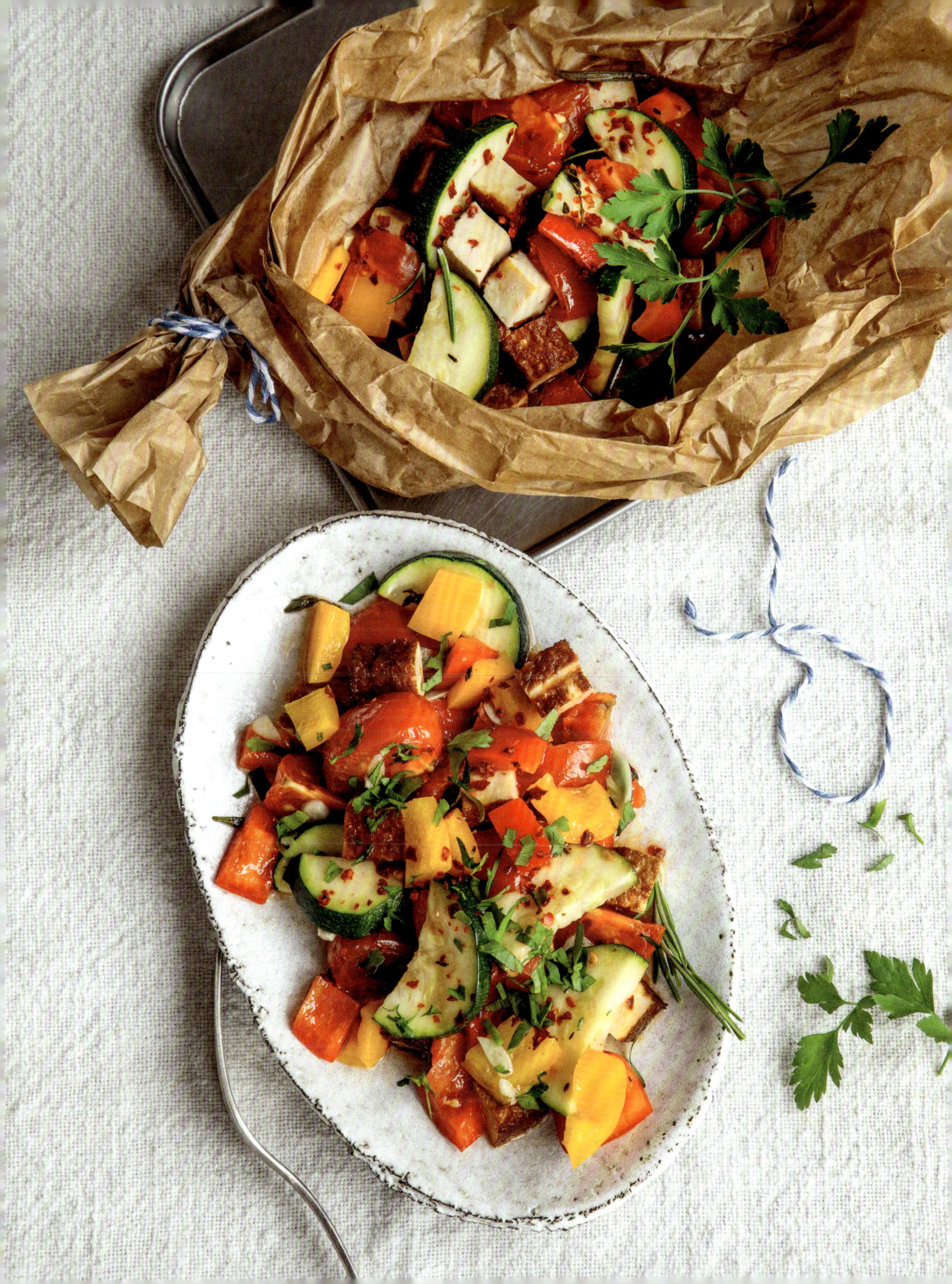

GEMÜSE-POMMES MIT GRÜNEM DIP

Für 2 Personen
Zubereitung: 40 Minuten
Backen: 30 Minuten

1 Kohlrabi (ca. 300 g)
2 Möhren (à ca. 70 g)
2 ½ EL Dinkelvollkornmehl
1 TL edelsüßes Paprikapulver
60 g Sojaflocken
1 Ei (Größe L)
Salz, Pfeffer aus der Mühle
2 EL Rapsöl
80 g tiefgekühlte Erbsen
1 kleine Knoblauchzehe
1 EL dunkles Mandelmus
2 TL Zitronensaft
100 g Joghurt (1,5 % Fett)
2 Stiele Basilikum

Pro Portion: ca. 505 kcal,
28 g EW, 29 g F, 26 g KH, 14 g BST

1. Den Backofen auf 200 °C vorheizen und ein Backblech mit Backpapier belegen. Den Kohlrabi und die Möhren putzen und schälen. Beides in 6 bis 7 cm lange und etwa 1 cm breite Stifte schneiden.

2. Das Mehl mit dem Paprikapulver in einem tiefen Teller mischen. Die Sojaflocken im Blitzhacker fein mahlen und in einen zweiten tiefen Teller geben. Das Ei in einem weiteren tiefen Teller verquirlen, mit Salz und Pfeffer würzen. Die Kohlrabi- und Möhren-Pommes nacheinander zuerst in der Mehlmischung wenden, dann durch das verquirlte Ei ziehen und schließlich in dem Sojaflocken-Mix wenden. Die Panade gut andrücken.

3. Die Gemüsestifte auf dem Blech verteilen, mit dem Öl beträufeln und im Ofen auf der mittleren Schiene etwa 15 Minuten goldbraun backen. Danach herausnehmen, wenden und weitere 10 bis 15 Minuten backen.

4. Inzwischen für den Dip die Erbsen mit kochendem Wasser übergießen und etwa 5 Minuten antauen lassen. Anschließend in ein Sieb abgießen und abtropfen lassen. Knoblauch schälen und fein würfeln.

5. Die Erbsen mit Knoblauch, Mandelmus, Zitronensaft und 50 g Joghurt in einem hohen Rührbecher mit dem Stabmixer fein pürieren. Den restlichen Joghurt (50 g) unterrühren und den Dip mit Salz und Pfeffer abschmecken.

6. Das Basilikum waschen, trocken tupfen, die Blätter abzupfen, fein hacken und unter den Dip mischen. Die Gemüse-Pommes aus dem Ofen nehmen und mit dem Erbsendip auf Tellern anrichten.

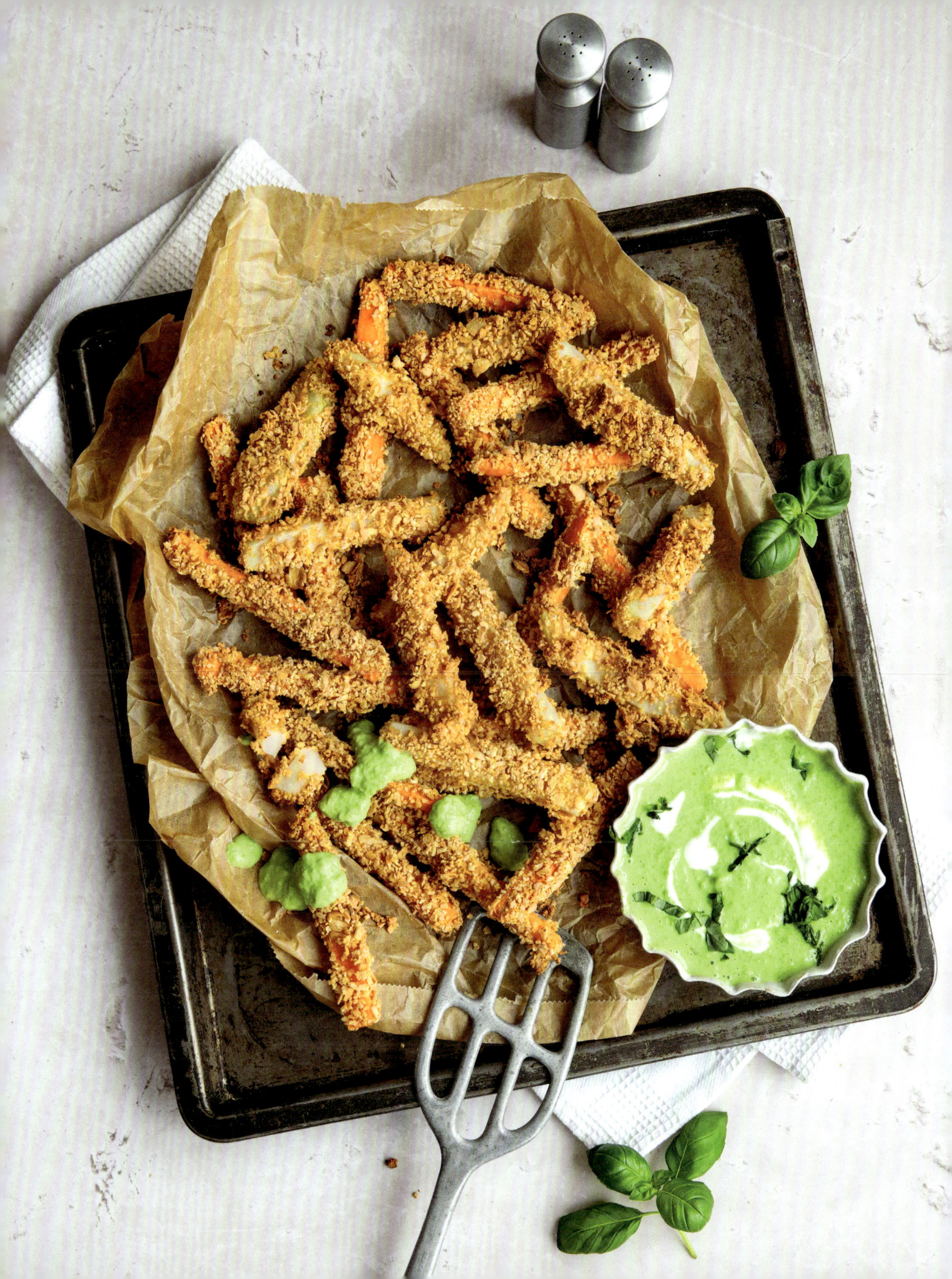

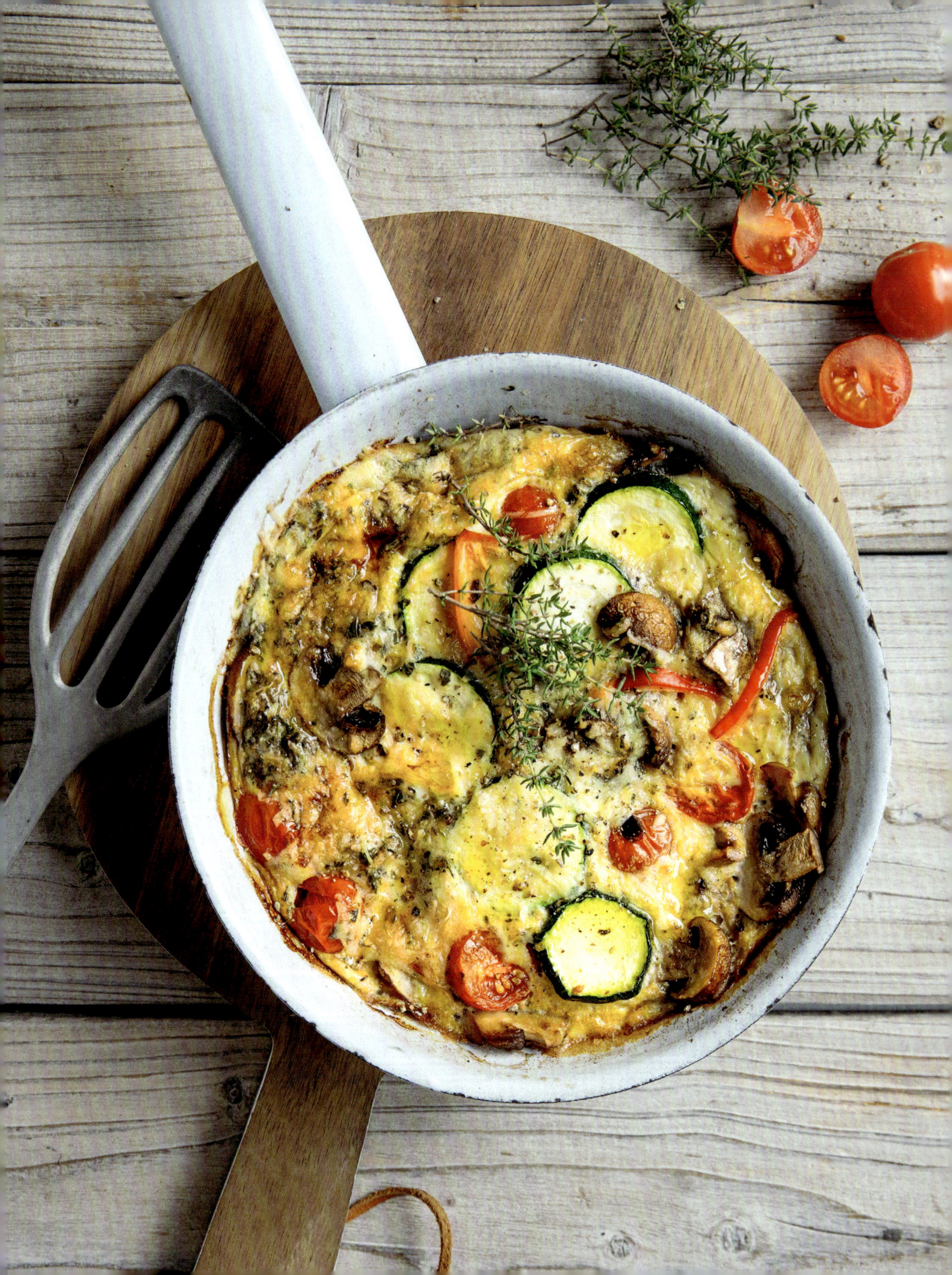

GEMÜSE-FRITTATA MIT PILZEN UND KÄSE

Für 2 Personen
Zubereitung: 20 Minuten
Backen: 20 Minuten

40 g Montello (am Stück)
1 Knoblauchzehe
6 Zweige Thymian
1 kleine Zucchini (ca. 150 g)
1 kleine rote Paprikaschote
100 g kleine Champignons
125 g Cocktailtomaten
4 Eier (Größe M)
½ TL getr. Oregano
Salz, Pfeffer aus der Mühle
2 EL Olivenöl

Pro Portion: ca. 400 kcal, 26 g EW, 29 g F, 8 g KH, 4 g BST

1. Den Backofen auf 200 °C vorheizen. Den Käse fein reiben. Knoblauch schälen und fein würfeln. Thymian waschen, trocken tupfen, die Blätter abzupfen und fein hacken. Die Zucchini putzen, waschen und in dünne Scheiben schneiden. Die Paprika vierteln, putzen, waschen und in dünne Streifen schneiden. Die Pilze putzen, falls nötig, trocken abreiben und in dünne Scheiben schneiden. Die Tomaten waschen und halbieren.

2. Die Eier mit Käse, Knoblauch, Thymian und Oregano kräftig verquirlen und die Masse mit Salz und Pfeffer würzen.

3. In einer ofenfesten beschichteten Pfanne (ca. 24 cm Durchmesser) das Öl erhitzen und Zucchini, Paprika, Pilze und Tomaten darin bei mittlerer Hitze 2 bis 3 Minuten andünsten. Mit Salz und Pfeffer würzen. Den Eier-Mix darübergießen und die Frittata mit geschlossenem Deckel bei mittlerer Hitze etwa 5 Minuten stocken lassen.

4. Dann die Frittata offen im Ofen auf der 2. Schiene von unten noch 15 bis 20 Minuten stocken lassen (falls die Pfanne nicht ofenfest ist, den Griff mit Alufolie umwickeln!).

5. Die Gemüse-Frittata aus dem Ofen nehmen und sofort servieren. Oder zum Mitnehmen abkühlen lassen, in Stücke schneiden und verpacken. Dazu passt pro Person 1 Scheibe Vollkornbrot (à ca. 50 g).

Die Ernährungs-Docs

Rund und leuchtend rot – Tomaten sind wahre Vitalstoffbomben: Neben viel Vitamin C für starke Abwehrkräfte stecken in ihnen B-Vitamine, die Vitamine E und K sowie jede Menge Mineralstoffe. Vor allem enthalten Tomaten reichlich Lycopin: Der rote Farbstoff wirkt stark antioxidativ, soll vor Krebs- und Herz-Kreislauf-Erkrankungen schützen und hilft dabei, Hautschäden durch UV-Strahlen abzuwehren.

ZWEIERLEI BOHNENSALAT MIT STREMELLACHS

1. Die grünen Bohnen putzen, waschen und quer halbieren. In kochendem Salzwasser etwa 6 Minuten blanchieren, dabei die tiefgekühlten Bohnenkerne nach etwa 3 Minuten Garzeit mit ins Kochwasser geben. Nochmals aufkochen und bis zum Schluss mitkochen. Dann in ein Sieb abgießen, kalt abschrecken und gut abtropfen lassen.

2. Währenddessen die Spitzpaprika längs halbieren, putzen, waschen und in etwa 1 ½ cm große Stücke schneiden. Die Tomaten waschen und halbieren. Die Oliven in einem Sieb abtropfen lassen und quer halbieren. Die Kapern ebenfalls abtropfen lassen.

3. Schalotten und Knoblauch schälen, in feine Würfel schneiden, in einer kleinen Pfanne in 1 EL Öl bei mittlerer Hitze andünsten und abkühlen lassen.

4. Für die Vinaigrette den Essig mit Salz, Pfeffer und übrigem Öl (2 EL) in einer Salatschüssel verrühren, den Schalotten-Knoblauch-Mix untermischen. Die Spitzpaprika, zweierlei Bohnen, Tomaten, Oliven und Kapern dazugeben. Das Basilikum waschen, trocken tupfen, die Blätter abzupfen und grob hacken, dann vorsichtig unter den Salat heben.

5. Den Salat nochmals mit Salz und Pfeffer abschmecken und in Schalen oder auf tiefen Tellern anrichten. Das Stremellachsfilet von der Haut lösen, in grobe Stücke zupfen und auf dem Salat verteilen.

Für 2 Personen
Zubereitung: 40 Minuten

150 g grüne Bohnen
Salz
130 g tiefgekühlte dicke (grüne) Bohnenkerne
1 rote Spitzpaprikaschote
150 g Cocktailtomaten
40 g schwarze Oliven (ohne Stein)
2 TL kleine Kapern (z. B. Nonpareilles)
2 Schalotten
1 Knoblauchzehe
3 EL Olivenöl
2 EL Weißweinessig
Pfeffer aus der Mühle
1 Stiel Basilikum
125 g geräuchertes Lachsfilet (Stremellachs; mit Haut)

Pro Portion: ca. 500 kcal,
25 g EW, 33 g F, 17 g KH, 14 g BST

Die Ernährungs-Docs

Sie lieben Fisch? Das ist gut so, denn besonders Kaltwasserfische wie Lachs, Hering oder Makrele liefern wertvolle Inhaltsstoffe wie antientzündliche Omega-3-Fettsäuren, wichtige Vitamine und hochwertiges Eiweiß. Allerdings stehen den Vorteilen angesichts der zunehmenden Schadstoffbelastung der Gewässer auch mögliche Risiken gegenüber. Informieren Sie sich am besten bei renommierten Verbraucherportalen.

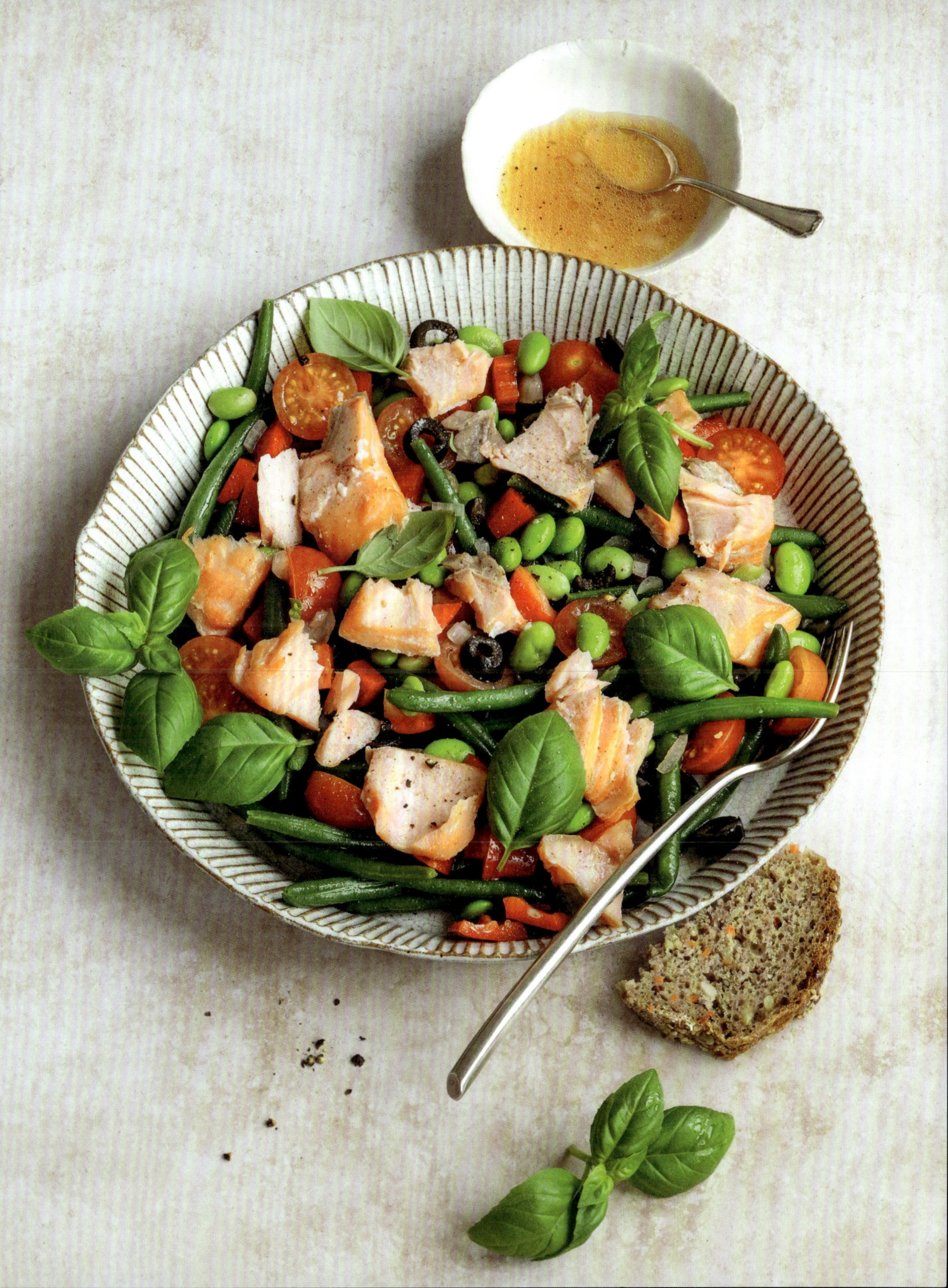

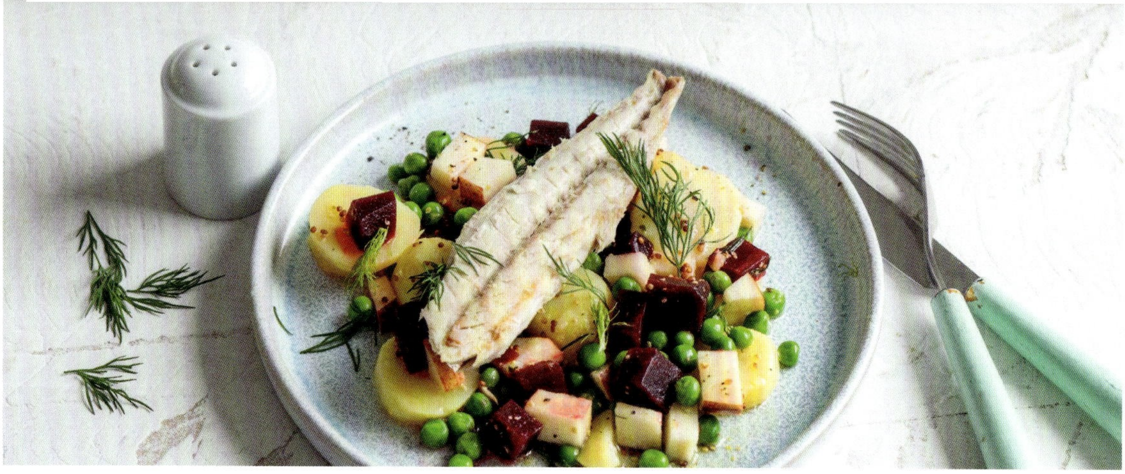

KARTOFFELSALAT MIT MAKRELE

Für 2 Personen
Zubereitung: 35 Minuten
Ziehen: 30 Minuten

200 g kleine festkochende Kartoffeln (z. B. Drillinge), Salz
½ Bund Dill
2 EL Zitronensaft
100 ml Gemüsebrühe
Pfeffer aus der Mühle
1 TL körniger Senf
1 EL Olivenöl
125 g Rote Bete (vorgegart und vakuumiert)
80 g tiefgekühlte Erbsen
2 Frühlingszwiebeln
½ säuerlicher Apfel (ca. 80 g)
1–2 EL Apfelessig
1 kleine geräucherte Makrele (ca. 300 g; mit Haut)

Pro Portion: ca. 490 kcal, 20 g EW, 29 g F, 32 g KH, 7 g BST

1. Die Kartoffeln mit der Gemüsebürste gründlich waschen und in einem Topf in Salzwasser mit geschlossenem Deckel 20 bis 25 Minuten garen. Den Dill waschen, trocken tupfen, die Spitzen abzupfen und fein hacken.

2. Für das Dressing Zitronensaft, Brühe, Salz, Pfeffer, Senf, die Hälfte des Dills sowie das Öl verrühren. Die Kartoffeln abgießen und kurz ausdampfen lassen, nach Belieben pellen, noch warm in Scheiben schneiden und mit dem Dressing mischen. Den Salat etwa 30 Minuten ziehen lassen.

3. Währenddessen die Rote Bete in etwa 1 cm große Würfel schneiden. Die Erbsen mit kochend heißem Wasser übergießen, etwa 5 Minuten ziehen lassen, in ein Sieb abgießen und abtropfen lassen. Die Frühlingszwiebeln putzen, waschen und in dünne Ringe schneiden. Den Apfel waschen, vierteln, entkernen und fein würfeln.

4. Das Gemüse und den Apfel unter die Kartoffeln mischen und den Salat mit Salz, Pfeffer und Essig abschmecken.

5. Die Makrelenfilets von der Haut lösen. Den Kartoffelsalat mit je 1 Fischfilet auf Tellern anrichten und mit dem restlichen Dill bestreuen.

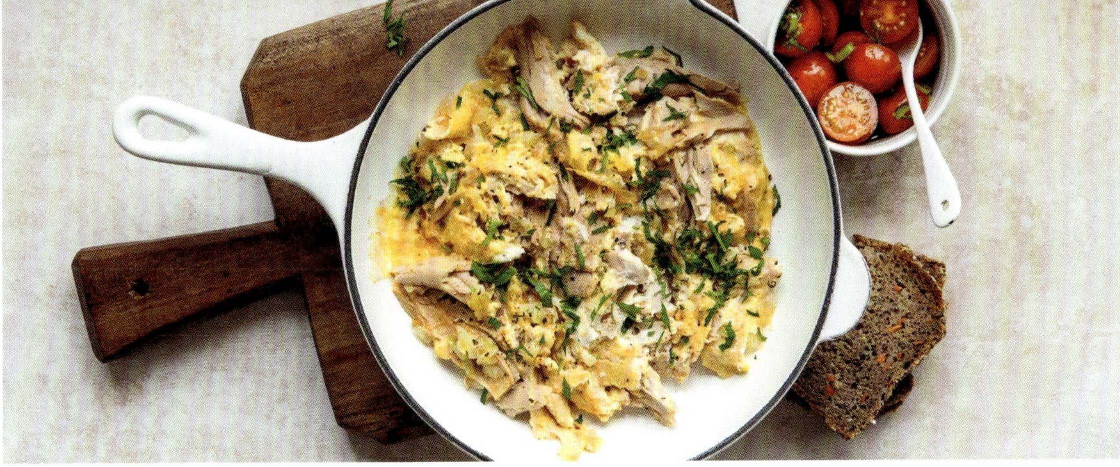

THUNFISCH-RÜHREI MIT TOMATEN

1. Tomaten waschen und halbieren oder vierteln. Frühlingszwiebeln putzen, waschen und in dünne Ringe schneiden. Für die Vinaigrette in einer Salatschüssel beide Essigsorten, Salz, Pfeffer und 1 ½ EL Öl verrühren und Tomaten und Frühlingszwiebeln darin wenden.

2. Die Zwiebel schälen und in feine Würfel schneiden. Den Thunfisch abgießen und mit einer Gabel leicht zerpflücken. In einer Schüssel die Eier und den Sojadrink verquirlen und alles mit Salz, Pfeffer und Paprikapulver würzen.

3. Die Zwiebel im übrigen Öl (½ EL) in einer beschichteten Pfanne bei mittlerer Hitze 2 bis 3 Minuten anbraten. Die Eiermasse dazugeben und alles bei schwacher Hitze etwa 2 Minuten stocken lassen. Den Fisch hinzufügen und noch etwa 2 Minuten garen, dabei ab und zu mit einem Pfannenwender die Masse leicht von außen nach innen schieben.

4. In der Zwischenzeit die Petersilie waschen, trocken tupfen, die Blätter abzupfen und fein hacken. Das Thunfisch-Rührei mit dem Tomatensalat auf Tellern anrichten und mit der Petersilie bestreuen. Dazu passt pro Person noch 1 Scheibe Vollkornbrot (à ca. 50 g) – dann ist das Gericht aber nicht mehr Low Carb.

Für 2 Personen
Zubereitung: 20 Minuten

400 g Cocktailtomaten
2 Frühlingszwiebeln
1 EL Rotweinessig
1 EL Aceto balsamico
Salz, Pfeffer aus der Mühle
2 EL Olivenöl
1 kleine rote Zwiebel
1 Dose Thunfisch im eigenen Saft (120 g Abtropfgewicht)
3 Eier (Größe M)
50 ml ungesüßter Sojadrink
¼ TL edelsüßes Paprikapulver
¼ Bund Petersilie

Pro Portion: ca. 370 kcal, 28 g EW, 21 g F, 13 g KH, 4 g BST

SOMMERSALAT MIT HIMBEEREN UND RÄUCHERLACHS

1. Zucchini putzen, waschen und in etwa ½ cm dicke Scheiben schneiden. Den Knoblauch schälen und fein würfeln.

2. In einer (Grill-)Pfanne 1 EL Öl erhitzen und die Zucchini darin bei mittlerer Hitze 3 bis 4 Minuten braten, dabei einmal wenden. Den Knoblauch hinzufügen und kurz mitbraten, alles mit Salz und Pfeffer würzen. Die Zucchini vom Herd nehmen und etwas abkühlen lassen.

3. Inzwischen die Cashewkerne in einer Pfanne ohne Fett leicht anrösten. Herausnehmen, abkühlen lassen und grob hacken. Die Salate putzen, waschen, trocken schleudern und in mundgerechte Stücke zupfen. Die Himbeeren verlesen, waschen und trocken tupfen. Die Frühlingszwiebeln putzen, waschen und in dünne Ringe schneiden.

4. Für das Dressing in einer Salatschüssel den Essig mit Senf, Salz, Pfeffer und übrigem Öl (2 EL) verrühren. Zucchini, Salate, Frühlingszwiebeln und Himbeeren dazugeben und locker untermischen.

5. Die Kräuter waschen und trocken tupfen. Den Salat mit den Räucherlachsscheiben auf Tellern anrichten und mit den Cashewkernen und Kräutern bestreuen. Dazu passen pro Person 2 Scheiben Vollkorn-Baguette (à ca. 25 g).

Für 2 Personen
Zubereitung: 30 Minuten

1 Zucchini (ca. 250 g)
1 Knoblauchzehe
3 EL Olivenöl
Salz, Pfeffer aus der Mühle
30 g Cashewkerne
150 g roter und grüner Blattsalat (z. B. Eichblatt- und Kopfsalat)
100 g Himbeeren
2 dünne Frühlingszwiebeln
2 EL Himbeeressig (ersatzweise Apfelessig)
1 TL scharfer Senf
1 Handvoll Kräuterblätter (z. B. Basilikum, Petersilie)
125 g geräucherter Lachs (in Scheiben)

Pro Portion: ca. 460 kcal, 21 g EW, 34 g F, 14 g KH, 6 g BST

Die Ernährungs-Docs

Wie ihre Verwandten aus der großen Nussfamilie können auch Cashewkerne als hochwertige pflanzliche Proteinquelle glänzen. Ihr Vorteil: Im Vergleich zu vielen anderen Nusssorten haben sie weniger Fett und damit auch weniger Kalorien, steuern aber trotzdem wertvolle ungesättigte Fettsäuren bei. Außerdem versorgen uns Cashews mit Vitaminen (vor allem B-Vitaminen) und Mineralstoffen wie Kalzium, Magnesium und Zink.

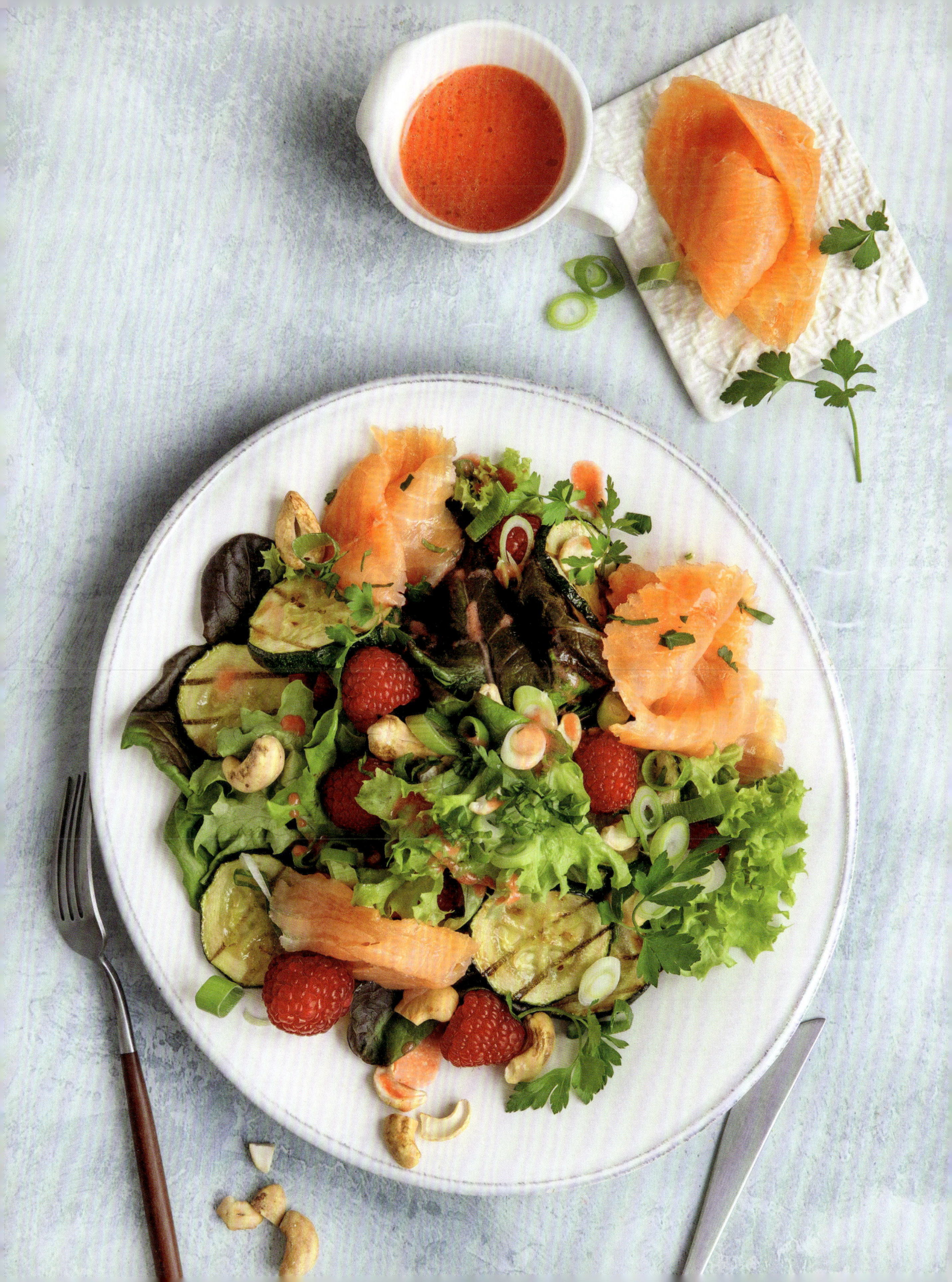

BUNTER CAESAR SALAD MIT CHICORÉE UND HÄHNCHEN

Für 2 Personen
Zubereitung: 35 Minuten

200 g Cocktailtomaten
1 Mini-Romanasalat (ca. 125 g)
1 Chicorée (ca. 200 g)
30 g Montello (am Stück)
2 EL Schmand (24 % Fett)
3 EL Joghurt (1,5 % Fett)
1 TL scharfer Senf
1 EL Weißweinessig
Salz, Pfeffer aus der Mühle
2 Scheiben Vollkornbrot mit Lupinenmehl (à ca. 60 g; siehe Seite 48) oder ein anderes Vollkornbrot
1 Knoblauchzehe
1 EL Olivenöl
100 g Hähnchenbrustaufschnitt (in dünnen Scheiben)
½ Beet Gartenkresse

Pro Portion: ca. 450 kcal, 20 g EW, 21 g F, 30 g KH, 9 g BST

1. Tomaten waschen und halbieren. Den Romanasalat und Chicorée putzen, waschen, trocken schleudern, jeweils der Länge nach vierteln und in mundgerechte Stücke zupfen. Die Hälfte des Käses fein reiben, den Rest mit dem Sparschäler fein hobeln.

2. Für das Dressing Schmand und Joghurt glatt rühren. Den geriebenen Käse, Senf, Essig und 2 bis 3 EL kaltes Wasser unterrühren. Das Dressing mit Salz und Pfeffer würzen.

3. Das Brot in etwa 1 cm große Würfel schneiden. Den Knoblauch schälen und fein würfeln. Das Öl in einer Pfanne erhitzen und die Brotwürfel darin bei mittlerer Hitze 3 bis 4 Minuten unter Wenden rösten. Nach etwa 1 Minute den Knoblauch dazugeben und mitrösten. Die Croûtons herausnehmen und auf Küchenpapier abtropfen lassen.

4. Den Hähnchenbrustaufschnitt in etwa 2 cm breite Streifen schneiden. Die Kresse vom Beet abschneiden, waschen und trocken tupfen.

5. Die Salate mit den Tomaten und Hähnchenbruststreifen auf Tellern anrichten. Mit den Croûtons, Käsespänen und der Kresse bestreuen und mit dem Dressing beträufeln.

Die Ernährungs-Docs

Dieser leicht abgewandelte Caesar Salad ist ein Beispiel dafür, wie Sie Salate im Handumdrehen mit cleveren Toppings zu echten Protein-Boostern machen können: Zum Aufpimpen eignen sich entweder tierische Quellen wie Hähnchen- oder Putenfleisch, Fisch, Eier oder Käse – oder grüne Eiweißlieferanten wie Tofu, Tempeh und Co. Dazu servieren Sie dann am besten ein proteinreiches Vollkornbrot mit Nüssen und Kernen – so wird jeder Salat eine sättigende und nährstoffreiche Mahlzeit.

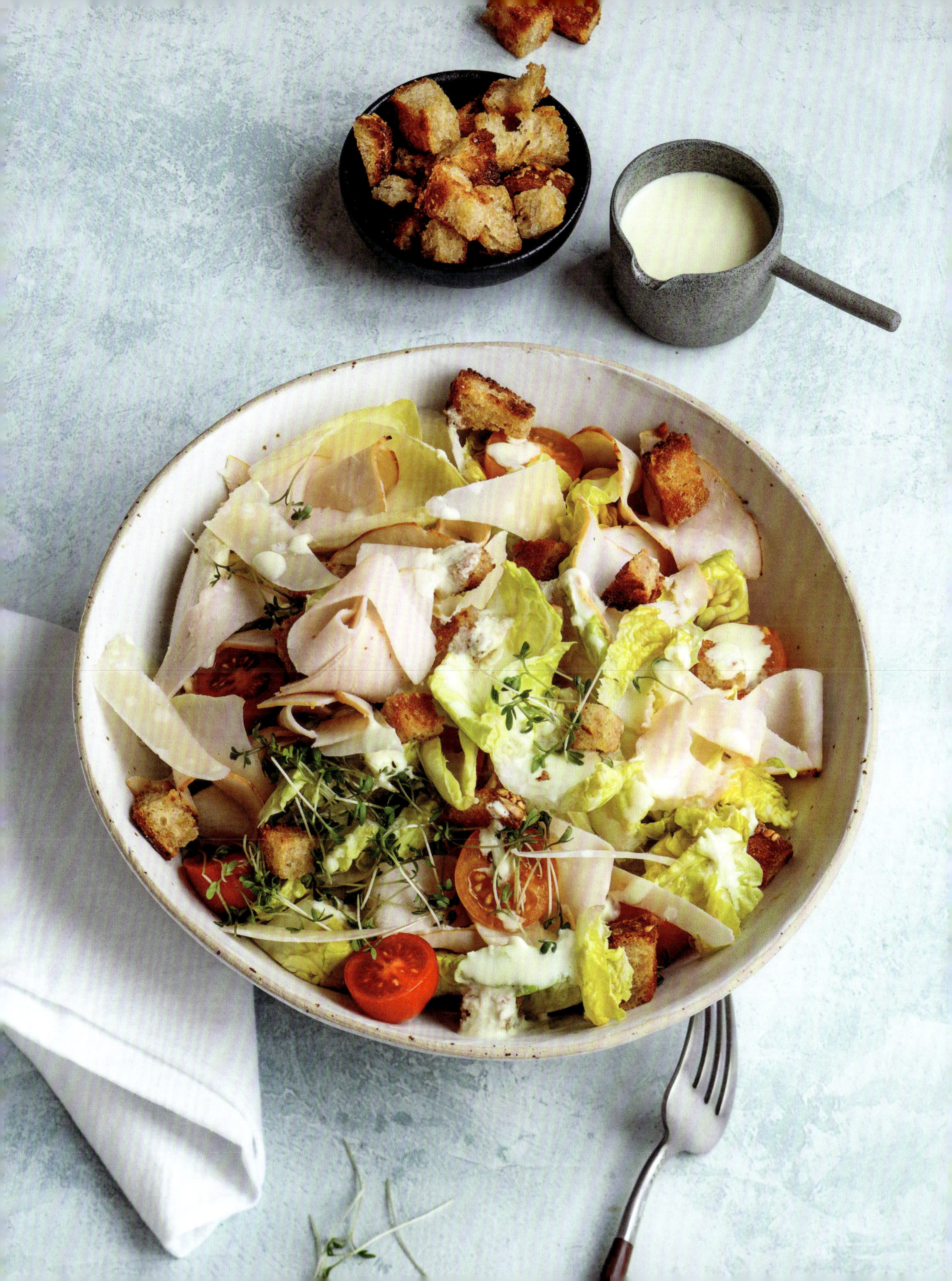

KOHLRABI-ERBSEN-SALAT MIT PUTEN-SALTIMBOCCA

Für 2 Personen
Zubereitung: 35 Minuten

1 großer Kohlrabi (mit Grün; ca. 450 g)
150 g tiefgekühlte Erbsen
Salz
½ Bio-Zitrone
100 g Joghurt (1,5 % Fett)
2 EL saure Sahne (10 % Fett)
2 EL Olivenöl
2 Schalotten
3 Stiele Petersilie
50 g junger Spinat
Pfeffer aus der Mühle
1 Putenschnitzel (ca. 200 g)
2 Scheiben Putenbrustaufschnitt (ca. 30 g)
4 Salbeiblätter
4 Holzstäbchen

Pro Portion: ca. 370 kcal, 21 g EW, 21 g F, 20 g KH, 7 g BST

1. Kohlrabi putzen (das zarte Grün beiseitelegen), schälen, längs vierteln und die Viertel in etwa ½ cm dicke Scheiben schneiden. Kohlrabischeiben und tiefgekühlte Erbsen in reichlich kochendem Salzwasser etwa 2 Minuten blanchieren. Dann in ein Sieb abgießen, kalt abschrecken und gut abtropfen lassen.

2. Für das Dressing die Zitrone heiß waschen, abtrocknen und die Schale fein abreiben, dann die Zitronenhälfte auspressen. Die Zitronenschale und 1 EL Zitronensaft in einer Salatschüssel mit Joghurt, saurer Sahne und 1 EL Öl verrühren, das Dressing mit Salz würzen.

3. Die Schalotten schälen und fein würfeln. Die Petersilie und das Kohlrabigrün waschen, trocken tupfen, die Petersilienblätter abzupfen und mit dem Kohlrabigrün fein hacken. Spinat verlesen, waschen und trocken schleudern, dabei grobe Stiele entfernen. Kohlrabi-Erbsen-Mix, Schalotten und Kräuter zum Dressing geben und untermischen. Den Spinat vorsichtig unterheben und den Salat nochmals mit Salz und Pfeffer abschmecken.

4. Das Schnitzel waschen, trocken tupfen, in einen Gefrierbeutel legen und mit dem Plattierer oder Topfboden flach klopfen. Die Schnitzel auf beiden Seiten salzen und pfeffern und in 4 Stücke (à ca. 50 g) schneiden. Die Schinkenscheiben jeweils quer halbieren. Die Salbeiblätter trocken abreiben. Die Schnitzel mit je 1 Schinkenscheibe und 1 Salbeiblatt belegen und mit einem Holzstäbchen fixieren.

5. Das restliche Öl (1 EL) in einer beschichteten Pfanne erhitzen und die Saltimbocca darin bei mittlerer Hitze auf jeder Seite 2 bis 3 Minuten braten. Aus der Pfanne nehmen und sofort mit dem Kohlrabisalat auf Tellern anrichten.

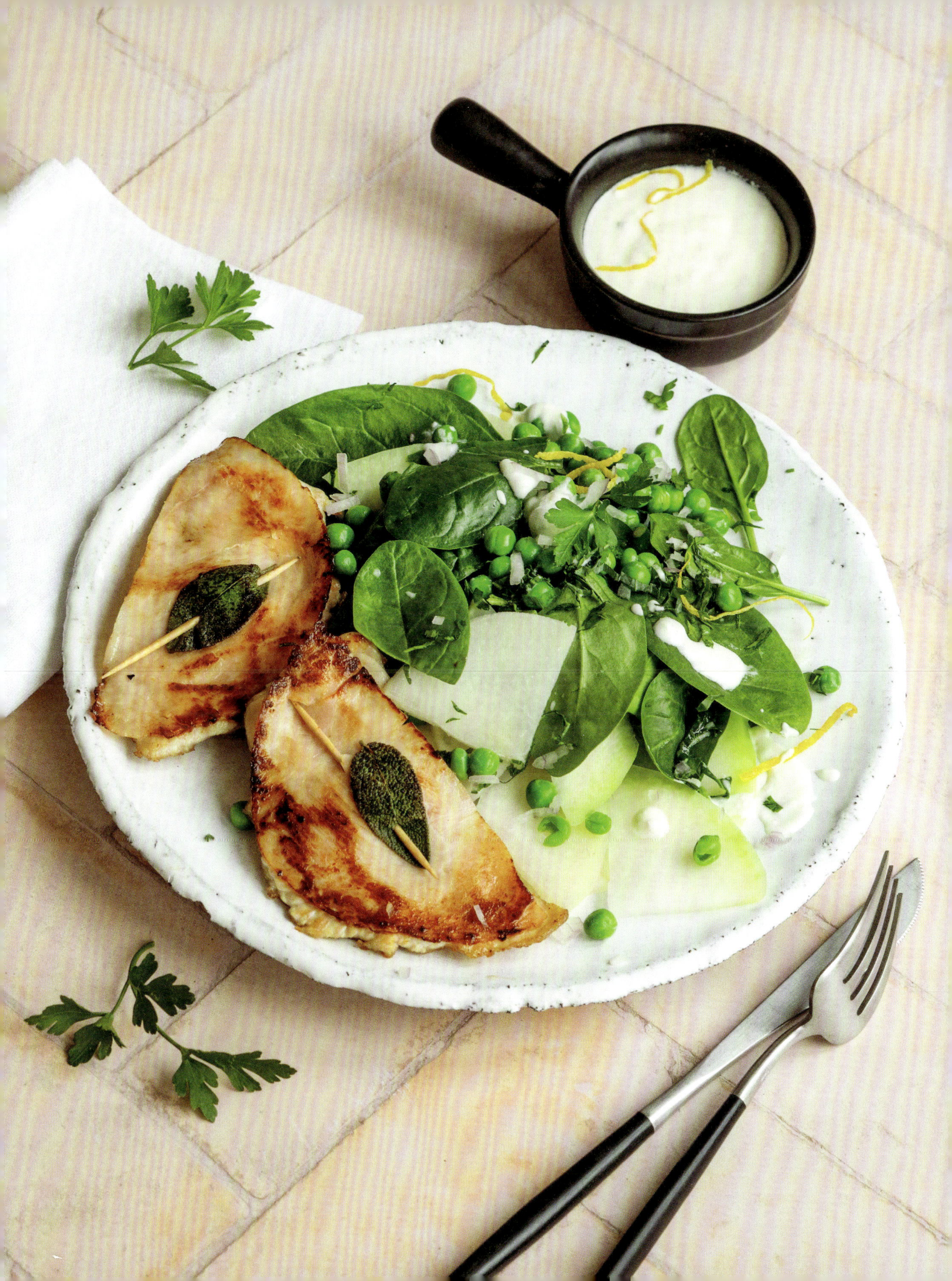

KÖFTE MIT SPITZKOHLSALAT UND JOGHURT-TAHIN-SAUCE

Für 2 Personen
Zubereitung: 40 Minuten
Kühlen: 20 Minuten

1 kleine Zwiebel
1 Knoblauchzehe
200 g mageres Rinderhackfleisch (Tatar)
200 g Joghurt (1,5 % Fett)
1 EL Vollkornpaniermehl
Salz, Pfeffer aus der Mühle
½ TL Chiliflocken
½ TL getr. Oregano
400 g Spitzkohl
½ Salatgurke (ca. 200 g)
2–3 Eiertomaten (200 g)
2 EL Zitronensaft
3 EL Olivenöl
¼ Bund Petersilie
1 EL Tahin (Sesampaste)

Pro Portion: ca. 500 kcal, 34 g EW, 29 g F, 21 g KH, 9 g BST

1. Für die Köfte Zwiebel und Knoblauch schälen und in feine Würfel schneiden. Beides mit Hackfleisch, 2 EL Joghurt und Paniermehl in eine Schüssel geben. Mit Salz, Pfeffer, Chiliflocken und Oregano würzen und gut verkneten. Aus der Hackmasse mit angefeuchteten Händen 8 bis 10 Röllchen formen und abgedeckt etwa 2 Minuten kühl stellen.

2. In der Zwischenzeit den Spitzkohl waschen, längs vierteln und den harten Strunk entfernen, die Viertel quer in etwa ½ cm breite Streifen schneiden. Die Spitzkohlstreifen in einer Salatschüssel mit etwas Salz bestreuen und mit den Händen etwa 2 Minuten kneten.

3. Die Gurke putzen, waschen, längs halbieren und entkernen, die Hälften klein würfeln. Tomaten waschen und ebenfalls klein würfeln, dabei die Stielansätze entfernen. Die Gurken und Tomaten unter den Kohl mischen.

4. Für das Dressing 1 EL Zitronensaft mit Salz, Pfeffer und 2 EL Öl verrühren und unter das Gemüse mischen. Petersilie waschen, trocken tupfen, die Blätter abzupfen. Einige Blätter zum Garnieren beiseitelegen, den Rest fein hacken und ebenfalls unter den Salat heben.

5. In einer großen Pfanne das übrige Öl (1 EL) erhitzen und die Köfte darin bei mittlerer Hitze 4 bis 5 Minuten rundum braun braten. Währenddessen den restlichen Joghurt mit Tahin und 1 EL Zitronensaft verrühren, salzen und pfeffern.

6. Den Kohlsalat auf Teller verteilen und jeweils mit etwas Joghurt-Tahin-Sauce beträufeln. Die Köfte daneben anrichten und mit der beiseitegelegten Petersilie garnieren. Die restliche Sauce separat dazu reichen.

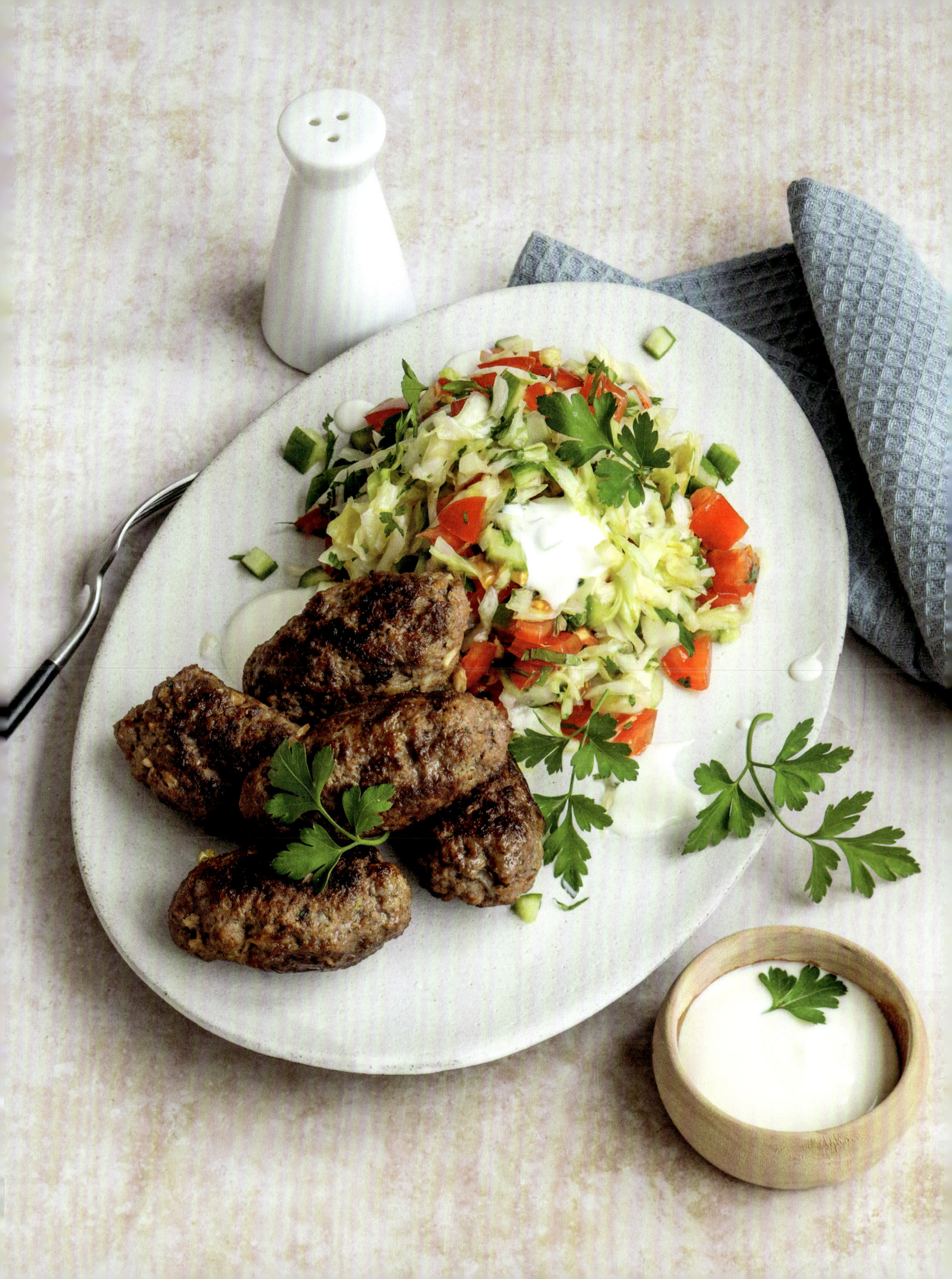

SÜSSES

Gehen Desserts und Gebäck auch eiweißreich? Die Antwort lautet ganz klar: Ja! Und noch dazu ganz einfach, wenn Sie ein paar clevere Tricks kennen. Mandel- statt Weizenmehl, Magerquark statt Crème fraîche oder Seidentofu statt Sahne machen den Unterschied. Freuen Sie sich also auf unser süßes Finale!

VEGANER GUGELHUPF MIT SEIDENTOFU UND ZITRONE

Für 1 Gugelhupfform
(ca. 20 cm Durchmesser; 16 Stücke)
Zubereitung: 45 Minuten
Backen: 50 Minuten

Öl für die Form
1 Bio-Zitrone
½ Bio-Orange
200 g Seidentofu
150 g Rohrohrzucker
150 ml ungesüßter Sojajoghurt
1 TL gemahlene Vanille
150 ml Rapsöl
300 g Dinkelmehl (Type 1050)
100 g teilentöltes Mandelmehl
50 g gemahlener Mohn
2 TL Weinsteinbackpulver
Salz
4 TL Johannisbrotkernmehl (ca. 8 g)
3–4 EL Kokosmilch

Pro Stück: ca. 260 kcal,
6 g EW, 16 g F, 23 g KH, 3 g BST

1. Den Backofen auf 180 °C vorheizen und die Form gut mit Öl einfetten. Die Zitrone und Orange heiß waschen und abtrocknen. Von einer Zitronenhälfte die Schale fein abreiben, von der anderen Hälfte die Schale mit dem Zestenreißer in feinen Streifen abziehen und beiseitestellen. Die Orangenschale ebenfalls fein abreiben (die Orange anderweitig verwenden).

2. In einer Rührschüssel den Seidentofu mit 130 g Zucker sowie der abgeriebenen Zitronen- und Orangenschale mit den Quirlen des Handrührgeräts zu einer glatten Masse verrühren. Dann Sojajoghurt, Vanille und Rapsöl langsam unterrühren, sodass eine cremige Masse entsteht.

3. In einer weiteren Rührschüssel das Dinkel- und Mandelmehl mit Mohn (bis auf 1 TL zum Garnieren), Backpulver und 1 Prise Salz mischen. Das Johannisbrotkernmehl mit 5 EL Wasser verrühren. Die Mehlmischung und das angerührte Johannisbrotkernmehl abwechselnd unter die Seidentofumasse rühren.

4. Den Teig in die Form füllen, glatt streichen und im Ofen auf der 2. Schiene von unten 45 bis 50 Minuten goldgelb backen (die Stäbchenprobe machen!). Den Gugelhupf aus dem Ofen nehmen und auf einem Kuchengitter etwa 10 Minuten abkühlen lassen, dann auf eine Platte stürzen und vollständig abkühlen lassen.

5. Für den Guss den restlichen Zucker (20 g) mit 2 TL Zitronensaft und der Kokosmilch verrühren, bis ein glatter, dickflüssiger Guss entstanden ist. Den Guss über den Gugelhupf löffeln, sodass er an den Rändern herunterläuft. Mit den beiseitegelegten Zitronenzesten und dem restlichen Mohn bestreuen und den Guss etwas fest werden lassen.

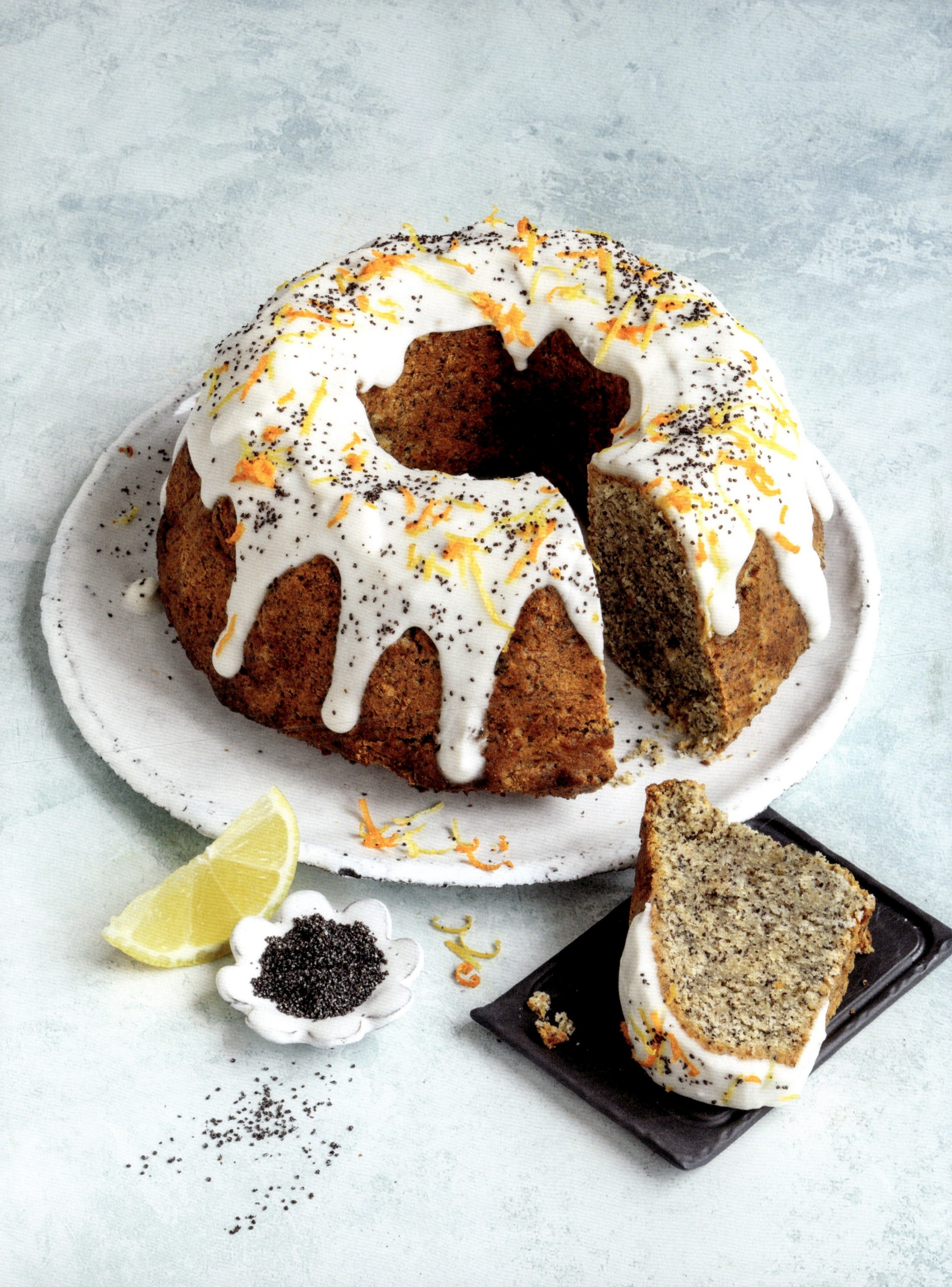

DINKEL-QUARK-MUFFINS MIT BANANE UND MANDELN

1. Den Backofen auf 180 °C vorheizen und die Mulden des Muffinblechs mit den Papierbackförmchen auskleiden.

2. Die Bananen schälen, grob schneiden und in einer Rührschüssel mit einer Gabel zu Mus zerdrücken. Quark, Eier, Zucker und Öl zum Bananenmus geben und alles mit den Quirlen des Handrührgeräts cremig verrühren.

3. Die Orange heiß waschen, abtrocknen und die Schale fein abreiben, dann die Orangenhälfte auspressen. Die Orangenschale und 50 ml Orangensaft zur Bananenmischung geben und unterrühren. Zuletzt Mehl, Mandelmehl, Backpulver und 1 Prise Salz mischen und mit einem Kochlöffel zügig unter die Bananenmasse rühren.

4. Den Teig gleichmäßig auf die Mulden des Muffinblechs verteilen und mit den Mandelblättchen bestreuen. Die Dinkelmuffins im Ofen auf der mittleren Schiene 25 bis 30 Minuten goldbraun backen.

5. Die Muffins aus dem Ofen nehmen und auf einem Kuchengitter etwa 10 Minuten abkühlen lassen. Anschließend aus den Mulden lösen und auf dem Kuchengitter vollständig auskühlen lassen.

Für 1 12er-Muffinblech (12 Stück)
Zubereitung: 20 Minuten
Backen: 30 Minuten

12 Muffin-Papierbackförmchen
2 Bananen (ca. 250 g)
300 g Magerquark
2 Eier (Größe M)
60 g Rohrohrzucker
4 EL Rapsöl
½ Bio-Orange
150 g Dinkelmehl (Type 1050)
50 g teilentöltes Mandelmehl
2 TL Weinsteinbackpulver
Salz
2 EL Mandelblättchen

Pro Stück: ca. 180 kcal,
8 g EW, 8 g F, 18 g KH, 2 g BST

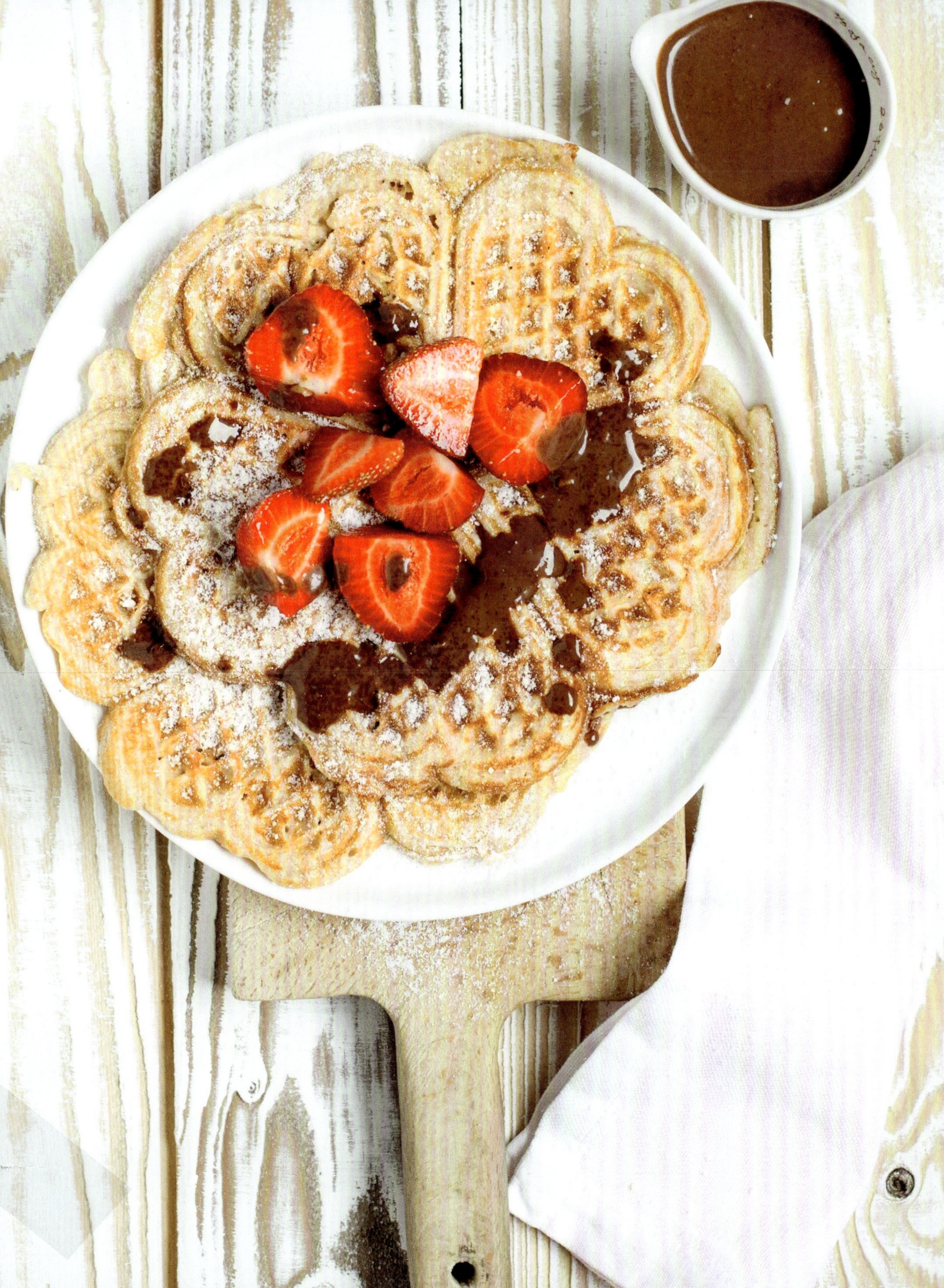

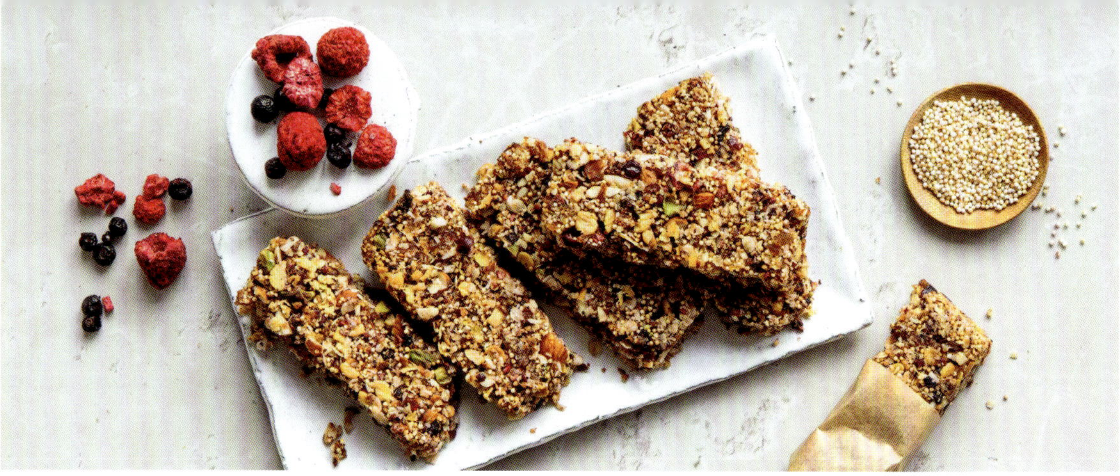

BEEREN-KOKOS-PROTEINRIEGEL

1. Den Backofen auf 180 °C vorheizen und ein Backblech mit Backpapier belegen. Mandeln und Pistazien klein hacken, in einer Schüssel mit Kokosraspeln, Lupinen- und Haferflocken und Amarant-Pops mischen. Beeren fein hacken und ebenfalls untermischen. Die Aprikosen klein würfeln und mit dem Zitronensaft in einem hohen Rührbecher mit dem Stabmixer fein pürieren.

2. Das Kokosöl in einem kleinen Topf zerlassen, Aprikosenpüree, Ahornsirup und Vanille untermischen. Alles noch warm zum Nuss-Flocken-Mix geben und mit dem Kochlöffel gründlich untermischen.

3. Die Masse auf dem Backblech zu einem etwa 1½ cm hohen Rechteck (ca. 24 x 21 cm) formen und gut andrücken. Die Platte im Ofen auf der mittleren Schiene 13 bis 15 Minuten goldbraun backen.

4. Herausnehmen und auf einem Kuchengitter lauwarm abkühlen lassen, danach am besten mit einem Sägemesser in 12 Riegel (à ca. 12 x 3,5 cm) schneiden. Die Riegel auf einem Kuchengitter vollständig abkühlen lassen. In einer Dose luftdicht verschlossen halten sie sich 3 bis 4 Wochen. Maximal 1 Riegel am Tag snacken.

Für 12 Stück
Zubereitung: 30 Minuten
Backen: 15 Minuten

100 g Mandeln
50 g Pistazienkerne (ungesalzen)
50 g Kokosraspel
40 g Lupinenflocken (ersatzweise Sojaflocken)
40 g zarte Haferflocken
20 g gepuffter Amarant
25 g gefriergetr. Beeren-Mix (z. B. Blau-, Erd- und Himbeeren)
80 g getr. Soft-Aprikosen
2 EL Zitronensaft
50 g natives Kokosöl
100 g Ahornsirup
½ TL gemahlene Vanille

Pro Stück: ca. 220 kcal, 6 g EW, 14 g F, 15 g KH, 5 g BST

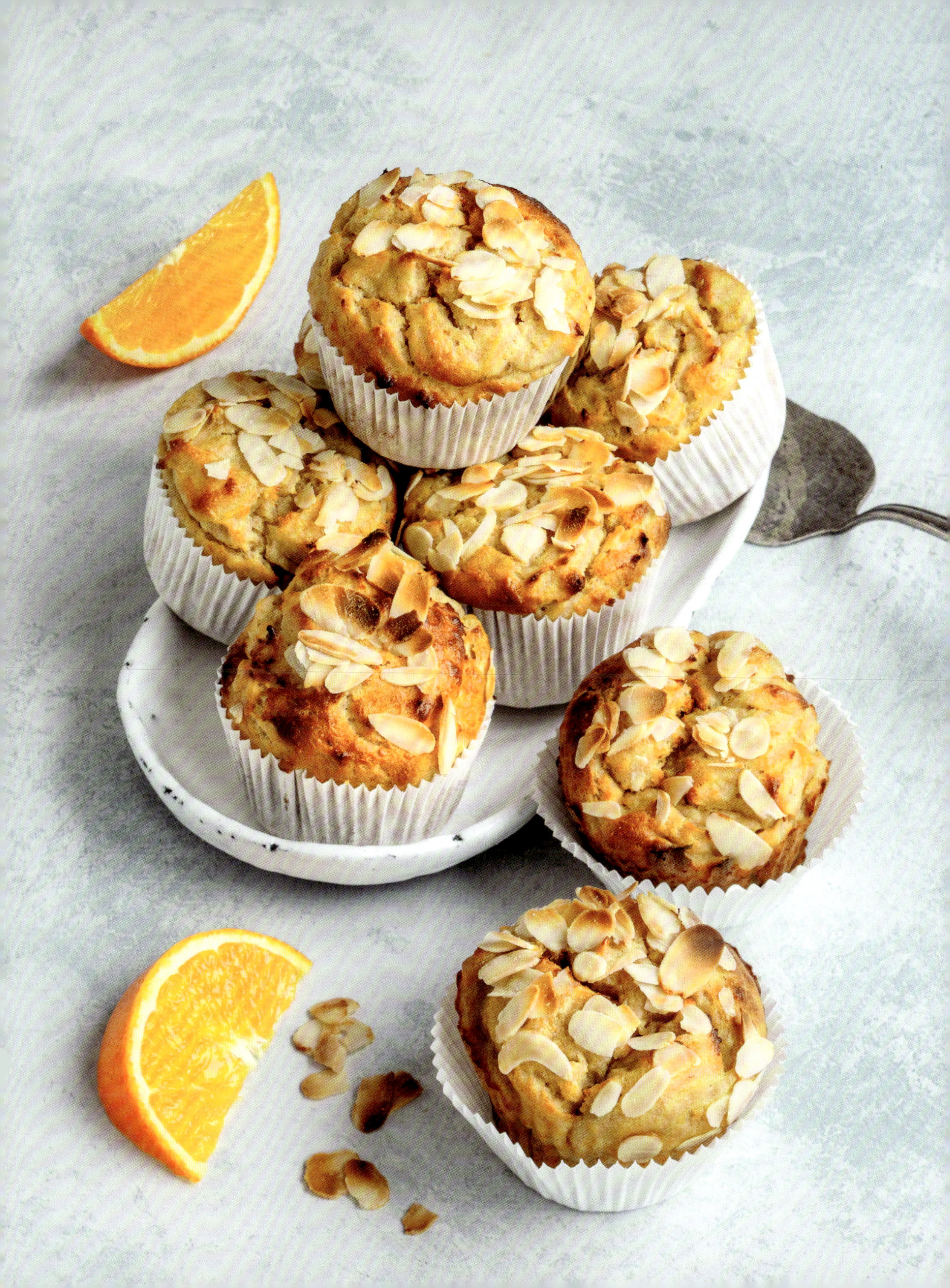

QUARK-BUTTERMILCH-WAFFELN MIT INGWER-SCHOKO-SAUCE

Für 4 Personen
Zubereitung: 45 Minuten
Gehen: 30 Minuten

100 ml Milch (1,5 % Fett)
½ TL Trockenhefe
1½ EL Rohrohrzucker
125 g Dinkelvollkornmehl
Salz
1 Ei (Größe M)
100 ml reine Buttermilch (max. 1 % Fett)
100 g Magerquark
50 g Zartbitterschokolade (mind. 70 % Kakaoanteil)
10 g Ingwer
200 g Sojasahne
Öl für das Waffeleisen
250 g Erdbeeren

Pro Portion: ca. 380 kcal, 14 g EW, 17 g F, 38 g KH, 6 g BST

1. Für den Waffelteig die Milch mit der Hefe und 1 EL Zucker erwärmen. Mehl, 1 Prise Salz, Ei, Buttermilch und Quark in einer Rührschüssel mit den Quirlen des Handrührgeräts gut verrühren. Die lauwarme Hefemilch unterrühren und den Teig abgedeckt bei Zimmertemperatur etwa 30 Minuten gehen lassen.

2. In der Zwischenzeit für die Sauce die Schokolade hacken. Den Ingwer schälen und fein reiben. In einem kleinen Topf den übrigen Zucker (½ EL) bei mittlerer Hitze hellbraun karamellisieren, die Sojasahne dazugießen und 2 bis 3 Minuten unter Rühren leicht einkochen. Vom Herd nehmen und die Schokolade darin unter Rühren schmelzen lassen. Zuletzt den Ingwer unterrühren, warm halten.

3. Den Backofen auf 80 °C vorheizen. Das Waffeleisen erhitzen und mit wenig Öl einfetten. Pro Waffel 3 bis 4 EL Teig in die Mitte des Waffeleisens setzen, den Deckel schließen und jede Waffel 3 bis 5 Minuten backen. Nacheinander aus dem restlichen Teig 3 weitere Waffeln backen und jeweils im Ofen warm halten.

4. Die Erdbeeren putzen, waschen und je nach Größe halbieren oder vierteln. Die Waffeln mit der Schokosauce und den Erdbeeren anrichten. Nach Belieben mit etwas Puderzucker bestäubt servieren.

Die Ernährungs-Docs

Süßes muss nicht Sünde sein. Wer sich diese Waffeln mit Vollkornmehl, frischen Erdbeeren und reichlich Eiweiß in Form von Buttermilch und Magerquark gönnt, darf mit gutem Gewissen zugreifen. Denn so wird aus einer Nascherei zum Kaffee ein gesunder Energieschub am Nachmittag.

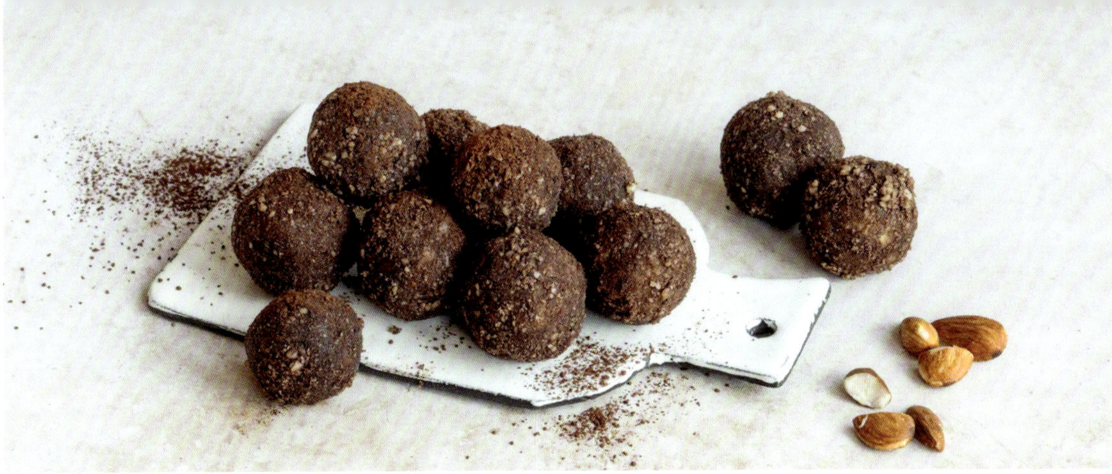

MANDEL-ENERGY-BALLS MIT DATTELN

1. Mandeln im Blitzhacker fein mahlen und in einer Pfanne ohne Fett unter Wenden leicht anrösten, bis sie anfangen zu duften. Vom Herd nehmen und etwas abkühlen lassen.

2. Die Datteln längs aufschneiden, entsteinen und klein würfeln. Gemahlene Mandeln mit Cashewmus, Zitronenschale und 1 Prise Salz im Blitzhacker zu einer dicken, homogenen Paste zerkleinern. Falls die Masse zu fest ist, 1 bis 2 EL Wasser untermixen.

3. Aus der Masse mit einem Teelöffel 14 etwa walnussgroße Portionen abstechen und jede Portion mit angefeuchteten Händen zu einer Kugel formen. Mandelmehl mit Kakaopulver und Vanille in einem tiefen Teller mischen und die Kugeln rundum im Mandel-Mix wälzen. Anschließend auf einem Teller etwa 1 Stunde kühl stellen.

4. Die Energy Balls dann in einer Dose luftdicht verpacken und im Kühlschrank aufbewahren – so halten sie sich 3 bis 4 Wochen. Als Snack maximal 2 Kugeln am Tag naschen.

★ Statt der Datteln können Sie auch getrocknete Aprikosen oder Feigen nehmen, statt der Mandeln eignen sich auch Hasel- oder Walnüsse.

Für 14 Stück
Zubereitung: 20 Minuten
Kühlen: 1 Stunde

130 g Mandeln
4 Medjoul-Datteln (ca. 100 g)
70 g Cashewmus
½ TL abgeriebene Bio-Zitronenschale
Salz
50 g teilentöltes Mandelmehl
1 EL Kakaopulver (schwach entölt)
¼ TL gemahlene Vanille

Pro Stück: ca. 130 kcal,
4 g EW, 9 g F, 7 g KH, 2 g BST

MATCHA-PANNA-COTTA MIT MANGOSAUCE

Für 4 Personen
Zubereitung: 30 Minuten
Kühlen: 2 Stunden (über Nacht)

1 Vanilleschote
300 ml ungesüßter Sojadrink
250 g Sojasahne
1 TL Agar-Agar
1 EL Rohrohrzucker
1 TL Matcha-Grünteepulver
300 g Mango (ohne Stein)
1 EL Limettensaft
1½ EL Pistazienkerne (ungesalzen)
einige Minzeblätter

Pro Portion: ca. 250 kcal, 6 g EW, 18 g F, 15 g KH, 3 g BST

1. Am Vorabend die Vanilleschote längs aufschneiden und das Mark mit einem spitzen Messer herauskratzen. Sojadrink, Sojasahne, Agar-Agar, Zucker und Grünteepulver mit Vanillemark und -schote in einem Topf einmal kurz aufkochen. Danach offen bei mittlerer Hitze 2 bis 3 Minuten köcheln lassen, bis sich der Zucker aufgelöst hat, dabei zwischendurch mit dem Schneebesen umrühren.

2. Danach die Masse etwas abkühlen lassen, auf Dessertgläser (à ca. 150 ml Inhalt) verteilen und vollständig abkühlen lassen. Abgedeckt im Kühlschrank mindestens 2 Stunden, am besten über Nacht, fest werden lassen.

3. Am nächsten Tag für die Sauce die Mango schälen und von dem Fruchtfleisch 200 g etwa ½ cm groß würfeln. Den Rest grob in Stücke schneiden und mit 1 EL Limettensaft in einem hohen Rührbecher mit dem Stabmixer fein pürieren. Die Mangowürfel unter das Püree mischen.

4. Etwa 15 Minuten vor dem Servieren die Panna cotta aus dem Kühlschrank nehmen und die Mangosauce darauf verteilen. Die Pistazien grob hacken und mit den Minzeblättern über die Panna cotta streuen.

★ Wer die Panna cotta stürzen möchte, fettet die Gläser am Vorabend mit Öl leicht ein. Zum Servieren die Gläser kurz in heißes Wasser tauchen, die Panna cotta mit einem scharfen Messer rundum vom Rand lösen und stürzen.

Die Ernährungs-Docs

Matcha ist ein echtes Superfood: Der Grüntee aus den hochwertigen jungen Blättern wird gedämpft, getrocknet und zu feinem Pulver gemahlen. Im Vergleich zu Grüntees aus älteren Blättern enthält Matcha noch mehr antientzündliche Polyphenole und Gerbstoffe. Übrigens funktioniert das Rezept genauso gut mit Kuhmilchprodukten – also Milch statt Sojadrink und Sahne statt Sojasahne.

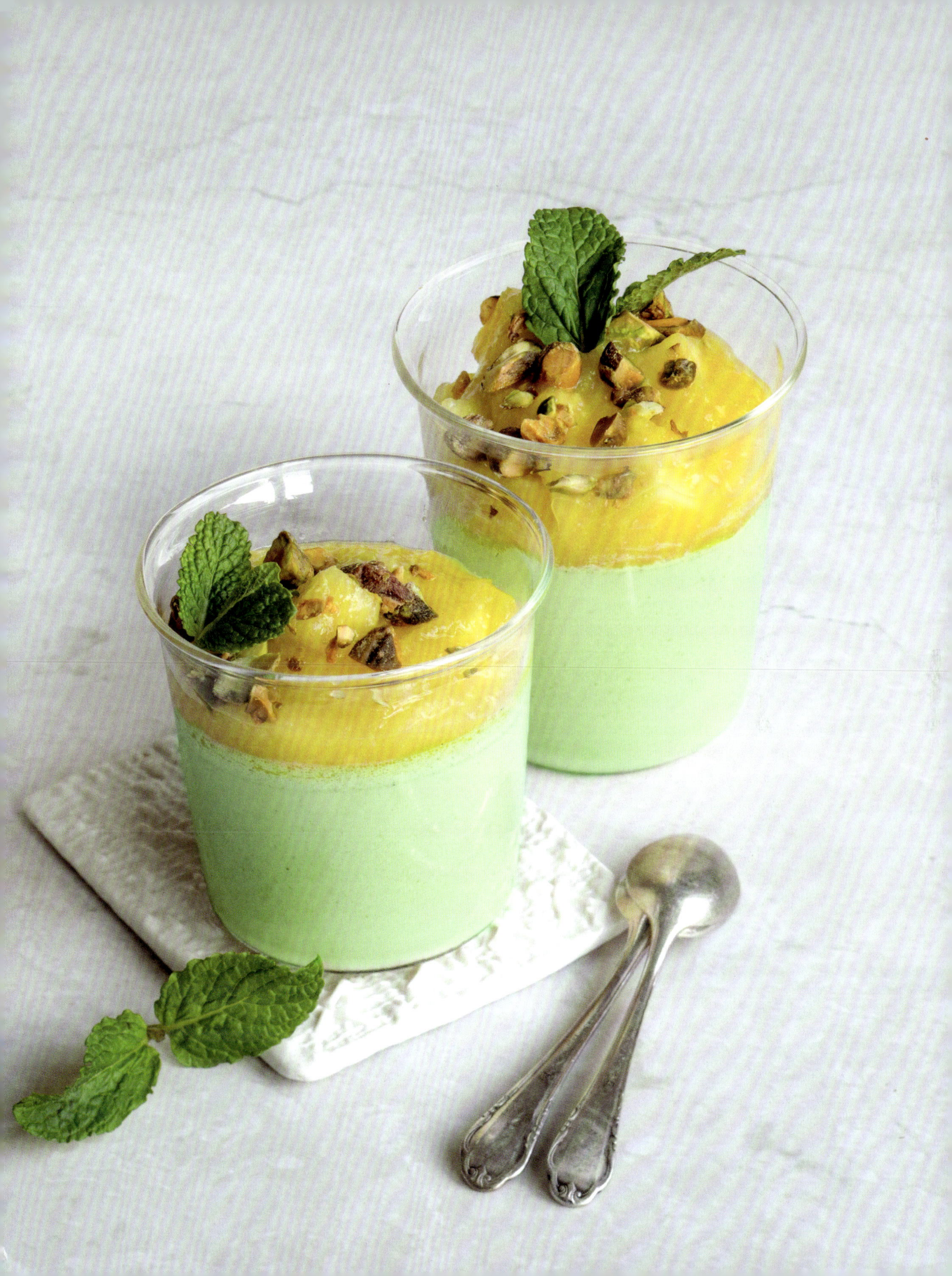

KÄSEKUCHENDESSERT MIT HIMBEEREN

1. Mandeln, Pistazien und Haselnüsse grob hacken. Das Öl in einer Pfanne zerlassen und Mandeln, Pistazien, Haselnüsse und Haferflocken darin bei mittlerer Hitze 3 bis 4 Minuten unter Wenden leicht anrösten.

2. Die Nussmischung vom Herd nehmen und den Dicksaft gut untermischen. 1 EL Nuss-Mix zum Garnieren beiseitestellen. Den Rest auf Dessertgläser verteilen, leicht andrücken und bei Zimmertemperatur abkühlen lassen.

3. Währenddessen den Quark mit Mineralwasser und Vanille glatt rühren und auf der Nuss-Flocken-Mischung verteilen.

4. Die Himbeeren verlesen, waschen und trocken tupfen. Die Hälfte der Himbeeren mit einer Gabel fein zerdrücken oder in einem hohen Rührbecher mit dem Stabmixer pürieren. Die übrigen Himbeeren unter das Püree mischen.

5. Die Himbeermischung ebenfalls auf den Quarkcremes verteilen und zuletzt mit der beiseitegestellten Nuss-Flocken-Mischung bestreuen.

Für 2 Personen
Zubereitung: 20 Minuten

1 EL Mandeln
1 EL Pistazienkerne (ungesalzen)
1 EL Haselnusskerne
1 TL natives Kokosöl
2 EL kernige Haferflocken
1 EL Apfel- oder Birnendicksaft
250 g Magerquark
2–3 EL Mineralwasser (mit Kohlensäure)
¼ TL gemahlene Vanille
150 g Himbeeren

Pro Portion: ca. 360 kcal, 24 g EW, 17 g F, 24 g KH, 6 g BST

Die Ernährungs-Docs

Bei Milchprodukten gilt: Je höher ihr Fettanteil, desto mehr kritische Fettsäuren sind enthalten. Wählen Sie daher bei Milch, Joghurt, Quark und Co. bevorzugt die fettarme Variante. Für Fans von High-Protein-Rezepten ist Magerquark der absolute Favorit: Er liefert nur rund 5 Prozent Fett und über 12 Prozent Eiweiß, ähnlich wie Hüttenkäse oder Harzer Käse.

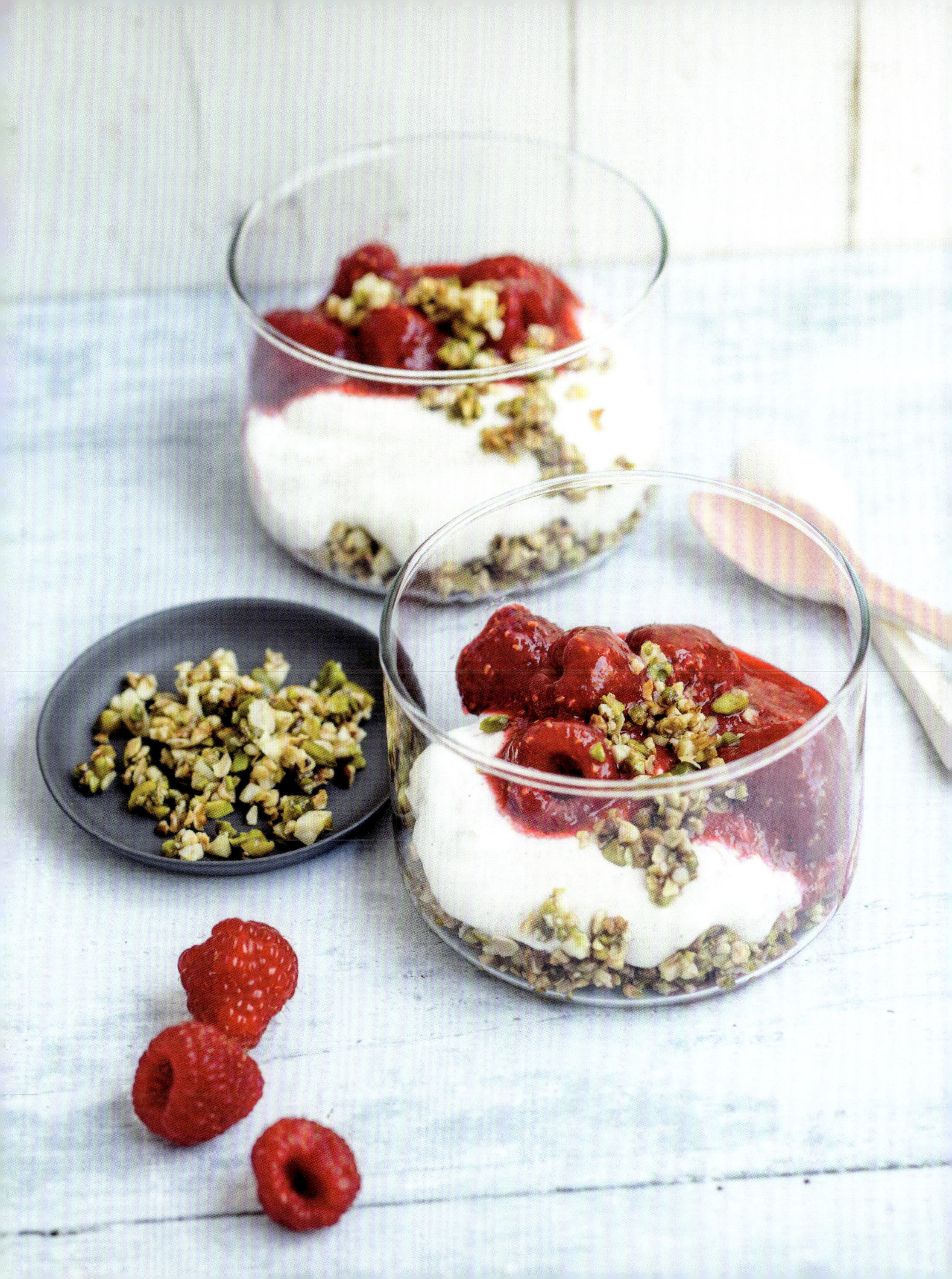

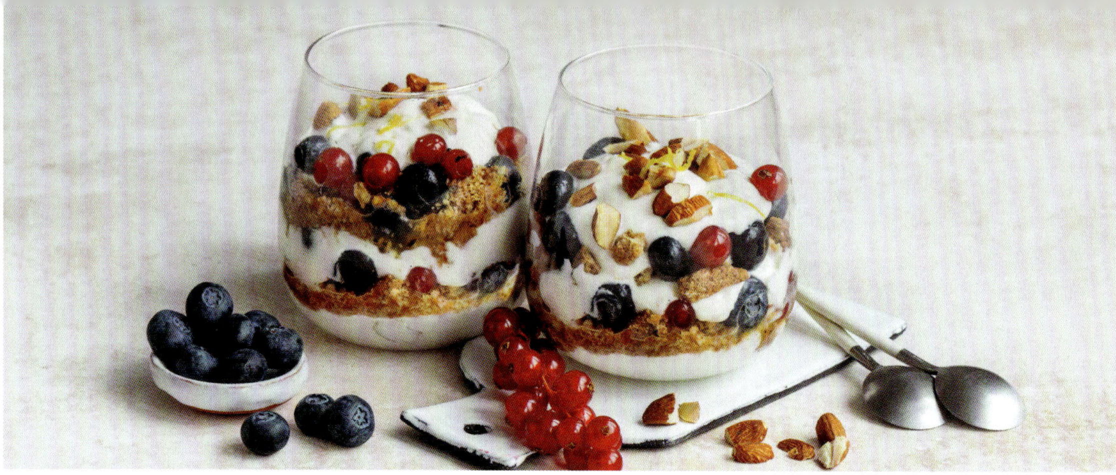

SKYR-HAFER-CREME MIT BEEREN

1. Zitrone heiß waschen, abtrocknen und die Schale fein abreiben, dann die Zitronenhälfte auspressen. In einer Schüssel Vanille mit Honig, Zitronenschale und 1 EL Zitronensaft verrühren. Die Beeren verlesen, waschen und trocken tupfen, die Johannisbeeren von den Rispen streifen. Die Beeren in die Zitronenmarinade geben und beiseitestellen.

2. Die Mandeln fein hacken und in einer kleinen Pfanne ohne Fett leicht anrösten. Herausnehmen und abkühlen lassen. Die Kekse grob in Stücke brechen. Skyr und Joghurt mit dem restlichen Zitronensaft und 1 EL Wasser glatt rühren. Etwa zwei Drittel der Mandeln unterrühren.

3. Beeren, Haferkekse und Skyr-Mandel-Creme abwechselnd in Dessertgläser (à ca. 250 ml Inhalt) schichten. Die übrigen Mandeln darüberstreuen und die Creme sofort servieren.

★ Skyr wird aus entrahmter Milch mit Milchsäurebakterien angesetzt. Er ist mit 11 Gramm Eiweiß pro 100 Gramm fast so proteinreich wie Magerquark (ca. 12 g EW pro 100 g).

Für 2 Personen
Zubereitung: 25 Minuten

½ Bio-Zitrone
¼ TL gemahlene Vanille
1 EL flüssiger Honig
60 g Rote Johannisbeeren
60 g Blaubeeren
1 EL Mandeln
40 g Hafervollkornkekse
250 g Skyr (0,2 % Fett)
50 g Joghurt (1,5 % Fett)

Pro Portion: ca. 300 kcal,
19 g EW, 10 g F, 29 g KH, 4 g BST

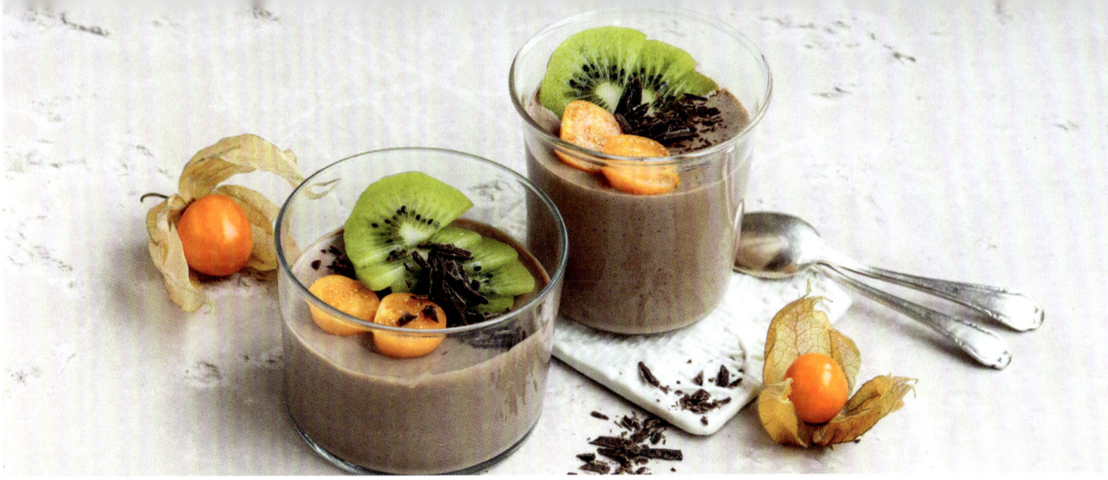

SEIDENTOFU-SCHOKO-MOUSSE

Für 4 Personen
Zubereitung: 30 Minuten
Kühlen: 2 Stunden

100 g vegane Zartbitterschokolade (mind. 70 % Kakaoanteil)
200 g Seidentofu
½ TL gemahlene Vanille
3 TL Rohrohrzucker
100 g Sojasahne (zum Aufschlagen)
¼ TL Johannisbrotkernmehl
1 Kiwi
8 Physalis (ca. 40 g)

Pro Portion: ca. 205 kcal,
7 g EW, 10 g F, 19 g KH, 5 g BST

1. Die Schokolade hacken und 2 TL zum Garnieren beiseitestellen. Die übrige Schokolade in einer Metallschüssel über dem heißen Wasserbad unter Rühren schmelzen. Dann vom Wasserbad nehmen und leicht abkühlen lassen.

2. Den Seidentofu mit der Vanille und 2 TL Zucker in einem hohen Rührbecher mit dem Stabmixer cremig pürieren. Die Sojasahne mit dem restlichen Zucker (1 TL) und dem Johannisbrotkernmehl mit den Quirlen des Handrührgeräts steif schlagen.

3. Erst die geschmolzene, abgekühlte Schokolade zur Tofucreme geben und mit dem Stabmixer zügig untermixen. Anschließend die geschlagene Sojacreme mit einem Teigschaber vorsichtig unterheben. Die Schoko-Mousse auf Dessertgläser (à ca. 150 ml Inhalt) verteilen und abgedeckt im Kühlschrank etwa 2 Stunden fest werden lassen.

4. Etwa 10 Minuten vor dem Servieren die Kiwi schälen, erst quer halbieren und dann in dünne Scheiben schneiden. Die Physalis aus den Hüllen lösen und halbieren. Die Schoko-Mousse mit den Früchten garnieren und mit der beiseitegestellten gehackten Schokolade bestreuen.

WIE VIEL EIWEISS STECKT WO DRIN?

Idealerweise sollte die nötige Eiweißration nicht auf einmal, sondern über den Tag verteilt aufgenommen werden. Wenn man sich ein paar Richtwerte merkt, ist es gar nicht schwer, den Proteingehalt von Lebensmitteln einzuschätzen.

DER EIWEISSGEHALT VON LEBENSMITTELN		
Lebensmittel	Eiweißgehalt in Prozent	Eiweißgehalt in Gramm pro verzehrsüblicher Portion
Fisch, Fleisch	ca. 20 % (13–20 %)	1 Fischfilet (ca. 150 g): ca. 30 g
Hülsenfrüchte (Erbsen, Linsen, Bohnen, Kichererbsen)	ca. 24 % (trocken; roh), ca. 5–10 % (gegart)	Gericht mit gegarten Linsen (ca. 100 g): ca. 9,4 g
Magerquark	ca. 12 %	1 Becher Magerquark (ca. 150 g): ca. 18 g
Ei (Größe M; 60 g)	ca. 20 %	1 Stück: ca. 12 g
Milch (1,5 % Fett)	ca. 3,4 %	1 Glas Milch (ca. 200 ml): ca. 6,8 g
Käse, magerer Aufschnitt	ca. 20 %	1 mittelgroße Scheibe (ca. 30 g): ca. 8 g
Nüsse	ca. 15 % (10–25 %)	1 Handvoll Nüsse (30 g): ca. 6 g
Müsli	ca. 10 % (10–15 %)	1 Portion Müsli (ca. 30 g): ca. 4 g
Vollkornbrot	ca. 7 % (7–8 %)	1 Scheibe Vollkornbrot (ca. 50 g): ca. 3,9 g
Joghurt (1,5 % Fett)	ca. 3,4 %	1 Portion Joghurt (ca. 150 g): ca. 5,1 g

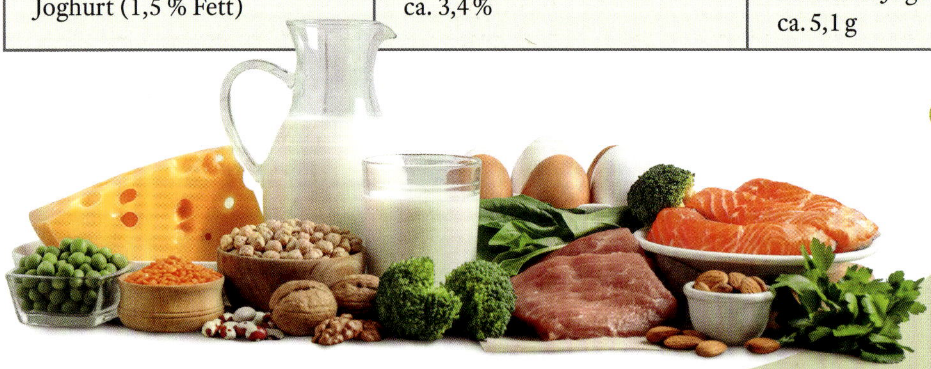

EIWEISSREICHE LEBENSMITTEL VOM TIER	
Lebensmittel	Eiweißgehalt in Gramm pro 100 Gramm
Parmesankäse	ca. 36 g
Harzer Käse	ca. 30 g
Thunfisch (aus der Dose)	ca. 26 g
Hähnchen- und Putenbrust (ohne Haut)	ca. 24 g
Rindfleisch (mager bis mittelfett)	22–30 g
Körniger Frischkäse (Hüttenkäse)	ca. 13,6 g
Magerquark	ca. 13,5 g
Frischkäse (Halbfettstufe)	ca. 11,9 g
Skyr	ca. 11 g
Hühnerei (Größe M)	ca. 6,7 g (pro Stück)

EIWEISSREICHE LEBENSMITTEL PFLANZLICHEN URSPRUNGS	
Lebensmittel	Eiweißgehalt in Gramm pro 100 Gramm
Kürbiskerne	ca. 36 g
Hanfsamen, geschält	ca. 32 g
Erdnüsse, Sonnenblumenkerne	ca. 25 g
Chiasamen, Leinsamen	ca. 21 g
Mandeln, Chashewkerne, Pistazienkerne	ca. 21 g
Amarant, Quinoa	ca. 14 g
Haferflocken	ca. 13 g
Kidneybohnen (gegart)	ca. 9,4 g
Linsen (gegart)	ca. 9 g
Bohnen, weiß (gegart)	ca. 7 g

DER HIGH-PROTEIN-WOCHENPLAN

Egal, ob Sie bewusster genießen, Ihr Gewicht reduzieren oder beim Training das nächste Level erreichen möchten: Unser Wochenplan zeigt Ihnen, wie einfach es sein kann, den Körper täglich optimal mit dem Power-Nährstoff Eiweiß zu versorgen. Ganz ohne Verzicht, mit drei ausgewogenen Mahlzeiten pro Tag, die zusammen rund 80 Gramm Protein liefern und unter 1800 Kalorien bleiben.

FRÜHSTÜCK | HAUPTGERICHT | KLEINES GERICHT

1.

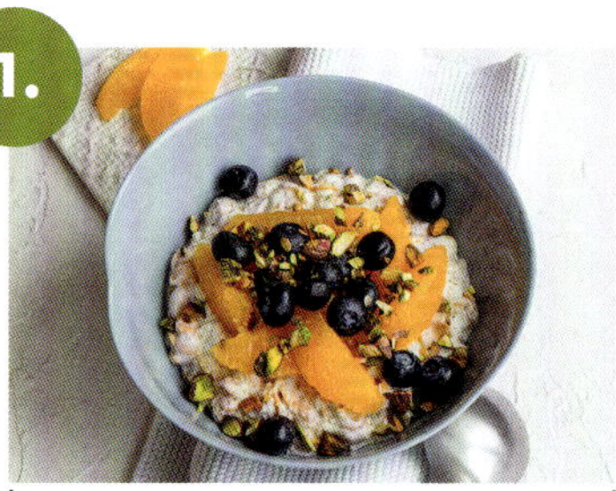

Einkorn-Amarant-Müsli mit Orangen und Beeren (Seite 20)
▶ 26 g EW, 500 kcal

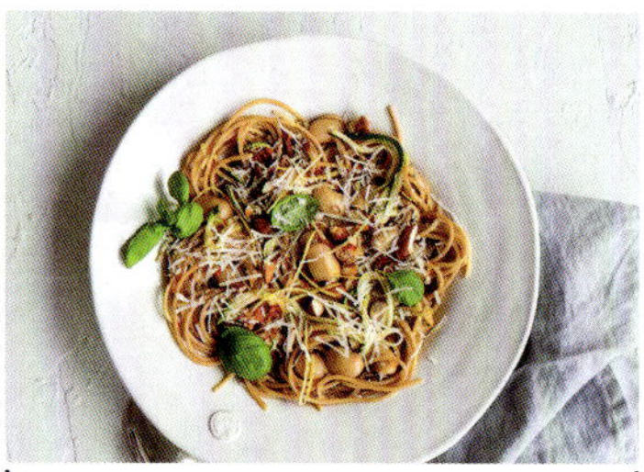

Zucchini-Spaghetti-Mix mit Mandeln und Käse (Seite 86)
▶ 34 g EW, 750 kcal

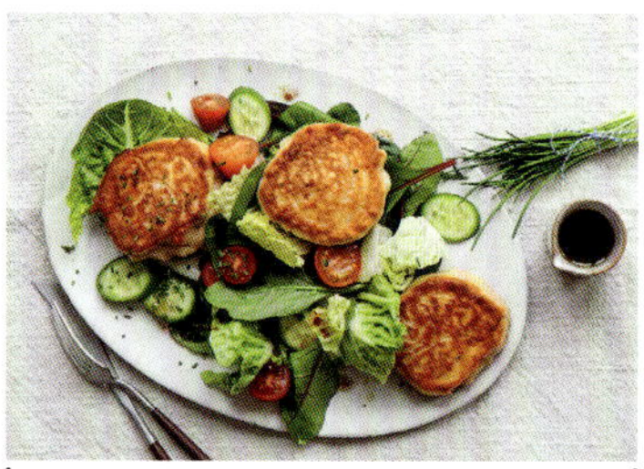

Bunter Salat mit Ricotta-Küchlein (Seite 142)
▶ 21 g EW, 510 kcal

81 g EW, 1760 kcal

2.

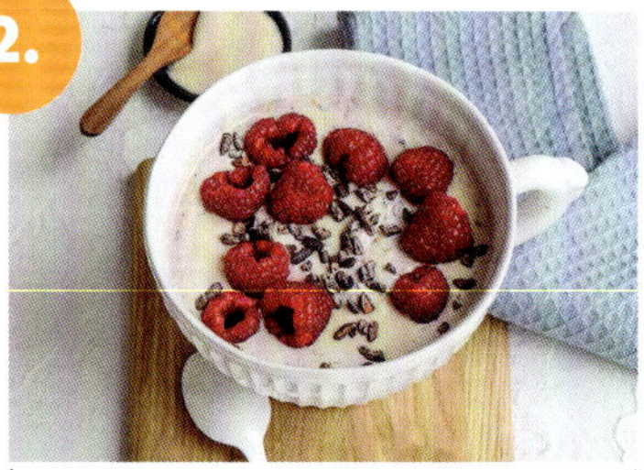

Overnight-Lupinen-Müsli mit Himbeer-Skyr (Seite 24)
▶ 37 g EW, 530 kcal

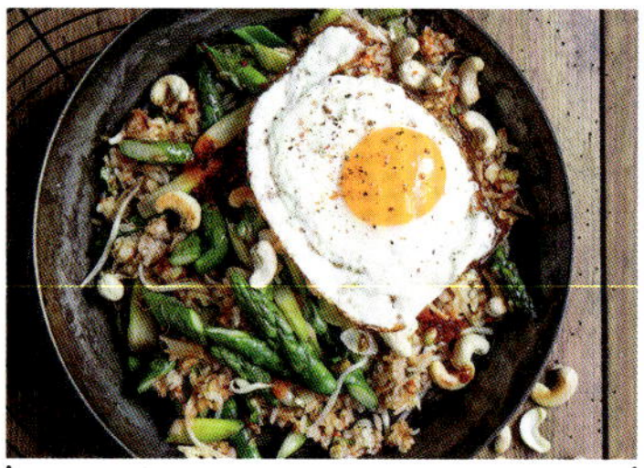

Spargel-Bratreis mit Spiegelei und Cashews (Seite 73)
▶ 25 g EW, 740 kcal

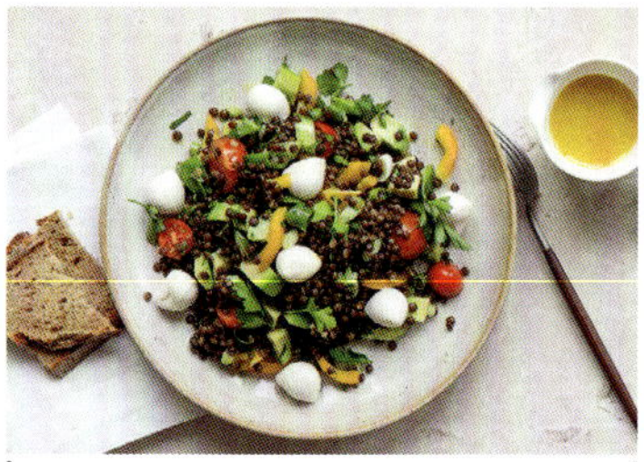

Linsensalat mit Mozzarella (Seite 156)
▶ 21 g EW, 455 kcal

83 g EW, 1725 kcal

3.

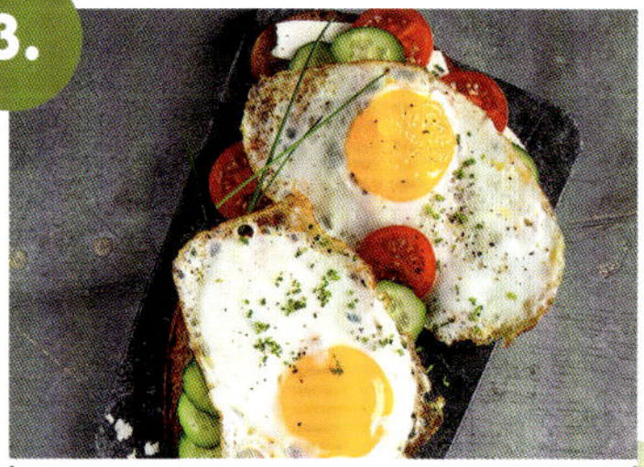

Strammer Gemüse-Max mit Feta (Seite 53)
▶ 24 g EW, 570 kcal

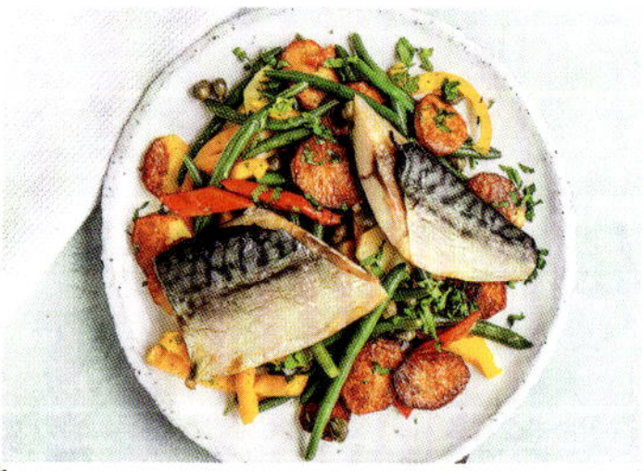

Makrelenfilets mit Bohnen-Paprika-Bratkartoffeln (Seite 110)
▶ 32 g EW, 670 kcal

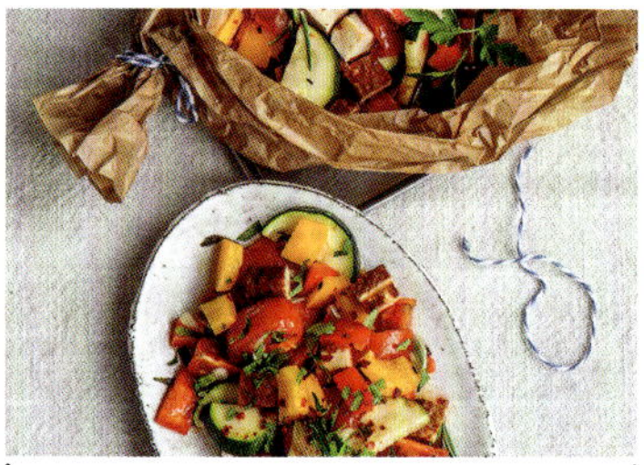

Mediterrane Päckchen mit Gemüse und Tofu (Seite 172)
▶ 25 g EW, 505 kcal

81 g EW, 1745 kcal

4.

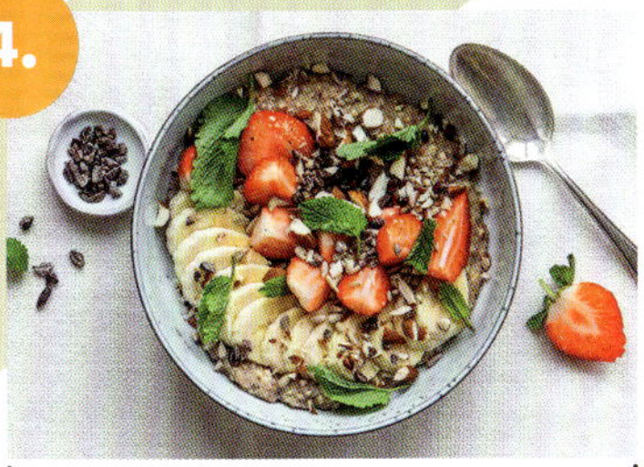

Buchweizen-Porridge mit Beeren (Seite 30)
▶ **24 g EW, 550 kcal**

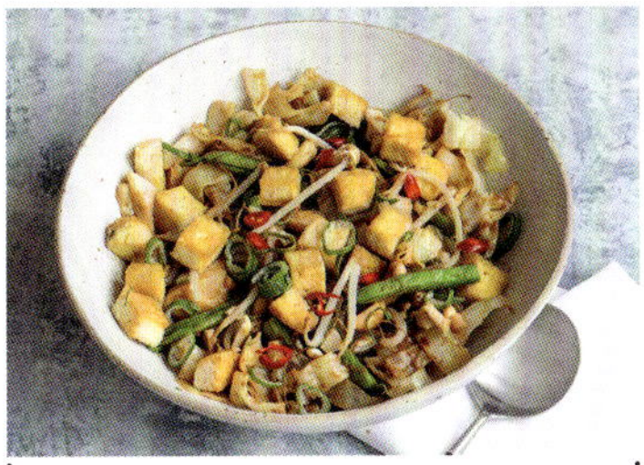

Wok-Gemüse mit Sprossen und Knusper-Tofu (Seite 68)
▶ **34 g EW, 680 kcal**

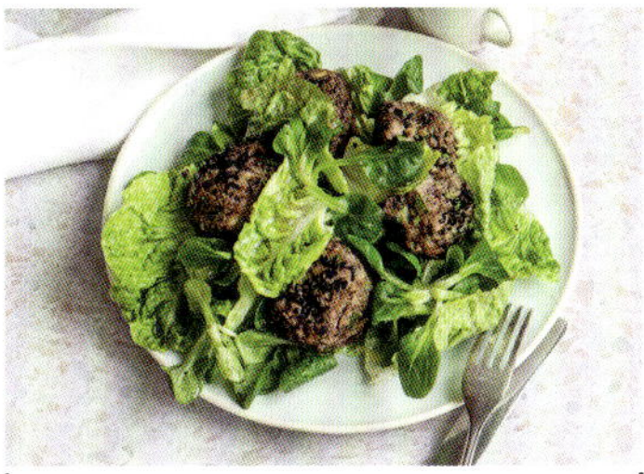

Kidneybohnen-Pilz-Falafeln mit grünem Salat (Seite 146)
▶ **23 g EW, 500 kcal**

81 g EW, 1730 kcal

5.

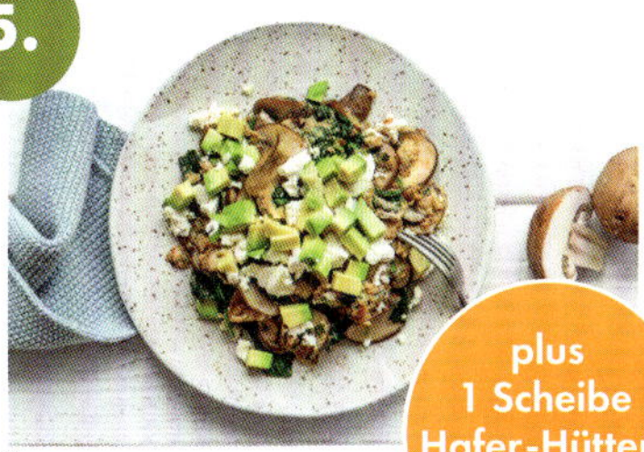

Pilz-Spinat-Rührei mit Avocado (Seite 57)
▶ **31 g EW, 600 kcal**

plus 1 Scheibe Hafer-Hütten-käse-Brot

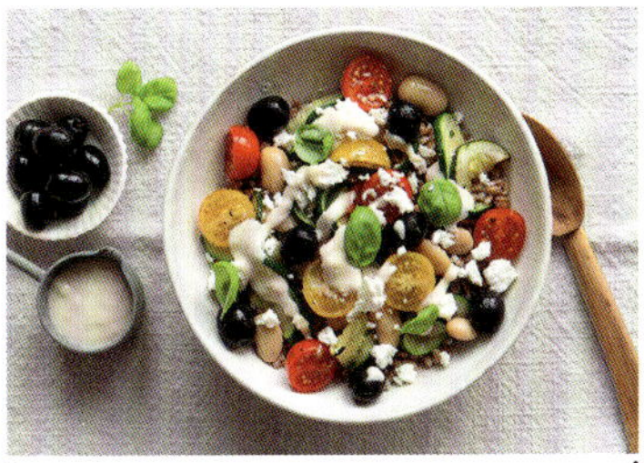

Mediterraner Dinkelsalat (Seite 76)
▶ **29 g EW, 640 kcal**

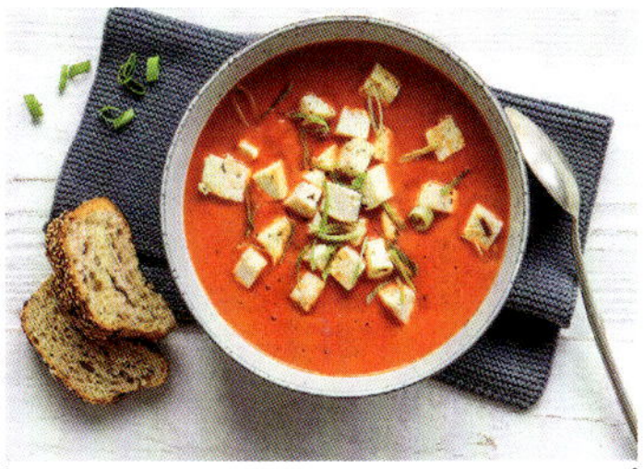

Paprikasuppe mit Halloumi (Seite 135)
▶ **20 g EW, 510 kcal**

80 g EW, 1750 kcal

6.

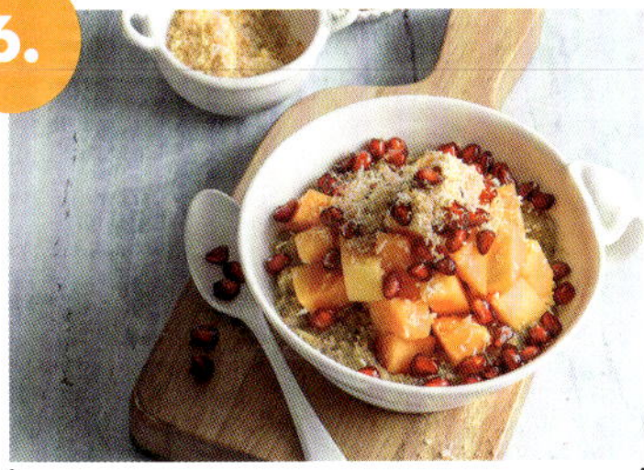

Würziger Grießbrei mit Papaya und Granatapfel (Seite 32)
▶ **20 g EW, 450 kcal**

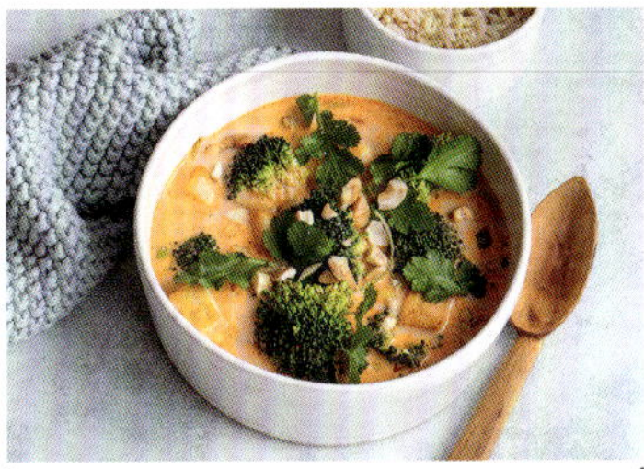

Brokkoli-Lauch-Curry mit Tofu und Reis (Seite 60)
▶ **30 g EW, 825 kcal**

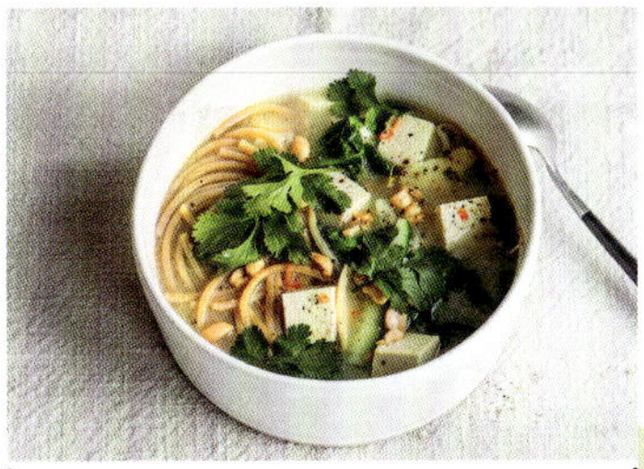

Miso-Nudelsuppe mit Tofu und Erdnüssen (Seite 132)
▶ **28 g EW, 510 kcal**

78 g EW, 1785 kcal

7.

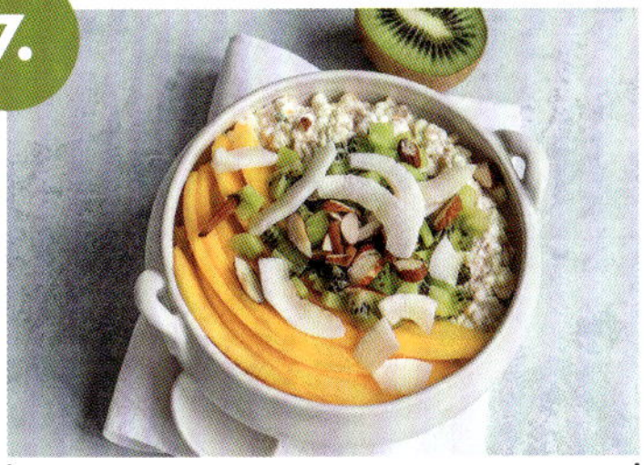

Zitrus-Hüttenkäse mit Mango und Kiwi (Seite 37)
▶ **34 g EW, 540 kcal**

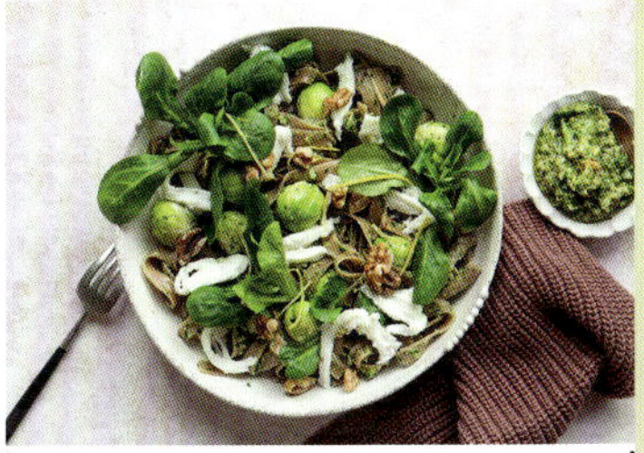

Rosenkohl-Pasta mit Feldsalat (Seite 89)
▶ **32 g EW, 730 kcal**

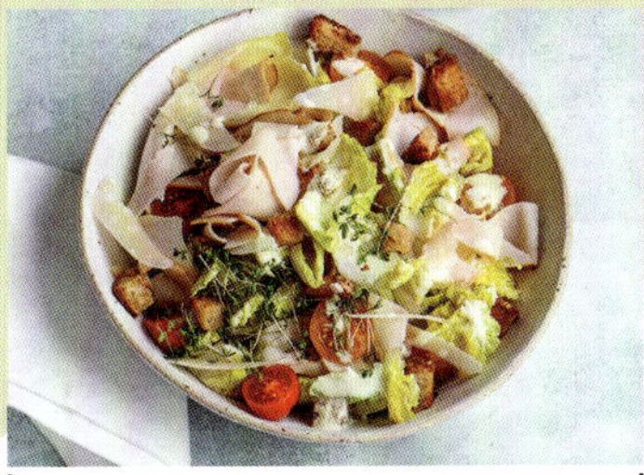

Bunter Caesar Salad mit Chicorée und Hähnchen (Seite 184)
▶ **20 g EW, 450 kcal**

86 g EW, 1720 kcal

REZEPTREGISTER

BACKOFEN-HINWEIS

Die Temperaturangaben in den Rezepten beziehen sich auf das Backen im Elektroherd mit Ober- und Unterhitze. Bei Umluft muss die Temperatur 20 °C niedriger eingestellt werden. Je nach Herd können die Backzeiten variieren.

DIE ERNÄHRUNGS-DOCS

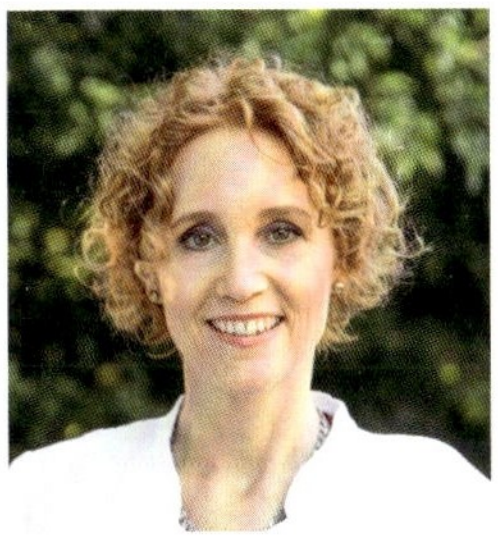

Dr. med. Viola Andresen ist Fachärztin für Innere Medizin und leitet das Bauchzentrum am Medizinicum Hamburg. Sie beschäftigt sich mit chronischen Verdauungsbeschwerden, funktionellen Magen-Darm-Erkrankungen sowie Ernährungs- und Palliativmedizin. Viola Andresen hat als Koordinatorin an der Erstellung der Deutschen Experten-Leitlinien für Reizdarmsyndrom und Chronische Obstipation mitgewirkt und engagiert sich in nationalen und internationalen Fachgesellschaften. Das Team der NDR-Ernährungs-Docs verstärkt sie seit Januar 2023.

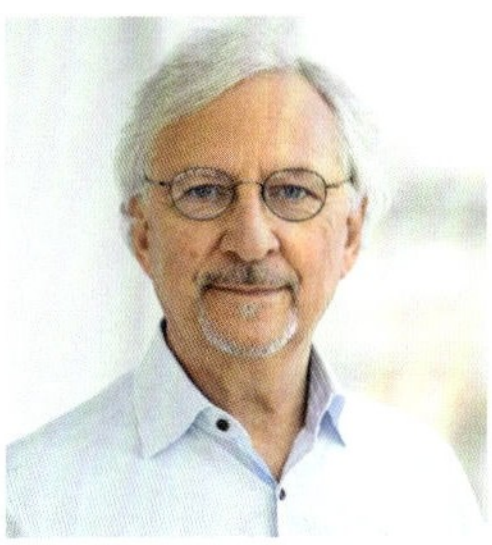

Dr. med. Jörn Klasen ist Facharzt für Innere Medizin mit Schwerpunkt Magen-, Darm- und Lebererkrankungen, Ernährungsmediziner sowie Arzt für anthroposophische Medizin und Naturheilverfahren. Über 15 Jahre war er Chefarzt und zehn Jahre stellvertretender ärztlicher Direktor am Asklepios Westklinikum Hamburg. Seit 2015 ist am Medizinicum Hamburg in eigener Praxis tätig. Jörn Klasen gilt als ausgewiesener Experte für Integrative Medizin, er verbindet die Schulmedizin mit Naturheilkunde, anthroposophischer und tibetanischer Medizin.

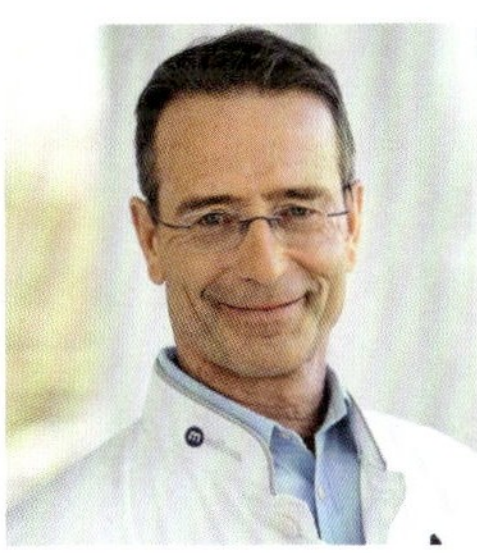

Dr. med. Matthias Riedl ist ärztlicher Direktor der von ihm 2008 gegründeten medicum Hamburg MVZ GmbH, die Diabetologie und Ernährungsmedizin mit neun angrenzenden Facharztrichtungen ganzheitlich verbindet. Der Internist, Diabetologe und Ernährungsmediziner ist außerdem als Publizist für Fachzeitschriften und Verlage, Dozent auf internationalen Kongressen und Lehrbeauftragter zweier Universitäten tätig. Im Vorstand des Bundesverbands Deutscher Ernährungsmediziner (BDEM e. V.) engagiert er sich für die Förderung der Ernährungstherapie. Das Magazin „Focus" nahm ihn 2013 in seine Empfehlungsliste „Top-Mediziner" auf.

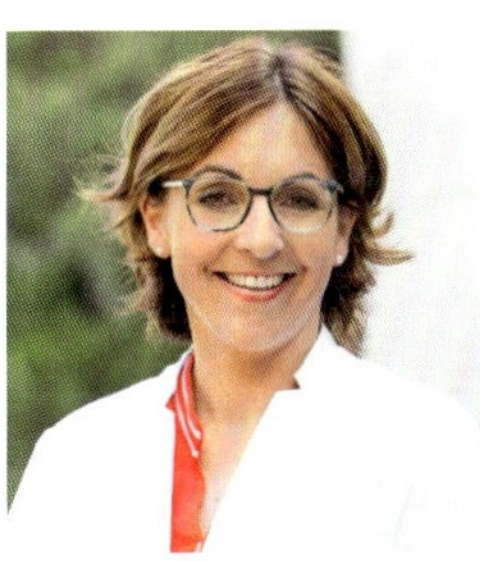

Dr. med. Silja Schäfer ist Ärztin für Allgemeinmedizin und Ernährungsmedizin und führt eine Schwerpunktpraxis für Diabetes und Ernährung in Kiel. Als ehemalige Leistungssportlerin und Trainerin interessierte sie sich schon früh für gesunde Ernährung. Jetzt als Hausärztin liegt es ihr am Herzen, eine gesunde und gesunderhaltende Ernährungsweise für alle zu ermöglichen. Seit Januar 2020 ergänzt sie das Team der Ernährungs-Docs im NDR.

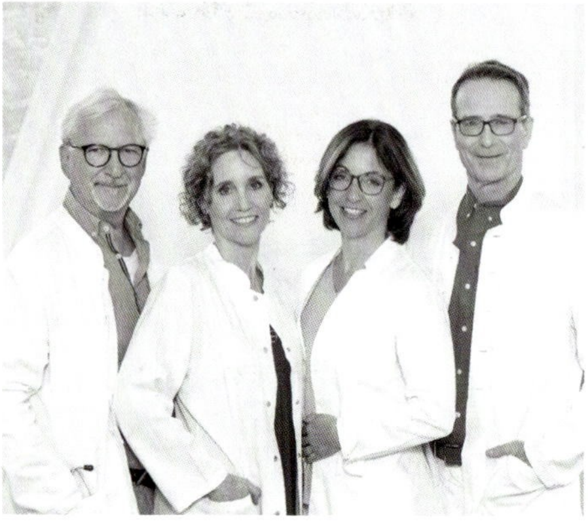

ZU DEN AUTOR*INNEN

2014 begannen die Dreharbeiten für eine einzigartige Fernsehreihe: Seither helfen die NDR-„Ernährungs-Docs" Menschen, die an ihren Gesundheitsproblemen beinahe verzweifeln. Für die erfahrenen Ärzte **Jörn Klasen, Viola Andresen, Silja Schäfer** und **Matthias Riedl** gilt: Essen als Medizin! Sie setzen gezielt auf moderne Ernährungsstrategien, um Symptome deutlich zu verbessern oder Krankheiten sogar zu heilen. Und beweisen in ihrer Hausboot-Praxis, dass durch eine Umstellung der Gewohnheiten oftmals schon innerhalb weniger Monate erstaunliche Erfolge erzielt werden können.

Eine Auswahl weiterer Bücher:

- Die Ernährungs-Docs
- Diabetes heilen
- Starke Gelenke
- Gute Verdauung
- Anti-Aging fürs Gehirn
- Zuckerfrei gesünder leben
- Gesund und schlank durch Intervallfasten
- Unser Anti-Bauchfett-Programm
- Gesund abnehmen mit der Darm-fit-Formel
- Unsere 100 besten antientzündlichen Rezepte

IMPRESSUM

Hinter jedem tollen Buch steckt ein starkes Team
Projektleitung: *Kathrin Ullerich*
Texte: *Franziska Pfeiffer*
Rezepte: *Martina Kittler*
Lektorat: *Kathrin Gritschneder*
Redaktionelle Mitarbeit: *Anne Meßmer*
Cover und grafische Gestaltung: *Ina Zimmermann*
Satz: *Ina Zimmermann, Georg Feigl*
Fotografie: *Claudia Timmann*
Foodstyling: *Lenja Wahlburg*
Herstellung: *Frank Jansen*
Producing: *Jan Russok*
Druck & Bindung: *optimal media GmbH, Röbel*

In Zusammenarbeit mit und lizenziert durch
nonfictionplanet GmbH, Hamburg

1. Auflage 2026

Neumühlen 17, 22763 Hamburg
ISBN: 978-3-96584-631-9
Redaktionsanschrift:
ZS, Edel Verlagsgruppe GmbH,
Kaiserstraße 14b, 80801 München
www.zsverlag.de/kontakt
www.edelverlagsgruppe.de/kontakt

BILDNACHWEIS

Mathias Neubauer: Cover; Shutterstock: S. 9, 13, 14, 15, 16, 17, 109, 148, 149, 169, 206

LIEBE LESERINNEN, LIEBE LESER,

wie schön, dass Sie ein Buch von ZS in den Händen halten. „Jetzt leben!“ ist das Motto unseres Verlages. Es steht für Genuss und Inspiration, Unterstützung und Motivation. Ob Kulinarik oder Fitness, Gesundheit oder Lebenshilfe – seit über 30 Jahren bieten wir kompetente Ratgeber für (fast) alle Lebenslagen. Wir lieben Tradition genauso wie Innovation – sie treiben uns an. Unsere Autorinnen und Autoren sind Menschen, die zu ihrem Thema wirklich etwas zu sagen und zu schreiben haben. Unsere Produkte sind erzählerisch, appetitmachend und als gedruckte Bücher haptisch echte Erlebnisse. Für Sie mit ganz viel Liebe gemacht! Entdecken Sie mehr aus unserer wunderbaren Welt!

UNSER VERLAGSHAUS

Mit Standorten in Hamburg und München zählt die Edel Verlagsgruppe zu den größten unabhängigen Buchanbietern Deutschlands. Zur Gruppe gehören die Verlage Dr. Oetker Verlag, Edel Sports, KARIBU und ZS.

ZS - Ein Verlag der Edel Verlagsgruppe
www.zsverlag.de
www.facebook.com/zsverlag
www.instagram.com/zsverlag

HINWEIS

Die Ratschläge in diesem Buch wurden mit größter Sorgfalt von Autoren und Verlag erarbeitet und geprüft. Eine Garantie kann jedoch nicht übernommen werden. Ebenso ist eine Haftung der Autoren bzw. des Verlags und seiner Beauftragten für Personen-, Sach- oder Vermögensschäden ausgeschlossen. Erkrankungen mit ernstem Hintergrund gehören in ärztliche Behandlung! Bei bereits bestehenden Beschwerden kann das Buch daher keinen fachärztlichen Rat ersetzen.

NEWSLETTER

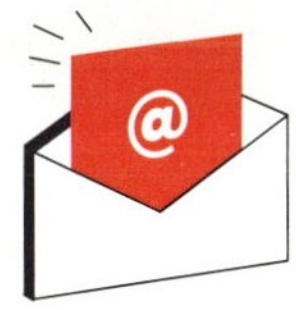

Was koche ich heute Feines? Und wie geht das – schmackhaft und gesund?

Melden Sie sich jetzt zum ZS-Genuss-Service an und verpassen Sie keine kulinarischen und gesundheitlichen Trends mehr.
Wir informieren Sie regelmäßig über unsere Neuerscheinungen, Aktionen oder Gewinnspiele und verraten Ihnen unsere Lieblingsrezepte!

GEWINNEN

Unter allen Neuabonnierenden verlosen wir jeden Monat eine *ZS-Genuss-Box* im Wert von 75,00 €.

Jetzt anmelden unter:
www.zsverlag.de/newsletter
oder den QR Code scannen:

ANMELDEN!